Depressionen überwinden

Niemals aufgeben!

Günter Niklewski, Rose Riecke-Niklewski

Depressionen **überwinden**

Niemals aufgeben!

Stiftung Warentest

Inhaltsverzeichnis

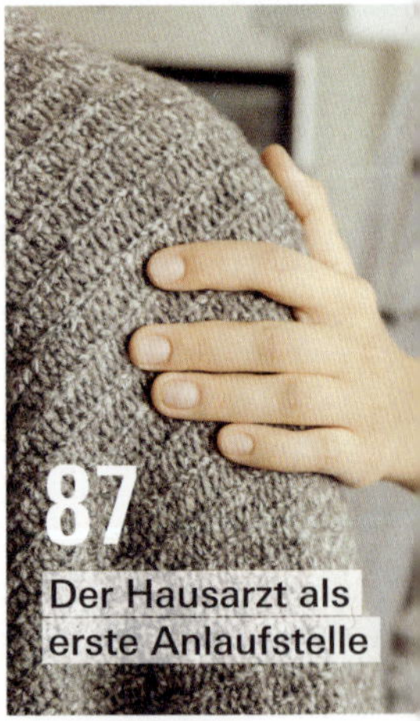

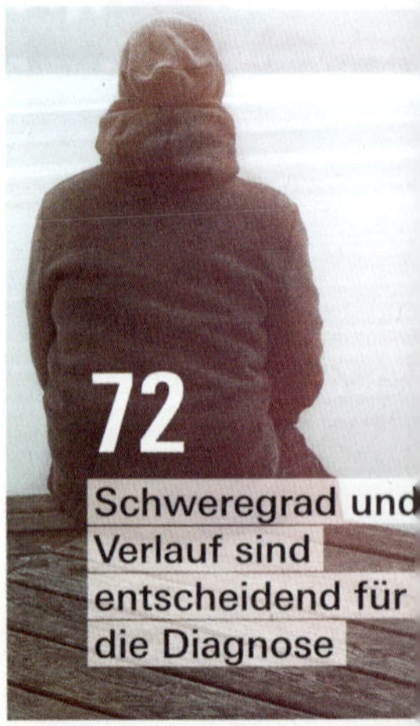

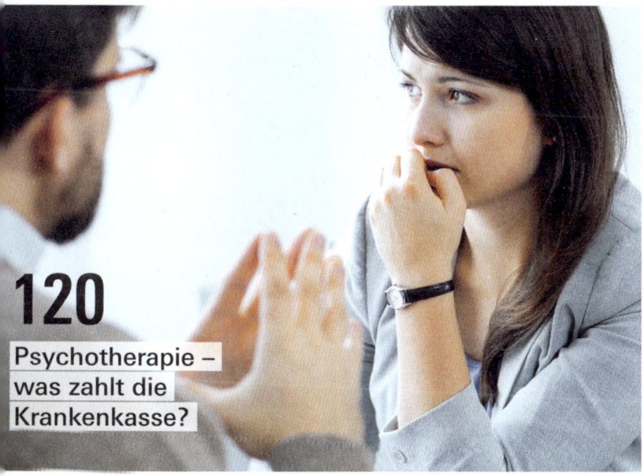

120

Psychotherapie – was zahlt die Krankenkasse?

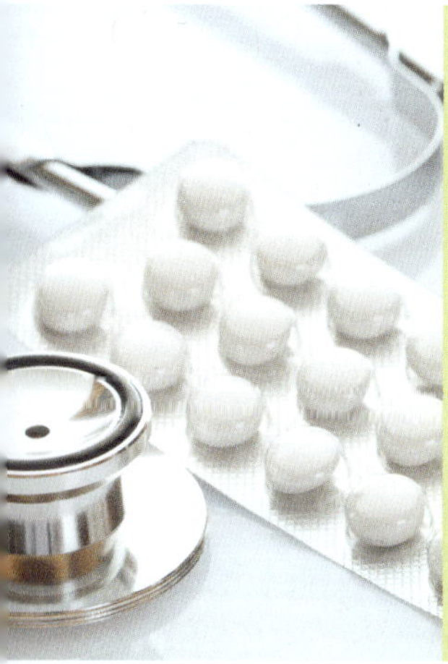

160

Vorbehalte gegen Psychopharmaka sind nicht berechtigt

169

Schlafstörungen quälen depressive Menschen oft am hartnäckigsten

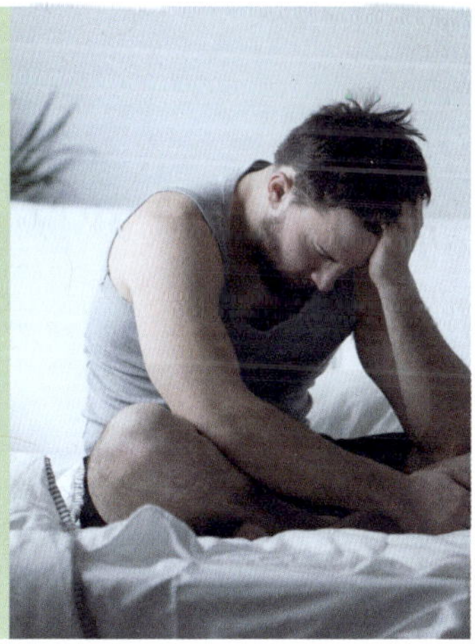

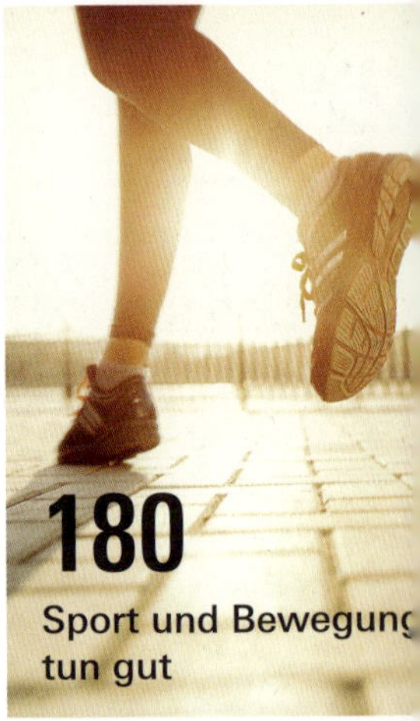
180
Sport und Bewegung tun gut

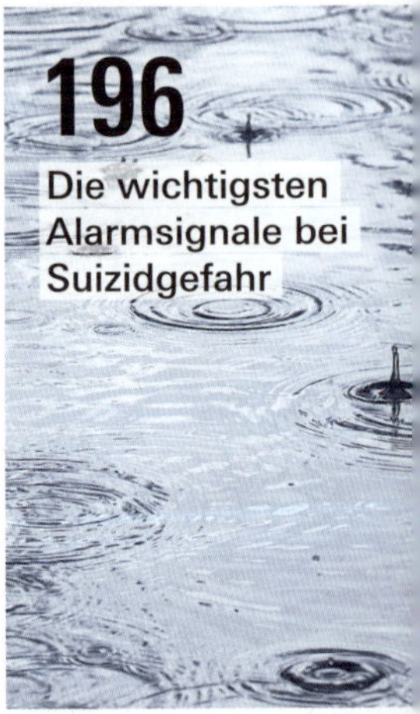
196
Die wichtigsten Alarmsignale bei Suizidgefahr

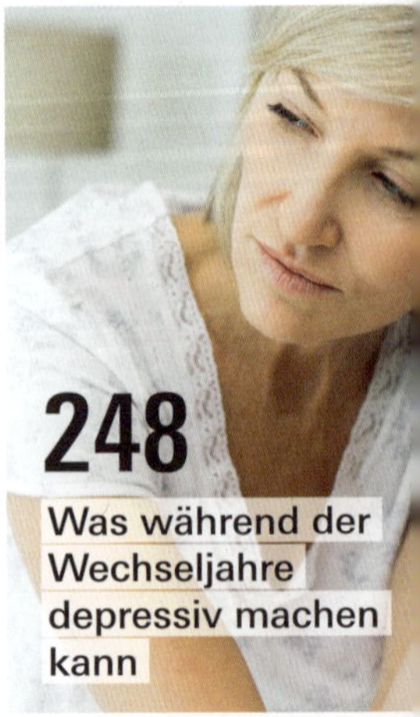
248
Was während der Wechseljahre depressiv machen kann

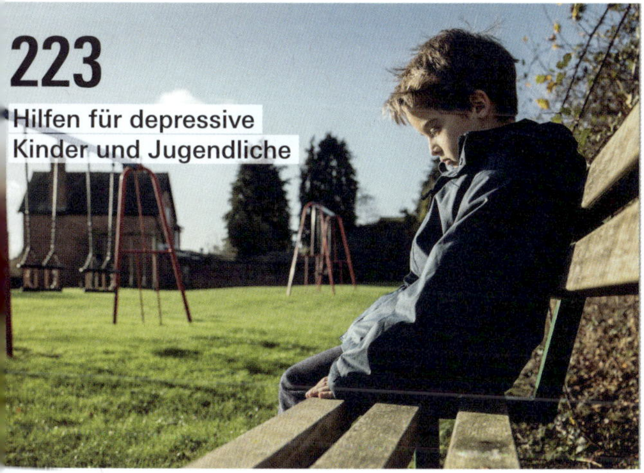

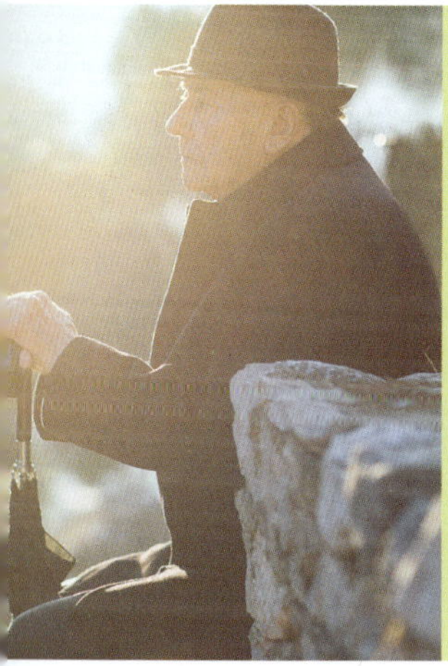

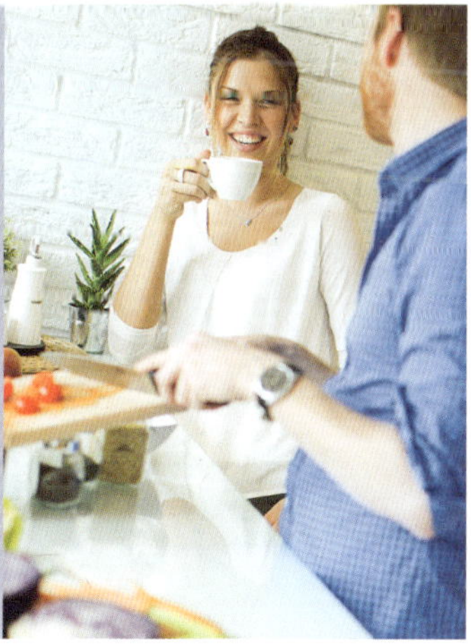

Was wollen Sie wissen?

„Bei mir geht gar nichts mehr, nichts gelingt mir – mein Leben hat keinen Sinn ... wozu das Ganze?" Gehen Ihnen solche Gedanken durch den Kopf? Erscheint Ihnen alles aussichtslos, weil Ihre Erschöpfung, Ihre Niedergeschlagenheit sich nun schon über Tage, Wochen nicht ändert – ohne Hoffnung auf Besserung? Wenn ja, ist die Wahrscheinlichkeit groß, dass Sie unter einer Depression leiden – einer Erkrankung, für die es gute Behandlungsmöglichkeiten gibt! Deshalb: Suchen Sie Hilfe.

Woher weiß ich, ob ich depressiv bin – und nicht einfach nur traurig?

Trauer kann einer Depression ähneln. Auch traurige Menschen können sich über nichts mehr freuen, sind mut-, kraft- und antriebslos. Viele depressive Menschen klagen aber darüber, nicht einmal mehr traurig sein zu können. Sie leiden vielmehr unter einer allgemein niedergedrückten Stimmung, fühlen sich schuldig, wertlos oder „leer". Gefühle, Interesse, Aktivität, Konzentration – all das ist in dieser Leere nicht mehr möglich. Die Niedergeschlagenheit dauert nicht nur einige Tage, sondern kann sich unbehandelt über Wochen und Monate ziehen. Und: Sie scheint grundlos. Menschen, die trauern, wissen meist, warum sie traurig sind. Wie Sie Depression und Trauer unterscheiden können, erfahren Sie unter „Was eine Depression nicht ist" ab S. 28. Die verschiedenen Formen der Depression finden Sie im Kapitel „Depression ist nicht gleich ..." ab S. 71.

Familie, Freunde, Job – eigentlich läuft alles gut bei mir. Wieso bin ich trotzdem depressiv?

Manche Depressionen sind verstehbar als Reaktion auf belastende Lebensereignisse, auf schwierige Situationen oder ungeklärte Konflikte. Andere dagegen entwickeln sich scheinbar ohne äußeren Grund, entstehen wie aus heiterem Himmel, wirken, als sei plötzlich ein biologischer Schalter umgelegt. Trotzdem nimmt man an, dass bei der Entstehung einer Depressionen – jeweils ganz unterschiedlich in der Gewichtung – sowohl körperliche (biologische) als auch psychische und soziale Faktoren eine Rolle spielen. Deshalb ruht die Behandlung einer Depression, bildlich gesprochen, auch auf zwei Säulen: einer psychologischen und einer biologischen, die Sie ausführlich in den Kapiteln 6 und 7 dargestellt finden. Wie sich diese beiden Faktoren im Kampf gegen die Depression am wirkungsvollsten kombinieren lassen, erläutert die Tabelle auf S. 103.

Gibt es außer Psychotherapie und Medikamenten keine weiteren Behandlungsmöglichkeiten?

Psychotherapie und die Behandlung mit Antidepressiva gelten heute – oft auch in Kombination – als die zwei wichtigsten Therapiemöglichkeiten. Daneben gibt es jedoch auch andere Verfahren, die sich als wirksam erwiesen haben: Lichttherapie für Winterdepressionen, Schlafentzug und Schlafphasenverlagerung für Patienten mit starken Tagesschwankungen und Elektrokrampftherapie, wenn andere Behandlungsmethoden versagt haben. Mehr dazu unter „Andere biologische Behandlungsverfahren", S. 167. Was (vielleicht) sonst noch hilft, finden Sie im gleichnamigen Kapitel ab S. 177.

Muss ich bei einer Depression ins Krankenhaus?

Die meisten Depressionen können ambulant behandelt werden – durch Hausärzte, Psychiater, Psychotherapeuten. Manchmal ist ein Klinikaufenthalt jedoch die bessere Option. Ein möglicher Grund für die Wahl einer stationären Behandlung in der Klinik sind die zahlreichen, ganz unterschiedlichen Therapieangebote, die dort wahrgenommen werden können. Das kann sinnvoll sein, wenn verschiedene ambulante Behandlungsansätze über mehrere Wochen hinweg ohne den gewünschten Erfolg bleiben oder wenn der Betroffene immer tiefer in die Depression sinkt. Notwendig wird ein Klinikaufenthalt, wenn zu den vielen Symptomen der Depression der Wunsch nach Selbsttötung kommt. Mehr unter „Suizidalität – Gefahr im Verzug“ ab S. 193.

Ich habe für eine Psychotherapie keine Zeit, dafür bin ich viel zu beschäftigt.

Für leichtere Depressionen gibt es mittlerweile internetbasierte Psychotherapieverfahren. Einige, zum Beispiel Deprexis, sind gut evaluiert und wirksam. Sie stellen eine sinnvolle Möglichkeit dar, die Wartezeit bis zum Beginn einer Face-to-Face-Psychotherapie zu überbrücken. Erste Ergebnisse deuten an, dass sie für manche Patienten eine Psychotherapie auch ersetzen können. „Hilfe zur Selbsthilfe“ finden Sie im gleichnamigen Abschnitt ab S. 112.

Was kann ich tun, um mich vor einer erneuten Depression zu schützen?

Depressionen gehen vorbei. Und wer sie überwunden hat, erinnert sie allenfalls wie einen bösen Traum. Um ihn nicht wieder real werden zu lassen, ist es wichtig, die Therapie nicht zu früh abzubrechen. Das gilt für die medikamentöse ebenso wie für die Psychotherapie, in der Sie hoffentlich erfahren haben, was möglicherweise Ihr Denken, Fühlen und Erleben depressiv gemacht hat. Dringend empfohlen wird auch eine geregelte Lebensführung, die sich nach dem eigenen biologischen Rhythmus richtet. Auch Ernährung kann eine Rolle spielen. Das Kapitel „Gesund bleiben" ab S. 279 versorgt Sie mit Tipps zur Vorbeugung.

Mein Arzt hat mir Antidepressiva verordnet. Verändern die nicht meine Persönlichkeit und machen abhängig?

Antidepressiva verändern weder die Gefühle noch die Persönlichkeit. Sie tragen vielmehr dazu bei, dass ein depressiver Mensch, der durch die Depression „verändert" wurde, wieder zu dem Menschen wird, der er war, mit den Gefühlen, die er vor der Depression erleben konnte. Im Gegensatz zu „Beruhigungspillen" haben Antidepressiva kein Suchtpotenzial, das heißt: sie machen nicht abhängig und ihr Absetzen führt nicht zu Entzugserscheinungen. Dennoch sollten sie nicht von einem Tag auf den anderen abgesetzt werden. Alles Wichtige zu Antidepressiva finden Sie im Kapitel „Körperliche Behandlung" ab S. 141.

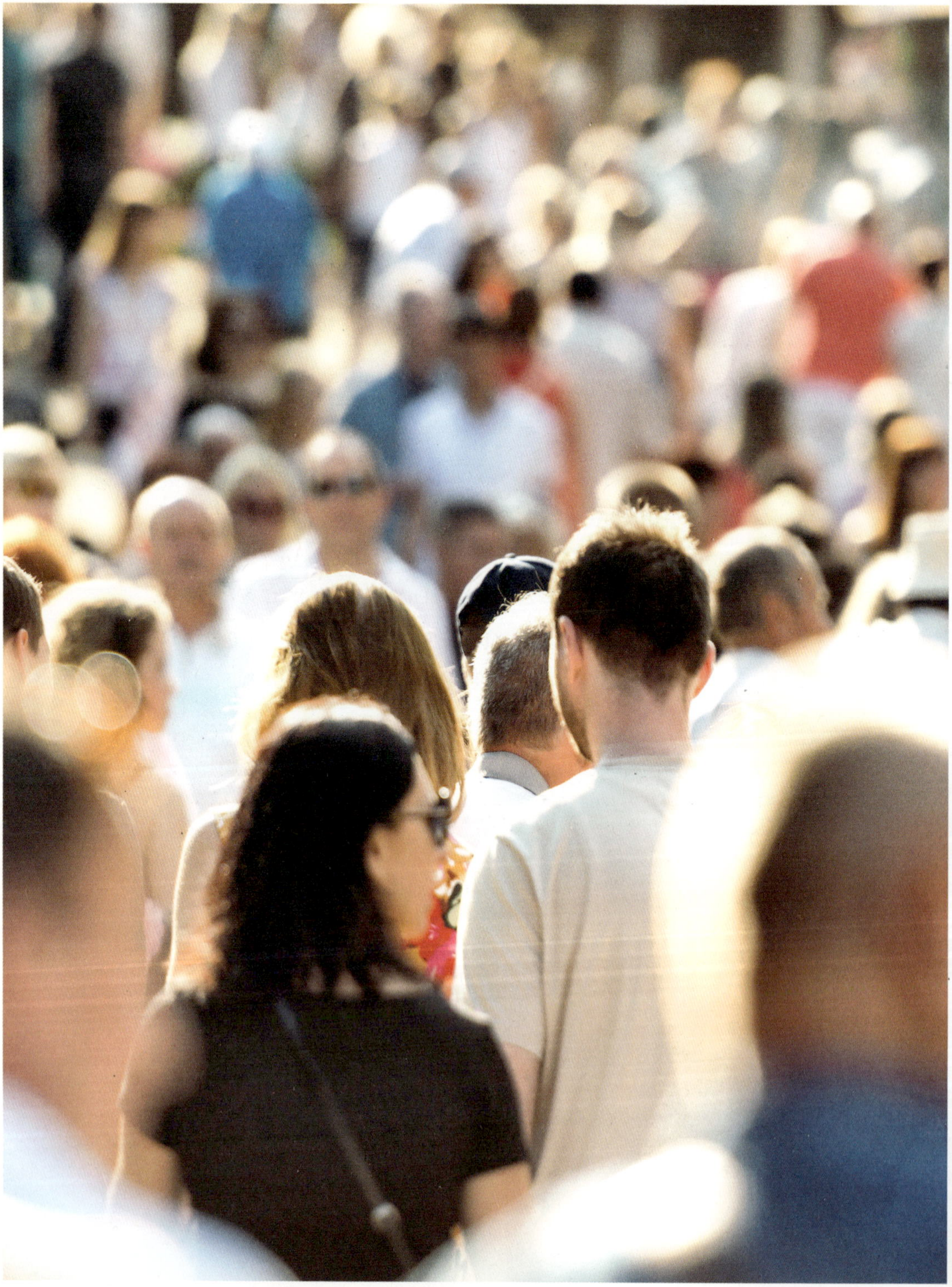

Ein Überblick – so kurz wie möglich

Dieses Einleitungskapitel ist vor allem für augenblicklich Betroffene geschrieben. Es ist bewusst kurz gehalten, denn wir wissen, dass es einem depressiven Menschen schwerfallen kann, längere Texte zu lesen.

Manche Menschen haben Glück: Der Inhalt dieses Buches ist für sie ohne Belang, da weder sie selbst noch irgendjemand aus ihrem Verwandten- und Freundeskreis unter einer Depression leiden. Doch das ist eher die Ausnahme. Untersuchungen zeigen, dass Depressionen zu den häufigsten psychischen Störungen im Erwachsenenalter gehören. Fast jede/r Zehnte ist irgendwann einmal selbst betroffen – und mit ihm viele andere Menschen: Angehörige, Freunde, Bekannte und Kollegen, Lehrer, Schüler, Arbeitnehmer und -geber.

Dieser Ratgeber ist an alle – direkt oder indirekt – Betroffenen gerichtet. Nicht jeder von ihnen hat dasselbe Interesse, dieselben Möglichkeiten, nicht jedem ist jede Information wichtig. Deshalb blättern Sie – suchen Sie heraus, was für Sie von Bedeutung ist, auch dann, wenn es Ihnen schwerfällt, lange Texte zu lesen, weil die Depression es Ihnen unmöglich macht, sich dauerhaft zu konzentrieren. In diesem Kapitel finden Sie einen Kurzratgeber, der die Kerninformationen ganz knapp zusammenfasst. Die Wichtigste: Eine Vielzahl von Behandlungsverfahren gibt der Krankheit Depression eine gute Prognose. Hilfe ist möglich, fast jede Depression geht vorbei. Wenn Sie derzeit unter einer Depression leiden, ist dies für Sie sicher die wichtigste Information: Ihnen kann geholfen werden!

Depression: Eine Krankheit, die jeden treffen kann

Auch wenn Sie sich so fühlen: Sie sind mit Ihrer Krankheit nicht allein! Derzeit leiden in Deutschland zwischen 5 und 10 Prozent der Bevölkerung darunter. Der Anteil derer, die irgendwann im Lauf ihres Lebens daran erkranken, ist noch weitaus größer. Fast jeder Fünfte – Frauen sogar häufiger – wird mindestens einmal im Leben über depressive Symptome klagen. Daneben ergeben andere Befragungen, dass viele Menschen unter depressiven Beschwerden leiden, ohne dass sie sich selbst als depressiv bezeichnen. Dies lässt den Schluss zu, dass leichtere und nicht als Depression erkannte Erkrankungsverläufe noch sehr viel verbreiteter sind.

Depressionen gehören so zu großen Volkskrankheiten. Ihre Belastung für den einzelnen und die Gesellschaft übertrifft die anderer Volkskrankheiten wie zum Beispiel Diabetes oder Bluthochdruck.

Jede unbehandelte Depression birgt ein hohes Risiko. Man schätzt, dass 10 bis 15 Prozent der Patienten, die an einer schweren Depression leiden und nicht behandelt werden, ihrem Leben selbst ein Ende setzen. Doch auch weniger schwere Krankheitsverläufe bedeuten Leid für Betroffene und Angehörige. Nach einer Bewertung der Weltgesundheitsorganisation (WHO) belasten Depressionen das Leben der Betroffenen wesentlich stärker als andere Erkrankungen – darunter auch körperliche Beschwerden wie Diabetes und Herz-Kreislauf-Erkrankungen.

→ Die Zahlen richtig lesen

Die vielen unterschiedlichen Zahlen zum Thema Depression – auch in diesem Buch – können verwirrend sein. Widersprüchlich erscheinen sie aber nur, wenn man bestimmte Angaben überliest. So kann es etwa heißen, dass „jährlich 4,4 Prozent der Männer und 13,5 Prozent der Frauen“ an einer Depression erkranken, während anderswo steht: „Im Lauf ihres Lebens erkranken bis zu 15 Prozent der Männer und 24 Prozent der Frauen“ oder „10 Prozent der Einwohner zum Untersuchungszeitpunkt“.

Entscheidend sind die Zeiträume: Jährlich, im Lauf des Lebens usw. Zu unterschiedlichen Zahlen führt auch die jeweils gewählte Gruppe der Erfassten: einmal sind dies Patienten, die bereits in Behandlung sind, ein anderes Mal Personen, die unter depressiven Symptomen leiden, unabhängig davon, ob sie sich in Behandlung befinden.

Eine moderne Krankheit?

Die Zahlen legen den Verdacht nahe: Depressionen sind vor allem eine Folge unseres modernen hektischen, industrialisierten und städtischen Lebensstils. Einiges spricht dafür: Viele Probleme unserer Zeit wie Arbeitsverdichtung, beruflicher Druck, ein verändertes Bindungsverhalten – sichtbar an steigenden Trennungs- und Scheidungsraten –, aber auch die Anforderungen der modernen Freizeitgesellschaft können zu Belastungen werden, denen man nicht mehr gewachsen ist. Weitere Faktoren sind der steigende Konsum und Missbrauch bestimmter Medikamente und Genussgifte. Nikotin, Alkohol, Drogen, aber auch manche oft lebensrettenden modernen Medikamente sind längst für ihre depressionsauslösende (Neben-)Wirkung bekannt.

Auch die zunehmende Missachtung unserer inneren biologischen Rhythmen, die durch moderne Technik – etwa elektrisches Licht – erst möglich gemacht wurde, ist ein Faktor. Schichtdienst, Freizeit- und Urlaubsgestaltung fordern eine weitgehende Unabhängigkeit von Tages- und Jahreszeiten, die oft nicht unserer inneren Uhr entspricht. Fachleute sprechen von einer Urbanisierung („Verstädterung").

Dennoch sind Depressionen keine moderne Erscheinung. Es gab sie in allen Kulturen und Gesellschaftsformen zu allen Zeiten und gibt sie noch immer. Die erste schriftliche Nennung eines Krankheitsbildes, das unserem heutigen Verständnis der Depression entspricht, findet sich schon im 5. Jahrhundert vor Christus. Und nicht nur Ärzte, auch Philosophen und Dichter thematisieren seit der Antike über Mittelalter und Renaissance bis in die Neuzeit solche Phasen niedergedrückter Stimmung als „Melancholie", die sich auf das gesamte seelische und körperliche Erleben auswirkt.

HÄTTEN SIE'S GEWUSST?

Nach Angaben der Weltgesundheitsorganisation (WHO) erleiden **in Europa jährlich 7 Prozent aller Menschen** eine schwere Depression.

Damit gehören Depressionen zu den **häufigsten Erkrankungen überhaupt.**

Unbehandelte Depressionen dauern durchschnittlich **sechs bis zwölf Monate.**

Eine lang andauernde, weniger schwere Depression (Dysthymie) **dauert ohne Behandlung Jahre.**

Das Risiko von **immer wiederkehrenden depressiven Episoden** ist ohne Behandlung weit höher.

Die Sterblichkeitsrate durch Selbsttötung bei einer unbehandelten schweren Depression beträgt **etwa 10 bis 15 Prozent!**

World Health Organization (WHO): 10 facts on the global burden of disease, 2008.

Worauf es jetzt ankommt

Die Einsicht, an einer seelischen Störung zu leiden, ängstigt. Sie widerspricht unserer Vorstellung eines freien Willens, den wir für uns in Anspruch nehmen wollen. Das hindert viele Menschen, sich bei einer psychischen Störung so zu verhalten wie etwa bei starken Bauchschmerzen oder hohem Fieber: Sie scheuen oder schämen sich, fachgerechte Hilfe in Anspruch zu nehmen. Viele Menschen können ihre Depression auch aus Unkenntnis nicht als Krankheit erkennen. Dazu kommt: Es ist nicht zuletzt die Depression selbst, die Betroffene daran hindert, sich Hilfe zu suchen. Zum einen machen depressive Teilnahmslosigkeit und Müdigkeit das Ganze zu einer nahezu unlösbaren Aufgabe, die aufgrund der Hoffnungslosigkeit ohnehin sinnlos erscheint. Zum anderen empfinden gerade depressive Menschen ihre Krankheit als eigenes Versagen: Krankheitsbedingte, also depressive Schuldgefühle „verbieten" es, sich selbst als krank, also „unschuldig" zu erkennen.

Leider ist die Haltung vieler Menschen noch immer von massiven Vorurteilen geprägt. „Häng nicht herum" oder „Reiß dich zusammen", aber auch „Mach einfach Urlaub" oder „Morgen sieht alles schon ganz anders aus" und die Aufforderung, einfach „positiv zu denken", sind häufige Reaktionen. Gut gemeinte Versuche, einen depressiven Menschen aufzuheitern, gehen am Problem vorbei und zeigen ein grundlegendes Missverständnis: Eine Depression ist kein momentaner Durchhänger, keine Willensschwäche und keine schlechte Laune. Dieses Missverständnis verhindert oft die rechtzeitige fachgerechte Hilfe durch einen Psychiater oder Psychotherapeuten.

Den Teufelskreis durchbrechen

Ein Teufelskreis beginnt: Die Symptome werden immer stärker, auch jene, die den Kranken hindern, Hilfe in Anspruch zu nehmen. Eine Behandlung kann oft erst beginnen, wenn die Symptome sich vor der Umwelt nicht mehr verbergen lassen, also die Organisation des privaten und beruflichen Lebens nicht mehr möglich ist. Viel zu häufig führen erst nicht mehr zu verdrängende Gedanken, sich selbst, das eigene Leben wertlos zu finden und „Schluss machen" zu wollen, in die Behandlung. Oft haben private und berufliche Folgen der Krankheit dann schon soziale Rahmenbedingungen geschaffen, welche die Hoffnungslosigkeit verstärken und die Gesundung erschweren. Manche depressiven Störungen können rasch chronisch werden, was ihre Behandlungsmöglichkeit mindert – umso mehr, je später die Behandlung eingeleitet wird.

Dabei ist bei depressiven Erkrankungen heutzutage Hilfe gut möglich, vor allem, wenn die medizinische Therapie frühzeitig beginnt. Leider herrscht oft auch bei Hausärzten immer noch Unkenntnis oder Ratlosigkeit. Selbst unter professionellen Helfern haben sich die verschiedenen und sehr erfolgreichen therapeutischen Möglichkeiten in der Behandlung depressiver Störungen noch viel zu wenig herumgesprochen.

Depression ist kein unausweichliches Schicksal. Die modernen Behandlungsverfahren stellen sie in eine Reihe mit „ganz normalen" Erkrankungen, die überwunden oder ins Leben integriert werden können. Der erste und wichtigste Schritt aus der Depression ist dabei immer, sie zu erkennen und Hilfe zu akzeptieren. Dieser Schritt ist allerdings auch der schwierigste. Deshalb brauchen die Betroffenen andere Menschen – Familie, Freunde, Kollegen –, die ihre Symptome erkennen und ihnen diesen ersten Schritt erleichtern. Sie brauchen Hilfe, um Hilfe in Anspruch nehmen zu können

Kurzratgeber für Betroffene und Angehörige – 20 Punkte, die Sie lesen sollten

Bitte legen Sie das Buch nicht aus der Hand. Wie für jede Krankheit gilt auch für Depressionen: Ein gut informierter Patient hat die besten Behandlungsaussichten.

→ **Die Lektüre eines ganzen Buches** ist für viele Menschen, die an einer Depression leiden, eine Überforderung. Die Unfähigkeit, sich zu konzentrieren, das vorübergehende Nachlassen der Merkfähigkeit und vor allem auch das Fehlen der Energie gehören ja gerade zu wesentlichen Symptomen ihrer Krankheit. Werfen Sie es sich also nicht vor, wenn Ihre Konzentration, Ihre Fähigkeit, einen Zusammenhang herzustellen, und Ihre Energie durchzuhalten derzeit nicht ausreichen. Es ist durchaus normal, dass Sie das momentan nicht können, aber auch sicher zu erwarten, dass diese Fähigkeiten mit dem Abklingen Ihrer Depression zurückkehren. Deshalb haben wir das Wichtigste in 20 Punkten zusammengefasst:

1. **Nicht jede Niedergeschlagenheit, Trauer, Antriebslosigkeit ist eine Depression.** Depressionen sind Krankheiten mit psychischen und körperlichen Symptomen. Sie sind keine vorü-

Checkliste

Ein kleiner Test

Ob Sie vielleicht unter einer Depression leiden, sollten Sie anhand der folgenden Fragen selbst einmal prüfen:

- ☐ Fühle ich mich seit einiger Zeit durchgängig traurig, niedergeschlagen oder hoffnungslos?
- ☐ Empfinde ich keine Freude, kein Vergnügen mehr, habe ich an vielem oder gar allem, was mich früher interessiert hat, das Interesse verloren?
- ☐ Bin ich ständig müde, erschöpft, fühle ich mich wie ausgebrannt?
- ☐ Habe ich keinen Appetit mehr? Habe ich abgenommen, ohne es zu wollen?
- ☐ Kann ich seit längerer Zeit schlecht schlafen? Leide ich unter Ein- und Durchschlafstörungen, oder wache ich jeden Morgen sehr früh auf?
- ☐ Fühle, bewege ich mich und denke ich wie mit angezogener Handbremse oder umgekehrt wie unter Strom?
- ☐ Habe ich mein sexuelles Verlangen verloren?
- ☐ Fühle ich mich wertlos, unfähig, als Versager und an allem schuld?
- ☐ Habe ich in letzter Zeit auffällige Konzentrationsschwierigkeiten, kann ich mir nichts mehr merken?
- ☐ Denke ich manchmal über den Tod nach oder darüber, mir etwas anzutun?

Wenn Sie mehr als vier Fragen mit ja beantwortet haben, leiden Sie mit großer Wahrscheinlichkeit an einer typischen Depression.

(Nach: Wittchen, H. U. et al.)

Gehen Sie auf jeden Fall zum Arzt oder Psychotherapeuten, wenn Sie schon mehrere Wochen ununterbrochen deprimiert sind, Ihren Alltag nicht mehr oder nur mit größter Anstrengung meistern, häufig über den Tod nachdenken, keinen Sinn mehr darin sehen zu leben oder so verzweifelt sind, dass Ihnen das Schlussmachen als einziger Ausweg erscheint. Diese Gedanken sind ein Symptom einer behandelbaren Krankheit.

bergehende schlechte Laune, keine einfache Niedergeschlagenheit, keine Traurigkeit, kein kurzer „Durchhänger", weil man eben einmal nicht „gut drauf" ist. Depressionen sind umfassender, beeinträchtigen den gesamten Alltag, dauern nicht nur Stunden oder einige Tage. Und vor allem: Sie sind durch den Willen und gute Vorsätze, durch „positives Denken", das Ihnen manche empfehlen werden, nicht zu beeinflussen. Der kleine Test auf der linken Seite hilft Ihnen herauszufinden, ob Sie unter einer Depression leiden.

❷ **Es gibt heute verschiedene Modelle, die versuchen, das Entstehen von Depressionen zu beschreiben.** Man nennt Depressionen eine psychobiologische Krankheit, weil an ihrer Entstehung sowohl psychische als auch körperliche, also biologische Faktoren beteiligt sind. Depressionen haben nicht nur eine Ursache. Wenn Sie mehr dazu wissen möchten, können Sie im Kapitel „Warum bin ich depressiv?" ab Seite 51 weiterlesen.

❸ **Depressionen können gut behandelt werden!** Umso beunruhigender ist es, dass weniger als die Hälfte aller erkrankten und behandlungsbedürftigen Menschen professionelle Hilfe bekommt. Beunruhigend deshalb, weil auf diese Weise viele Menschen mit einem Risiko leben, das vermeidbar wäre. Bei allen Formen der Depression gilt: Je früher die Behandlung einsetzt und je konsequenter sie durchgeführt wird, desto wirksamer ist sie.

❹ **Der erste Schritt, professionelle Hilfe in Anspruch zu nehmen – die Voraussetzung jeder Behandlung –, ist der schwerste.** Es gehört zu Ihrer Krankheit, dass Sie vielleicht gerade für diesen ersten Schritt Unterstützung brauchen.

❺ **Erste Anlaufstellen sind:**

- ein Mensch, dem Sie vertrauen,
- Ihr Hausarzt, für Frauen oft der Frauenarzt, für Kinder der Kinderarzt (siehe „Beim Hausarzt", S. 87),
- ein Psychiater oder Nervenarzt (siehe „Psychiater", S. 90),
- ein Psychotherapeut (siehe „Psychotherapeut", S. 91),
- Kriseninterventionseinrichtungen oder die Ambulanz einer psychiatrischen Abteilung oder eines psychiatrischen Krankenhauses,
- Beratungsstellen freier Träger, die Sie bei der Suche nach einem Arzt oder Psychotherapeuten unterstützen.

Wenn Sie dringend einen einfühlsamen Ansprechpartner brauchen: Die Telefonseelsorge ist auch eine Einrichtung für Menschen in Ihrer Situation!

Checkliste

Fragen Sie sich selbst

Versuchen Sie sich schon im Vorfeld eines Arztbesuchs einige Fragen selbst zu beantworten:

- ☐ Welche Gedanken gehen mir durch den Kopf?
- ☐ Wie fühle ich mich?
- ☐ Vergesse ich schneller als früher und kann ich mich kaum mehr konzentrieren?
- ☐ Ist mir alles egal, kann mich nichts aufmuntern oder auch ärgern?
- ☐ Habe ich Angst, und wenn ja, was ängstigt mich?
- ☐ Könnte ich immer nur im Bett liegen?
- ☐ Kommen mir manchmal oder häufig Gedanken, wie schön es jetzt wäre, nur noch zu schlafen, alles hinter mich gebracht zu haben, weil mir alles gleichgültig ist oder so schrecklich, dass ich es nicht mehr ertragen kann?
- ☐ Fühle ich mich verspannt, neige ich zu mehr Kopf- und Bauchschmerzen?
- ☐ Schlafe ich schlecht? Kann ich nicht einschlafen, wache ich morgens früh auf?
- ☐ Habe ich keinen Appetit mehr? Habe ich abgenommen? Oder habe ich ständig Hunger, vor allem Heißhunger auf Süßes, und nehme zu? Macht die Verdauung Probleme?
- ☐ Wie steht es mit meiner Lust, mit meinem Partner zu schlafen?
- ☐ Stehe ich morgens auf und erledige meinen Alltag einigermaßen, oder habe ich schon aufgegeben?
- ☐ Wie lange dauert dieser Zustand, in dem ich mich gerade befinde, schon an? (Versuchen Sie, sich möglichst genau zu erinnern.)
- ☐ Habe ich schon einmal so etwas erlebt?
- ☐ Worunter leide ich am meisten?
- ☐ Gibt es ein Ereignis, einen Auslöser, der mir meinen jetzigen Zustand verständlich macht? Oder war das schon lange ähnlich und wurde eigentlich nur immer schlimmer?

Sie ist bundesweit unter den Telefonnummern 0800/1110111 und 0800/1110222 erreichbar. In Notfällen erreichen Sie unter der bundesweit einheitlichen Rufnummer 116117 den ärztlichen Bereitschaftsdienst der Kassenärztlichen Vereinigungen.

6 **Eine genaue Diagnose ist notwendig, um die für Sie beste Behandlungsmöglichkeit zu finden.** Hausärzte, Psychiater, Nervenärzte, Psychotherapeuten und klinische Psychologen sind für diese Diagnose zuständig. Eine Übersicht finden Sie im Kapitel „Depression ist nicht gleich Depression“, S. 71

7 **Ihre Mitarbeit bei der Erstellung der Diagnose ist wichtig.** Deshalb: Sprechen Sie offen über Ihre körperlichen und seelischen Beschwerden und Probleme. Stimmungen, Gefühle, unabweisbare Gedanken sind ebenso von Bedeutung wie körperliche Beschwerden. Das fällt Ihnen leichter, wenn Sie sich auf dieses Gespräch vorbereiten (siehe die Checkliste auf der linken Seite).

8 **Eine körperliche Untersuchung muss fast immer einer weiteren Behandlung vorausgehen.** Dies aus zwei Gründen: Es gibt Depressionen, die das Symptom einer anderen Erkrankung sind. In diesem Fall muss die Grunderkrankung behandelt werden und nicht die Depression. Und: Vor einer Behandlung mit Medikamenten müssen wegen möglicher Unverträglichkeiten bestimmte körperliche Untersuchungen, zum Beispiel ein EKG, durchgeführt werden. Dazu mehr unter „Die körperliche Untersuchung“, S. 94.

9 **Lassen Sie sich genau aufklären über Ihre Krankheit und darüber, wie sie voraussichtlich verläuft.** Denn wesentlich für die Behandlung Ihrer Depression ist, dass Sie und Ihre Angehörigen ausreichend informiert sind. Auch für Depressionen gilt: Nur ein informierter Patient ist in der Lage, selbst den Behandlungsfortschritt der Erkrankung mitzugestalten.

10 **Auf der Grundlage der Diagnose muss der Behandlungsplan erstellt werden** (siehe „Mein Behandlungsplan“, S. 98). Dazu gehört die Entscheidung, welche Form der Therapie Ihnen helfen kann. Über die unterschiedlichen Formen der Psychotherapie können Sie sich im Kapitel „Psychologische Behandlung“, S. 107, informieren. Über die medikamentöse Behandlung erfahren Sie mehr unter „Die wichtigsten Medikamente und ihre Wirkweise“ ab S. 146.

⓫ **Zur Erstellung des Behandlungsplans** gehört auch die Entscheidung, ob Ihre Behandlung ambulant (Sie besuchen Ihren niedergelassenen Arzt oder Psychotherapeuten regelmäßig in seiner Praxis) oder stationär (Sie lassen sich in eine psychiatrische Klinik, psychiatrische Abteilung oder auf eine Depressionsstation einweisen) durchgeführt werden soll.

⓬ **Es gibt viele psychotherapeutische Verfahren, die bei der Behandlung von Depressionen hilfreich sind.** Welches gerade für Sie das richtige ist, hängt von vielen Faktoren ab – nicht zuletzt auch davon, bei welchem Psychotherapeuten Sie möglichst bald einen ersten Termin und anschließend auch regelmäßige Therapietermine bekommen. Und wenn Sie die Wahl haben: Scheuen Sie sich nicht, mehrere Erstgespräche bei verschiedenen Psychotherapeuten zu führen. Die letzte Entscheidung liegt bei Ihnen. Folgende Fragen können sie Ihnen erleichtern:

- Leuchten mir das Behandlungskonzept und die Behandlungsziele des Psychotherapeuten ein? Kann ich sie für mich akzeptieren?
- Habe ich den Eindruck, der Psychotherapeut ist an mir und meiner Geschichte interessiert, oder behandelt er mich als „Objekt“ seines Verfahrens?
- Habe ich Vertrauen?
- Fühle ich mich wohl, angenommen, verstanden?
- Stimmt die persönliche „Chemie“?
- Kann ich mir vorstellen, über Wochen, Monate, bei einer Langzeitbehandlung auch über Jahre hierher zu kommen?
- Und vor allem: Bin ich nach diesem ersten Gespräch, zumindest für den Augenblick, zuversichtlicher?

⓭ **Eine Psychotherapie hilft nicht von heute auf morgen.** Haben Sie Geduld!

⓮ **Es gibt viele verschiedene Medikamente mit unterschiedlichen Wirkprinzipien.** Das für Ihre Depression richtige Medikament zu finden ist die schwierige Aufgabe des Arztes. Vergessen Sie nicht, Ihrem Arzt alle Medikamente zu nennen, die Sie sonst im Augenblick einnehmen.

⓯ **Auch wenn Sie Medikamente verordnet bekommen,** schließt Ihre Behandlung regelmäßige Gespräche mit dem Arzt (anfangs zweimal pro Woche etwa 20 Minuten, später in größeren Abständen) oder eine längere Psychotherapie ein.

⓰ **Auch Medikamente helfen nicht von heute auf morgen.** Haben Sie Geduld!

⑰ **Für manche Unterformen der Depression sind andere Verfahren möglich** und manchmal auch notwendig: Lichttherapie (siehe „Lichttherapie", S. 167) für Winterdepressionen. Schlafentzug oder Schlafphasenverlagerung (siehe „Schlafentzug", S. 169) für Patienten mit starken Tagesschwankungen. Magnetstimulation (siehe „Repetitive transkranielle Magnetstimulation", S. 171) kann eine sinnvolle Unterstützung sein. Elektrokrampftherapie (siehe „Elektrokonvulsive Therapie", S. 173) kann helfen, wenn andere Therapiemethoden versagt haben. Informieren Sie sich!

⑱ **Das Ziel jeder Behandlung ist Ihre Gesundung.** Sprechen Sie mit Ihrem Arzt oder Ihrem Therapeuten, wenn

- Ihnen Zweifel an der augenblicklich eingeschlagenen Behandlung kommen,
- Sie nach einigen Wochen (längstens sechs bis acht Wochen) keine Besserung oder gar eine Verschlechterung verspüren.

Der aktuelle Behandlungsplan muss dann überprüft und wenn nötig geändert werden.

Scheuen Sie sich nicht, auch andere Ärzte und Psychotherapeuten zu Rate zu ziehen und gegebenenfalls zu wechseln. Es geht um Ihre Gesundheit und Ihr Leben. Aber brechen Sie keine Behandlung ohne Rücksprache mit Ihrem Arzt oder Ihrem Psychotherapeuten ab. Sprechen Sie, wenn möglich, noch mit einem weiteren Experten über Ihren Entschluss, bevor Sie ihn in die Tat umsetzen.

⑲ **Viele Menschen, die an einer Depression leiden, wollen wissen, was sie selbst dazu beitragen können,** damit es ihnen wieder besser geht. Über die Rolle von Ernährung und Bewegung können Sie sich unter „Vorbeugung im Alltag", S. 290, informieren.

⑳ **Und wenn es Ihnen besser geht,** denken Sie daran: Vielen Einflüssen, die uns ins Stimmungstief stürzen können, sind wir nicht einfach ausgeliefert. Und nicht alle sind unabänderlich. Versuchen Sie herauszufinden, auf welche Sie in Ihrem Sinne Einfluss nehmen können. Und tun Sie es!

Hinweise für Angehörige

Depressionen betreffen nicht nur den Erkrankten selbst! Auch Angehörige, Freunde, Kollegen sind Betroffene.

Eine Depression verwickelt, „steckt an“. Das heißt nicht, dass jeder Angehörige eines Depressiven dieselben Symptome entwickelt. Viele Menschen, die Depressiven nahestehen, werden überfürsorglich, kontrollierend, aber auch ärgerlich, ungehalten, wütend, manche ängstlich, hoffnungslos und hilflos oder einfach nur müde und leer – und dies weit mehr als im Kontakt mit Angehörigen, die unter einer anderen Krankheit leiden. Die Depression prägt den Umgang zwischen dem Depressiven und seiner engeren Umgebung – und dies meist so, dass es keinem gut tut!

Wenn Sie den Verdacht haben, dass ein Mensch, der Ihnen nahesteht, an einer Depression erkrankt ist, sollten Sie sich folgende Fragen stellen:

- Fühle ich mich in letzter Zeit von meinem Angehörigen abgelehnt, zurückgewiesen, weniger geliebt?
- Habe ich in letzter Zeit weniger Lust, weniger Interesse, mit meinem Angehörigen zusammen zu sein?
- Bin ich in letzter Zeit mehr und mehr enttäuscht, frustriert, weil meine Angebote, meinen Angehörigen zu unterstützen, zurückgewiesen werden?
- Verbringe ich weit mehr Zeit mit meinem Angehörigen als früher, sodass mir für andere Personen und eigene Aktivitäten wenig Zeit bleibt?
- Fühle ich mich selbst „ausgepowert“, niedergeschlagen, leer?
- Gibt es häufiger Streit zwischen uns?
- Fühle ich mich angespannt, ängstlich – mehr als früher?
- Fühle ich mich allein gelassen, einsam?
- Trinke ich mehr Alkohol als früher oder nehme ich beruhigende Medikamente?
- Bleibt meine Arbeit, meine Freizeit auf der Strecke?

Wenn Sie auf viele dieser Fragen mit Ja antworten, ist die Wahrscheinlichkeit groß, dass auch Sie von der Depression „angesteckt" wurden.

Wie kann ich mit der Depression eines nahestehenden Menschen besser umgehen?

Das Wichtigste ist die Einsicht: Mein Angehöriger – meine Mutter, mein Partner, mein Kind, meine Freundin – ist krank. Aufmunterungen und Ratschläge wie „Denk positiv!" oder „Entspann dich, mach einfach mal Urlaub!" oder gar „Reiß dich zusammen, häng nicht so herum!" helfen nicht. Im Gegenteil: Sie quälen die Betroffenen, weil sie eben gerade dies nicht können. Was sie jetzt brauchen, ist Hilfe, um – professionelle – Hilfe in Anspruch nehmen zu können.

Hier acht Ratschläge für Sie:

1. **Versuchen Sie, sich über die Krankheit zu informieren.**
   - Was ist eine Depression? (siehe „Und was ist eine Depression?", S. 33)
   - Wie erklärt man sich ihre Entstehung? (siehe „Warum bin ich…?", S. 51)
   - Welches sind die ersten Schritte, was ist für eine richtige Diagnose notwendig? (siehe „Vom Verdacht zum…", S. 85)
   - Welche Behandlungsmöglichkeiten gibt es? (siehe „Mein Behandlungsplan", S. 98).

2. **Seien Sie realistisch!** Depressionen brauchen professionelle Behandlung – und Zeit. Sie können den Kranken in dieser Zeit der Gesundung unterstützen, aber Sie können ihn nicht heilen!

3. **Dennoch braucht Ihr Angehöriger Sie mehr denn je.** Seien Sie also für ihn da – trotz der Krankheit, die den Umgang mit ihm so schwierig machen kann. Bedrängen Sie ihn jedoch nicht, und vor allem: Vermeiden Sie Appelle an den guten Willen und Vorwürfe, aber auch Aufmunterungen, vermeintlich gute Ratschläge und Beschönigungen.

4. **Versuchen Sie – soweit es geht –, Ihr gewohntes Leben weiterzuführen.** Opfern Sie sich, Ihre Beziehung zu anderen, Ihre Arbeit, Ihre Freizeit nicht der Krankheit!

5. **Sprechen Sie mit Ihrem Angehörigen offen und ehrlich.** Lassen Sie ihn an Ihren Gefühlen teilhaben, auch wenn sie nicht nur positiv sind. Selbst negative Gefühle wie Ärger und Angst gehören zu Ihrer Beziehung. Machen Sie ihm aber deshalb keine Vorwürfe.

6. **Nehmen Sie die Depression Ihres Angehörigen nicht „persönlich",** etwa als Vorwurf. Er zieht sich nicht zurück, weil Sie nicht attraktiv, nett, geliebt… sind.

7. **Nehmen Sie Hilfe in Anspruch** – sei es bei Freunden, anderen Familienmitgliedern, Kollegen oder bei professionellen Beratern in Beratungsstellen. Immer mehr Einrichtungen und Ärzte, die sich mit der Behandlung depressiv Erkrankter befassen, bieten Gruppen- und Einzelgespräche für Angehörige an. Sprechen Sie mit dem Arzt oder Psychotherapeuten Ihres Angehörigen. Er kann Ihnen weiterhelfen.

8. **Sie sind beide betroffen** – werden Sie auch gemeinsam zu Verbündeten bei der Behandlung der Depression!

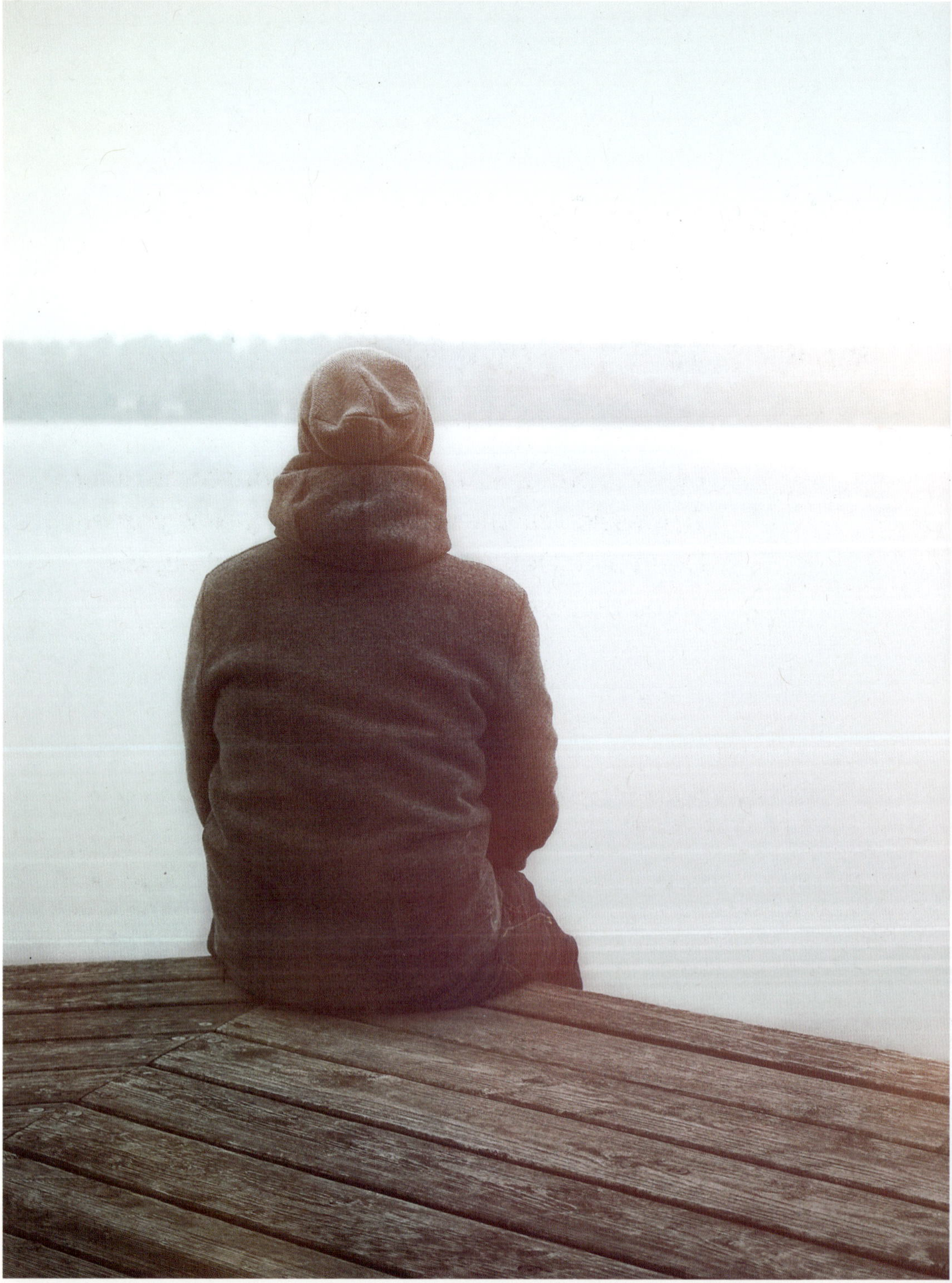

Bin ich depressiv?

Es ist wichtig, Anzeichen und Symptome einer Depression zu erkennen und richtig einzuordnen. Denn eine Depression ist eine Krankheit, die behandelt werden muss – und kann!

Das Wort „depressiv" ist in Mode gekommen. Man sagt: „Ich bin heute wieder so depressiv" und meint damit eher: „Mir geht es heute mies, ich bin schlechter Laune, niedergeschlagen, habe zu nichts Lust." In diesem Sinn hin und wieder „depressiv" zu sein ist fast schon chic. Man hat seinen depressiven Tag und darf sich hängen lassen.

Aber ist das depressiv? Wenn Mediziner und Psychologen, Psychiater und Psychotherapeuten von Depression sprechen, meinen sie etwas anderes. Depression ist eine Krankheit, und zwar eine mit ganz verschiedenen Gesichtern, Ausprägungen und Verläufen, die eines gemeinsam haben: Sie verursachen beträchtliches Leiden. Unbehandelte Depressionen können Monate bis Jahre dauern und den ganzen Menschen, sein Fühlen, Empfinden, Denken und zahlreiche körperliche Fähigkeiten und Funktionen beeinträchtigen. Und sie machen den Alltag zur Qual.

Depressionen sind nicht einfach nur „schlechte Laune", keine vorübergehende Niedergeschlagenheit, kein Durchhänger, weil man gerade nicht gut drauf ist. Sie sind auch keine Trauer oder keine Erschöpfung nach großer Anstrengung oder die Resignation nach einer herben Enttäuschung.

Was eine Depression nicht ist

Auch Trauer und Niedergeschlagenheit gehören zum Leben – und nicht jede schlechte Phase ist gleich eine Depression.

„Depressiv" im Sinne von traurig, niedergeschlagen, hoffnungslos, verzagt, pessimistisch ist jeder einmal. Jeder kennt auch solche Tage, an denen wir uns über nichts freuen können, an denen wir verstimmt sind, ohne Energie, uns schlecht, schuldig, unfähig, unruhig oder ängstlich fühlen. Diese Gefühle sind wie andere Gefühle Teil unserer emotionalen Grundausstattung. Sie gehören zu unserem Gemütsleben wie Freude, Zufriedenheit, Heiterkeit, Zuversicht, Beschwingtheit, Stolz, Triumph oder Zorn, Wut, Ärger und Hass. Wir haben eine ganze Bandbreite von Gefühlen zur Verfügung. Jeder kennt die Niedergeschlagenheit nach einem Streit, die Freude und Heiterkeit nach der Versöhnung, die Wut, den Ärger und die Enttäuschung, wenn wir hintergangen wurden. Wir kennen unsere Gereiztheit, wenn das Mittagessen ausfallen musste und der Magen knurrt, und das „Gesicht wie drei Tage Regenwetter" als Ausdruck schlechter Laune, wenn wieder einmal nichts klappen will.

Unsere Stimmung ist abhängig von äußeren Einflüssen. Dazu gehören Erfahrungen im zwischenmenschlichen Bereich, also mit der Partnerin/dem Partner, der Familie, den Arbeitskollegen, Freunden, Nachbarn, ebenso wie beruflicher und privater Stress, dem wir unterworfen sind oder den wir uns selbst antun. Sie ist auch abhängig vom Geräuschpegel um uns herum, von der Raumtemperatur, in der wir uns bewegen, vom Klima und der Jahreszeit. Unsere Stimmung hängt auch von inneren Faktoren ab, zum Beispiel davon, ob wir hungrig oder satt, ausgeschlafen oder übermüdet, ob wir gesund und fit sind oder uns körperlich angeschlagen und unwohl fühlen. Dies gilt für gute und schlechte Stimmung.

Stimmungstief

Negative Gefühle haben erst einmal nichts mit der Erkrankung „Depression" zu tun. Denn meistens sind wir in der Lage, mit negativen Gefühlen angemessen umzugehen, sie anzunehmen oder zu bewältigen. Wir wissen in aller Regel, welche Laus uns über die Leber gelaufen ist, welche äußeren und inneren Ereignisse unsere Stimmung beeinträchtigen. Haben wir wirklich schlechte Laune, einen Durchhänger oder einfach „unseren depressiven Tag", vertrauen wir auf die Selbstreinigungskräfte unserer Psyche und wissen, dass morgen oder übermorgen schon wieder alles ganz anders aussieht. Das Stimmungstief braucht keine Behandlung. Denn Stimmungsschwankungen sind notwendig und normal. Erst die Möglichkeit, zwischen positiven und negativen Stimmungen und Gefühlszuständen zu „schwingen" – unsere Schwingungsfähigkeit, wie Fachleute dies nennen –, macht unsere emotionale Gesundheit aus. Und: Ab und zu ein weniger guter Tag verstärkt das Glück eines wirklich schönen.

Umgang mit dem Stimmungstief

Die meisten guten Ratschläge, die depressive Menschen zu hören bekommen, die sie aber in ihrer Depression überfordern, sind bei einem Stimmungstief durchaus sinnvoll. Dazu gehört zum Beispiel die Aufforderung, positiv zu denken, nicht alles so schwer zu nehmen, sich etwas Gutes zu gönnen oder auszuspannen. Hilfreich sind Entspannungstechniken wie zum Beispiel das Autogene Training oder Yoga, die beide unter professioneller Anleitung erlernt werden können.

Was ganz wichtig ist: Versuchen Sie immer, sich Klarheit darüber zu verschaffen, was Ihnen die Stimmung verdorben hat! Belassen Sie es nicht beim Grübeln, lernen Sie, mit anderen über sich und Ihre Probleme zu sprechen! Das ist oft nicht einfach. Aber Übung macht auch hier den Meister.

Manchmal brauchen wir aber auch solche Durchhänger, und wer dann seinen depressiven Tag „nimmt", erlaubt sich durch diese Selbstbeschreibung, einmal aus der im Berufs- und Privatleben verordneten Stimmung auszubrechen, die von guter Laune, Aktivität, Energie und Optimismus gekennzeichnet sein soll. Ist dies nicht durchaus legitim?

Trauer

Wir trauern nach dem Verlust eines geliebten Menschen, nach einem Trennungserlebnis oder nach einem schweren Schicksalsschlag. Diese Trauer ist eine natürliche Gefühlsreaktion. Sie ist in ihrer Ausprägung individuell unterschiedlich, in den Grundzügen jedoch bei allen Menschen ähnlich.

Trauernde sind niedergeschlagen, können kaum Interesse an ihrer Umwelt zeigen, sind verletzlich, energie- und kraftlos. Trauer beeinträchtigt die Konzentrationsfähigkeit und kann zu Gedächtnisstörungen führen. Trauernde Menschen leiden auch

Im Stimmungstief? Versuchen Sie herauszufinden, was Ihnen die Laune verdorben hat – und gönnen Sie sich viel Bewegung, weniger Stress, gesunde Ernährung, ausreichend Schlaf (siehe dazu auch die Grafik „Was kann ich für mich selbst tun?", S. 301).

körperlich. Typische Beschwerden sind zum Beispiel Magen- und Darmstörungen, meist Durchfall, leichte Erschöpfbarkeit, Schlafstörungen und Appetitlosigkeit.

Trauer und Depression können also einander sehr ähnlich sein. Der entscheidende Unterschied jedoch sind der Trauerprozess und die Trauerarbeit. Durch die Trauerarbeit gelingt es dem Trauernden, sich vom Alten zu lösen und sich Neuem zuzuwenden. Sie zeigt sich in einem ganz typischen zeitlichen Ablauf, dem Trauerprozess. Beides ist dem Depressiven in seiner spezifischen Niedergeschlagenheit und Trauer verwehrt.

Trauern braucht Zeit

Die Trauerreaktion ist ein universelles menschliches Reaktionsmuster, mit dem es uns gelingt, Verlust und Trennung zu verarbeiten und nicht vom Schmerz überwältigt zu werden. Zwar zeigen einzelne Kulturen recht unterschiedliche Ausdrucksweisen für Trauer – denken Sie nur an die „Klageweiber" mediterraner Kulturen – und viele verschiedene Praktiken und Rituale, um mit der Trauer fertig zu werden. Alle diese Rituale haben eine wesentliche Funktion: die Hinterbliebenen in ihrem Trauern zu unterstützen, ihnen die notwendige „Trauerarbeit" zu ermöglichen. Der Schmerz muss verarbeitet werden, ein lebendiges Bild der oder des Verlorenen muss erst in eine Erinnerung überführt, verinnerlicht – erinnert – werden, bevor Neues am seelischen Horizont erscheinen kann. Und nicht zu Unrecht betrachten wir es mit Argwohn, wenn ein Mensch unmittelbar nach einem elementaren Verlusterlebnis wieder neue Beziehungen eingeht. Haben wir dann nicht den Verdacht, dass entweder etwas offen geblieben ist, als Hypothek in die neue Beziehung mitgenommen wird, oder dass es der vorangegangenen Beziehung an seelischer Tiefe fehlte?

Dieser für das menschliche Leben unverzichtbare seelische Prozess passt für viele nicht in unser hektisches Alltagsleben. Sie verstehen nicht, weshalb ein Trauernder nicht rasch wieder zur Tagesordnung zurückkehren kann (und will).

Trauer ist keine Krankheit, keine seelische Störung, sondern ein notwendiger, schmerzvoller und manchmal langwieriger Vorgang.

Nicht selten wird normale/gesunde Trauer mit Krankheit, der Depression, verwechselt. Trauer stört. Auch die Betroffenen selbst sind manchmal nicht bereit, ihre Trauer zuzulassen. Der Arzt oder Psychotherapeut soll sie möglichst schnell – sei es durch Medikamente oder Psychotherapie – „therapieren", damit sie wieder zu ihrer Alltagsgeschäftigkeit zurückkehren können.

Aber: Trauer gehört ins menschliche Erleben, ist keine Krankheit, keine seelische Störung, sondern ein notwendiger, schmerzvoller und manchmal langwieriger Vorgang des Erinnerns, des Abschiednehmens und der Neuorientierung. Sie ist ein unverzichtbares Durchgangsstadium, an dessen Ende das Erleben eines Menschen um wesentliche Qualitäten bereichert sein kann. Nicht umsonst spricht man vom „Trauerjahr" als einer Zeit, die ein psychisch gesunder Mensch braucht, um einen schweren Verlust zu verarbeiten.

„Krankhaft Trauern"

In der medizinischen Forschung wird heute versucht, eine krankhafte – pathologische – Trauer von der normalen Trauer auf der einen Seite und der Depression auf der anderen abzugrenzen. Denn es gibt Menschen, die nach dem Verlust eines geliebten Menschen nicht mehr „zurückfinden". Man spricht dann von einer komplizierten oder „pathologischen Trauer" im Unterschied zur „natürlichen Trauerreaktion". Im Grunde zeigen Menschen mit einer pathologischen Trauerreaktion kein grundsätzlich anderes Verhalten als bei normaler Trauerbewältigung. Aber ihre Trauer ist stärker und hält länger an. Sie zeichnet sich also dadurch aus, dass die zu einer Trauerreaktion hinzukommenden „Symptome" wie zum Beispiel Schlaf- und Essstörungen ausgeprägter sind, ihre Intensität nicht abnimmt, ein dauerhafter Rückzug von anderen Menschen – Angehörigen, Freunden – stattfindet und gänzliche Vereinsamung droht. Die Bewältigungsfähigkeiten, über die gesunde Menschen verfügen, haben versagt. Eine Depression kann entstehen und muss behandelt werden.

Die zwei Seiten der „Krankschreibung"

In der Diskussion um die Abgrenzung einer normalen Trauer von einer komplizierten Trauerreaktion besteht seit Jahrzehnten die Tendenz, immer früher von einer pathologischen Trauer oder gar einer Depression zu sprechen und damit die Betroffenen zu „pathologisieren" – also als krank anzusehen. Konkret sieht das so aus: Nach dem DSM-3 von 1980, also nach der dritten Auflage des Diagnosemanuals für psychische Störungen der amerikanischen psychiatrischen Vereinigung (amerikanisch: Diagnostic and Statistical Manual of Mental Disorders), durfte eine Depression erst ein Jahr nach einem Trauerfall diagnostiziert werden. Alle „Symptome" der Trauer, wozu eben auch depressive Verstimmtheit, Antriebslosigkeit, Schlafstörungen, Appetitstörungen, Konzentrationsmangel und Ängstlichkeit zählen, die im ersten Jahr nach einem Trauerfall auftreten, galten demnach als normal, gesund und dem Verlust adäquat. Im DSM-4 wurde die Zeitspanne dieser „normalen Trauerreaktion" auf zwei Monate verkürzt. Im DSM-5, der neuesten Auflage, fällt sie ganz weg. Das heißt: Schon nach zwei Wochen kann die Diagnose einer Depression („Major Depression") als psychische Erkrankung diagnostiziert werden, also dann, wenn die „Symptome" (siehe „Und was ist eine Depression?", S. 33) der Trauerreaktion nach dem Verlust eines geliebten Menschen länger als zwei Wochen anhalten. Die Vorteile einer solchen Sichtweise: Menschen, die den Tod eines ihnen nahestehenden Menschen verarbeiten müssen und trauern, haben die Möglichkeit, nicht nur den gesetzlichen Sonderurlaub von zwei Tagen in Anspruch zu nehmen. Als krank klassifiziert, können sie krankgeschrieben werden. Andererseits besteht die Gefahr, das Kind mit dem Bade auszuschütten. Man könnte argumentieren, dass durch die Pathologisierung einer normalen Reaktion den Trauernden letztlich das „Recht" auf ihre Trauer genommen wird.

Burn-out – (k)eine Depression?

Ausgebrannt, erschöpft, ohne Antrieb und Engagement, am Ende – viele Menschen erleben heute diesen Zustand einer chronischen Erschöpfung. Inzwischen hat diese Erschöpfung, wenn sie aufgrund einer ganz bestimmten Überforderung am Arbeitsplatz entsteht, eine neue Bezeichnung: Burn-out. Ausgebrannt!

Was in den Medien als eindeutige, neue Diagnose erscheint, ist in der medizinischen Wissenschaft schon längst Gegenstand intensiver Diskussion: Handelt es sich beim Begriff Burn-out nicht um eine neue Modediagnose für ein Krankheitsbild, das eigentlich eine Depression ist? Vieles spricht dafür (siehe „Noch einmal: Burn-out ...", S. 80).

Viele Psychiater warnen davor, Menschen, die „ausgebrannt" sind, einfach zu mehr Erholung, einer Auszeit, einer Veränderung des Arbeitsverhaltens oder einem Wechsel des Arbeitsplatzes zu raten, weil sich hinter dem Gefühl, am Ende zu sein und nicht mehr zu können, statt eines Burnouts auch eine Depression verbergen kann.

Aber: Es gibt auch Erschöpfung ohne traurig-depressive Verstimmung. Mit Burnout sollte eigentlich der Zustand (möglicherweise) überengagierter Menschen beschrieben werden, die in ihrer jeweiligen Arbeitswelt in Überforderungs- und dann, als Folge davon, in Erschöpfungszustände geraten waren. Auch der spätere Verlust von Motivation und Engagement am Arbeitsplatz fiel unter diese Beschreibung.

Eine solche Erschöpfung ist im Grunde ein normaler seelisch-körperlicher Zustand als Reaktion auf eine Überbeanspruchung, die jeder von uns schon einmal erlebt hat – und für den unsere Biologie ein Programm bereithält: Erholung. Erst wenn diese nicht mehr möglich, die Überforderung dauerhaft ist, kann Erschöpfung in eine Depression übergehen. Denn Stress ist auf Dauer nicht gesund. Oft sind reale Überforderungen sogar mitverantwortlich für den Ausbruch einer depressiven Episode (siehe „Ich kann nicht mehr!", S. 47).

Und was ist eine Depression?

Eine Depression hat viele Gesichter und betrifft Körper, Geist und Seele.

Wenn Ärzte und Psychotherapeuten von einer Depression sprechen, meinen sie keine momentane Niedergeschlagenheit oder nachvollziehbare Traurigkeit. Eine Depression reicht vom Stimmungstief über die Fantasie, sich umzubringen, bis hin zur tatsächlichen Selbsttötung (Suizid). Und sie verändert Denken, Fühlen und Erleben. Ärzte und Psychotherapeuten sprechen deshalb vom depressiven Spektrum.

In dieses „Spektrum" gehören auch viele körperliche Symptome. Denn eine Depression ist eine Erkrankung des ganzen Körpers. Die körperlichen Symptome der Depression stehen gelegentlich sogar ganz im Vordergrund. Denn auch die Regulationskreise des Körpers, die unabhängig von unserem Willen und unserer Stimmung funktionieren, sind gestört. Manche Forscher haben die Depression mit dem Winterschlaf verglichen: Die vegetativen, also die vom Willen unabhängigen Funktionen, die das innere Gleichgewicht regeln, sind dann heruntergeschaltet. Nicht jeder depressive Mensch leidet an allen Symptomen des depressiven Spektrums. Sehr unterschiedliche Konstellationen der einzelnen Symptome sind möglich. Auch ihre Intensität ist unterschiedlich. Die Symptome sind auch nicht immer ständig vorhanden. Sie treten episodisch, also in bestimmten Zeitabschnitten auf.

Die Vielzahl der möglichen Symptome zeigt: Depressionen sind zwar Gemütskrankheiten, oder wie es in der Fachsprache heißt: affektive Störungen. Doch sie betreffen nicht nur die Stimmung und „stören" nicht nur die Affekte. Eine Depression ist eine Erkrankung, die den ganzen Menschen in Mitleidenschaft zieht. Depressive Menschen leiden an Seele und Körper.

Ich sehe alles schwarz

Die depressive – niedergedrückte – Stimmung ist das wesentliche Symptom der depressiven Störung. Der Begriff Depression bezieht sich auf dieses Niedergedrücktsein (lateinisch: deprimere = niederdrücken). Spricht der Arzt von einer niedergedrückten Stimmung, bezeichnet er einen länger dauernden, alles umfassenden Zustand. Dieser ist nicht zu verwechseln mit kurz anhaltenden Gemütsbewegungen (Affekten) wie Zorn und Ärger, die durch äußere Ereignisse ausgelöst werden können. Diese affektive Reaktionsbereitschaft wird durch die depressive Stimmung verändert. Depressive Menschen sehen, erleben, fühlen und empfinden alles wie durch eine dunkle Brille.

Durch sie erscheint alles grau in grau. Kontraste zwischen einzelnen Gefühlen werden nicht mehr wahrgenommen. Manchmal tritt diese niedergedrückte Stimmung wie aus heiterem Himmel auf. Menschen, die solches mitmachen, schildern Gefühle, als sei in ihrem Kopf ein Schalter umgelegt worden. Bei anderen wiederum verschlechtert sich eine leichte traurige Verstimmtheit, die durch ein äußeres Ereignis ausgelöst wurde, trotz Abklingens der Belastung immer mehr, nimmt einen unerklärlich schleichenden Verlauf. Es gibt auch Menschen, die eine niedergedrückt-depressive Stimmungslage als Grundbefindlichkeit ihres Lebens beschreiben. Sie können sich nicht erinnern, dass es je anders war.

→ Ein Beispiel:

Frank (45 Jahre): „Ich bin immer müde, kann mich zu nichts aufraffen. Ich bin traurig, weiß nicht warum, fange ohne Grund an zu weinen. Am liebsten würde ich morgens im Bett liegen bleiben und mir die Decke über den Kopf ziehen. Das Aufstehen am Morgen ist das Schlimmste. Es hat doch sowieso keinen Sinn. Wozu soll ich duschen, Zähne putzen, mich anziehen? Manchmal ertappe ich mich, wie ich einfach nur dasitze. Jede Bewegung wird mir zu viel. Wenn Freunde mich ins Kino abholen wollen, täusche ich Kopfweh oder Arbeit vor. Was soll ich denn da?"

Ich kann nichts, ich bin nichts

In der Depression ist nicht nur die Welt grau. Depressive Menschen können auch sich selbst nur durch eine dunkle Brille betrachten. Selbstvertrauen und ein realistisches Abschätzen der eigenen Möglichkeiten und Fähigkeiten sind verloren gegangen. Eine grundlegende Veränderung des Selbsterlebens ist eingetreten: Ich bin mir sicher, dass mir nichts mehr gelingen wird, dass ich meine Anforderungen nicht erfülle, dass ich versage und deswegen nicht geliebt werde, wertlos bin. Ein Mensch in der Depression hat keine Vorstellung davon, dass er sich jemals wieder anders sehen kann. Selbst vergangene Leistungen und Fähigkeiten werden umgedeutet und entwertet. Dieses nihilistische (lateinisch: nihil = nichts) Grundgefühl führt dann oft in einen allgemeinen Lebensüberdruss. Ich bin nichts wert, warum sollte ich leben?

→ Ein Beispiel:

Lena (41 Jahre): „Jeden Morgen, wenn ich ins Büro ging, hatte ich Angst. Irgendwann musste es doch auffallen, dass ich gar keine Ahnung hatte. Von nichts, dass ich quasi eine Hochstaplerin auf meinem Posten war. Dass ich überhaupt wusste, wie ich den Computer zum Laufen bringe, war eigentlich schon ein Wunder. Alles, was dann an Mails oder so ankam, schien völlig unverständlich. Was wollten die Leute von mir?! Entscheidungen zu treffen war mir unmöglich. Es ging einfach nicht. Schweißnass gebadet war ich fast jeden Tag. Und zu Hause war es kein bisschen besser. Ich fühlte mich immer als schlechte Mutter, die nichts auf die Reihe brachte ... Lange habe ich das nicht durchgehalten. Im Internet fand ich den Satz: There ist no real point in trying. I am tired of being a failure (Es hat keinen Sinn, es überhaupt zu versuchen. Ich habe es satt, ein Versager zu sein) – ja, genau so habe ich mich gefühlt!"

Ich habe solche Angst!

Viele depressive Menschen haben Angst. Häufig ist es zum Beispiel die Angst zu versagen, schon immer versagt zu haben und auch in Zukunft versagen zu werden. Dies betrifft meist ganz konkrete Lebenssituationen. Aufgaben, die bis zum Einsetzen der Depression mühelos bewältigt wurden, türmen sich nun zu unüberwindlichen Bergen. Eine Mutter sieht sich plötzlich der Hausarbeit nicht mehr gewachsen, ängstigt sich vor jedem Tag, an dem die bislang vertraute Routine wieder ansteht. Oder: Sie befürchtet, ihren Kindern keine gute Mutter zu sein, in den alltäglichen Entscheidungen alles falsch zu machen, ihren Kindern eine unbeschwerte Kindheit vorzuenthalten und dadurch auch ihre Zukunft zu verderben.

Diese Angst „überstrahlt" jede Erinnerung an die Zeit vor der Depression. Das emotionale Wissen um frühere Fähigkeiten ist ausgelöscht. Viele quält die Angst, schwerwiegende und unkorrigierbare Fehler gemacht – oder noch schlimmer: eine Schuld auf sich geladen – zu haben. Die Betroffenen schildern dies dann als Angst vor den Folgen oder vor der ihnen nur in ihrer gestörten Selbstwahrnehmung zustehenden Bestrafung.

Die meisten depressiven Menschen leiden unter Verlustängsten. Sie fürchten, verlassen zu werden, Partner/in, Angehörige und Freunde – sei es durch Tod oder Trennung – zu verlieren. Sie haben Angst vor der Einsamkeit und entwickeln eine allgemeine diffuse Zukunftsangst. Manchmal erleben depressive Menschen auch Angstanfälle.

Diese Angstgefühle werden oft von körperlichen Beschwerden begleitet: Häufig sind Engegefühle in der Brust, als sei „der Brustkorb durch einen eisernen Ring eingeschnürt", bis hin zu Schmerzen in der Herzgegend. Auch Engegefühle im Hals, das Gefühl, nicht schlucken, nicht atmen zu können, sind häufig. Die Angst kann anspannen, verspannen, verkrampfen. Nacken-, Schulter- und Rückenschmerzen können die Folge sein.

→ Ein Beispiel:

Ines (42 Jahre): „Immer frühmorgens, meist so zwischen vier und fünf

Uhr, kommt sie – die Angst. Ich liege im Bett und spüre, wie sie mir den Atem abschnürt. Wovor ich Angst habe? Ich weiß es nicht. In meinem Kopf ist nur der eine Satz: Ich habe Angst, ich habe Angst. Meine Versuche, an etwas anderes zu denken, scheitern. Nichts fällt mir ein, was mir nicht Angst einflößt. Ich kann kaum atmen, bin so angespannt, dass ich schreien könnte. Wenn ich nie mehr diesen Satz: ‚Ich habe Angst' aus meinem Kopf, aus meinem Körper loswerde, kann und will ich nicht mehr leben. Ich kann nicht mehr, ich habe Angst!"

Ich kann mich über nichts freuen

Es gibt Tage, da kann uns nichts aufmuntern, nichts freuen. Wir haben einfach schlechte Laune. Wahrscheinlich – und so verhalten sich auch die meisten – ist es am besten, früh ins Bett zu gehen und darauf zu hoffen, dass am Morgen wieder alles ganz anders aussieht. Die depressive Anhedonie jedoch – wie Psychiater diese Freudlosigkeit nennen – hält an. Sie dauert Wochen und Monate und nimmt von allem Besitz: vom Essen und Trinken, der Sexualität, vertrauten Alltagsvergnügen, dem Umgang mit Kindern oder Enkeln, Hobbys, erprobten Abwechslungen. Über nichts und niemanden können die Betroffenen sich freuen, nichts können sie genießen, nichts kann sie aufheitern.

Menschen, die unter dieser Freudlosigkeit leiden, versuchen häufig – zumindest zu Beginn –, das Gefühl der Freude zu erzwingen. Besondere Aufgedrehtheit, Umtriebigkeit, verschiedenste Aktivitäten, manchmal auch Alkohol oder bestimmte Medikamente und Drogen sollen den fehlenden Spaß bringen. Ein solcher „Selbstheilungsversuch" kann vielleicht eine Zeit lang gelingen, erzeugt dann aber einen noch stärker ausgeprägten Lebensüberdruss. Mehr und mehr entsteht ein negatives Selbstgefühl.

→ Ein Beispiel:

Willi (53 Jahre): „Nicht einmal mehr freuen kann ich mich. Noch nicht einmal der Besuch meiner Kinder interessiert mich mehr. Nie wieder werde ich beim Anblick meiner Enkeltochter etwas empfinden können. Was soll so ein Leben eigentlich?"

Ich fühle nichts mehr, bin wie erstarrt

Ein bekannter Psychiater hat einmal sehr treffend die Depression als Krankheit der „-losigkeit" beschrieben. Menschen mit einer schweren Depression sind freudlos, lustlos, hoffnungslos, energielos, mutlos und – dies erleben die meisten als das Schlimmste – überhaupt gefühllos. In der psychiatrischen Fachsprache hat sich dafür der Begriff vom „Gefühl der Gefühllosigkeit" eingebürgert, und viele depressive Menschen erkennen sich in dieser Formulierung wieder.

Das Gefühl der Gefühllosigkeit bedeutet: Ich bin wie abgestorben und erstarrt. Alle Gefühle, nicht nur Freude, Heiterkeit, Zuversicht und Hoffnung, sind mir abhandengekommen – zu keiner Gefühlsregung fühle ich mich mehr in der Lage. Besonders schlimm ist: Mir ist die Hoffnung, jemals wieder fühlen zu können, genommen. Ich bin auch nicht mehr in der Lage, mich an früher erlebte Gefühle im wahrsten Sinn des Wortes zu „erinnern“: Ich weiß zwar, dass ich mich früher freuen und auch richtig traurig sein konnte. Dieses Wissen ist aber rein intellektuell, bleibt äußerlich. Mein Gedächtnis der Gefühle ist wie ausgelöscht. Erinnerungen sind für mich auseinandergefallen wie ein Puzzle, das kein richtiges Bild ergibt. Letztlich fehlt mir zu jedem erinnerten Erlebnis die Begleitmusik der Gefühle.

→ **Ein Beispiel:**

Piet C. Kuiper: „Nicht imstande sein, etwas zu wollen, zu wünschen oder zu ersehnen, ist ein Symptom der Depression. Die Angst und die Panik, die bei meiner Krankheit so im Vordergrund gestanden hatten, hatten mich die Tatsache, dass ich keine Freude an irgendetwas hatte, kaum als zusätzliche Quelle des Elends wahrnehmen lassen. Als mein Interesse und meine Wünsche wiederkehrten, merkte ich erst, wie schrecklich es ohne sie gewesen war.“

Jede Bewegung ist mir zu viel

Mit „Antrieb“ bezeichnen Psychiater die dem zielgerichteten Verhalten eines Menschen zugrunde liegende Kraft, unsere „Lebensenergie“. Ein wesentliches Symptom fast jeder Depression ist eine Verminderung dieses Antriebs, der Verlust der Lebensenergie. In der Depression fällt jede Bewegung schwer. Die Kraft für die einfachsten Alltagsaktivitäten bis hin zur Körperpflege ist abhandengekommen.

Die Antriebsminderung wirkt wie eine Handbremse, die nicht zu lösen ist, oder wie ein bleiernes Gewicht, das jede Bewegung hemmt. Psychiater sprechen von Hemmungsphänomenen, die sowohl die körperliche als auch die geistige Aktivität beeinträchtigen.

→ **Ein Beispiel:**

Robert (56 Jahre): „Ich erkenne meine Frau nicht wieder. Früher sprang sie fast die Treppenstufen hinunter. Von weitem konnten Nachbarn hören, dass sie im Treppenhaus war ... Auch jetzt ist ihr Schritt eigentlich unverkennbar. Die Tritte sind langsam, fast ein Schlurfen. Ich weiß, sie ist krank. Aber manchmal halte ich ihre Art, sich zu bewegen, fast nicht mehr aus. Ich könnte sie schütteln ..."

versuchte ich, diese Unruhe loszuwerden. Keiner hat das je verstanden. Ich konnte einfach nicht anders, sonst wäre ich geplatzt!"

Ich fühle mich wie unter Strom

Aber Depressionen hemmen nicht nur. Manchmal erleben depressive Menschen auch das Gegenteil. Man spricht dann von einer „agitierten Depression". Eine quälende Unruhe macht zielgerichtete Aktivität unmöglich. Ihre Anspannung lässt die Betroffenen schreckhaft und übererregt werden. Manche depressive Menschen erleben dieses Gefühl der Unruhe jedoch nur in ihrem Inneren als unerträglichen Spannungszustand, so als würden sie jeden Moment „platzen". Die Getriebenheit zeigt sich auch in einer ausdrucksstarken, übertriebenen Mimik und Gestik. Angehörige und leider auch Ärzte verkennen diese oft als absichtlich und bewusst. Sie werfen den Kranken vor, grundlos zu jammern und zu übertreiben, um Mitleid zu erregen. Dass sie den Betroffenen damit unrecht tun, erkennen sie nicht.

→ Ein Beispiel:

Verena (47 Jahre): „Am schlimmsten war die innere Anspannung. Ich fühlte mich wie eine Violinsaite kurz vor dem Reißen oder wie ein Dampfkochtopf, aus dem der Dampf nicht entweichen darf. Durch zielloses Auf- und Abgehen

Die Zeit will nicht vergehen

In der Depression dehnt sich die Zeit ins Endlose. Auch die Dauer der Depression wird endlos. Depressive Menschen denken: So, wie es mir jetzt geht, wird es immer sein – bis ans Ende meines Lebens. Was hilft die Versicherung, in drei bis sechs Wochen – bei regelmäßiger Einnahme des Medikaments – sei das Schlimmste überstanden? In der Depression ist das innere Bild einer Spanne von drei Wochen verlorengegangen.

→ Ein Beispiel:

Piet C. Kuiper: „Noch viereinhalb Stunden, bis wir zu Bett gehen durften. Ich saß in einer Ecke und schaute auf die Uhr, nach einiger Zeit noch einmal: Zweieinhalb Minuten waren vergangen, während es nach meiner Schätzung eine Stunde hätte sein müssen ... Den Stillstand der Zeit habe ich als eines der quälendsten Symptome meiner Krankheit erfahren. Man hat öfter zu mir gesagt: ‚Du hast dich sicher gelangweilt.' Nein, ich habe mich absolut nicht gelangweilt. Wenn die Angst nur groß genug ist, dann langweilt man sich nicht."

Bleischwer

Eine Depression drückt nieder und sie betrifft den ganzen Menschen: Seele, Geist und Körper. Die Vielzahl der Symptome kann erschlagen. Nichts geht mehr!

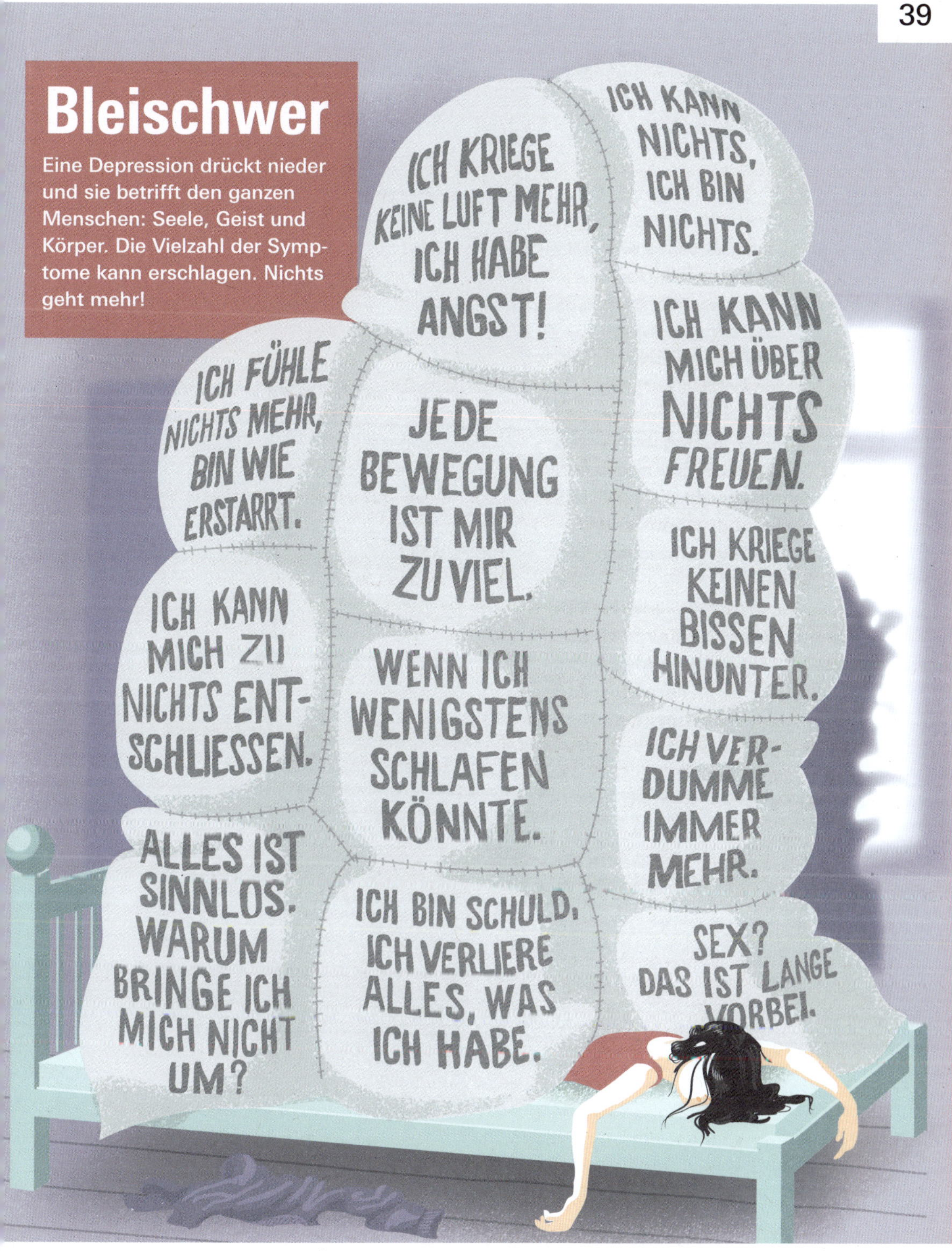
ICH KRIEGE KEINE LUFT MEHR, ICH HABE ANGST!
ICH KANN NICHTS, ICH BIN NICHTS.
ICH FÜHLE NICHTS MEHR, BIN WIE ERSTARRT.
JEDE BEWEGUNG IST MIR ZU VIEL.
ICH KANN MICH ÜBER NICHTS FREUEN.
ICH KANN MICH ZU NICHTS ENT-SCHLIESSEN.
ICH KRIEGE KEINEN BISSEN HINUNTER.
WENN ICH WENIGSTENS SCHLAFEN KÖNNTE.
ICH VER-DUMME IMMER MEHR.
ALLES IST SINNLOS. WARUM BRINGE ICH MICH NICHT UM?
ICH BIN SCHULD, ICH VERLIERE ALLES, WAS ICH HABE.
SEX? DAS IST LANGE VORBEI.

Ich verdumme immer mehr

Angehörigen, Freunden, Kollegen und vor allem den Betroffenen selbst fällt auf: In einer depressiven Phase funktioniert das Denken nicht mehr wie früher. Die depressive Hemmung macht es langsamer, zäher, einfallslos. Aufmerksamkeit, Konzentrationsfähigkeit und Gedächtnis lassen nach. Die Gedanken beginnen, sich um die immer gleichen Probleme zu drehen. Viele depressive Menschen klagen über eine „zunehmende Leere im Kopf". Störungen im Denken machen Angst. Betroffene erleben ihre Depression als fortschreitende „Verdummung". Sie befürchten eine Erkrankung des Gehirns, einen Hirntumor, eine Alzheimerkrankheit. Oder sie glauben, verrückt zu werden.

→ Ein Beispiel:

Julie (44 Jahre): „Ich lese eine Seite in einem Buch, und wenn ich versuche, den roten Faden zu finden, fällt mir auf, dass ich eigentlich nur Worte und Buchstaben gelesen und vom Inhalt nichts mitgekriegt habe. Ich kann mir im Fernsehen die blödeste Serie ansehen, nicht einmal diese einfachen Geschichten vermag ich zu erfassen, ich könnte Ihnen die Handlung nicht nacherzählen."

Ich kann mich nicht entscheiden

In der Depression werden Entscheidungen oft zu einer Anforderung, die nicht zu erfüllen ist. Selbst Kleinigkeiten wie die Frage, ob der Gang zum Supermarkt vor oder nach dem Abholtermin im Kindergarten sinnvoller ist, können langes Grübeln, Abwägen und Hin- und Hergerissensein auslösen. Das Ausdiskutieren von Wenn und Aber, das Mitbedenken aller Folgen und Folgeschäden einer möglicherweise falschen Entscheidung können sich endlos ausweiten. Einfach ja oder nein zu sagen, auch mit dem Risiko, vielleicht nicht optimal entschieden zu haben, ist depressiven Menschen nicht möglich. Die Angst vor dem Fehler, vor einem Versagen, vor Schuld, aber auch ihr eigener Perfektionismus hindern sie daran.

→ Ein Beispiel:

Karl Kulitza: „Mit einem erheblichen Kraftakt und Selbstüberwindung zog ich mich an und verließ die Wohnung. Fünf Minuten später lag ich wieder ausgezogen unter meiner Decke. Ich war nämlich nicht mehr sicher, ob meine Entscheidung, die Wohnung zu verlassen, richtig war. Etwas Zeit verging, und ich war wieder auf der Straße. Aber auch hier lief ich zunächst einige Schritte vor und dann wieder mehrere Schritte zurück. Was sollte ich tun? Ich wusste nicht, was richtig war. Ich fühlte mich unfähig, eine klare Entscheidung zu treffen, etwas zu unternehmen oder nicht."

Ich bin schuld, ich tauge nichts, ich verliere alles, was ich habe

Depressionen zeigen sich oft an ganz bestimmten Denkinhalten. Häufig erleben Betroffene eine Einengung des Denkens, und zwar auf für die Depression typische Themen: Schuld, Sünde, Schmutz und Armut.

Die Angst, beziehungsweise die vermeintliche Gewissheit, schuldig geworden zu sein, belastet viele depressive Menschen. Sie neigen dazu, sich selbst Fehler vorzuwerfen und sich immer als Schuldigen zu sehen – und dies auch in Situationen, in denen sich die Frage einer Schuld gar nicht stellt. Selten wird ein depressiver Mensch andere Menschen im Verdacht haben, Fehler oder Unterlassungen begangen zu haben. Der berühmte Depressionsforscher Walter Pöldinger formulierte dies bildhaft: In der Depression ist der „Zeiger der Schuld" immer auf den Betroffenen selbst gerichtet. Religiös gebundene Menschen erleben ihre (vermeintliche) Schuld häufig als Sünde.

Ein anderer quälender Denkinhalt ist die Angst, arm zu werden. Depressive Menschen befürchten, dass ihre finanziellen Mittel nicht ausreichen, drehen jeden Cent zweimal um und scheinen unendlich geizig zu werden. Diese Furcht vor der Verarmung geht manchmal so weit, dass notwendige Behandlungen abgelehnt werden aus Angst, sich diese nicht leisten zu können. Kaufverträge oder sonstige finanzielle Transaktionen werden rückgängig gemacht, auch wenn die Folgen denkbar ungünstig sind.

Ein weiterer häufiger Inhalt des depressiven Denkens ist die Angst, schmutzig zu sein oder unsauber zu riechen. Waschzwänge können die Folge sein.

Schuld, Sünde, Armut, Unsauberkeit: Diese Themen des depressiven Denkens fügen sich nahtlos in das negative Selbstbild des Depressiven ein. Wie wenig realitätsgerecht – wie symptomatisch für die Depression – sie sind, wird daran deutlich, wie sehr sich die Selbstvorwürfe und Ängste bei unterschiedlichen Menschen gleichen und wie wenig sie oft mit dem Alltag der Betroffenen zu tun haben.

→ Ein Beispiel:

Piet C. Kuiper: „Die Jugend war lange vorbei, ‚die Zeit, sie ist vergangen', und was hatte ich mit dieser Zeit getan? Wie viele Möglichkeiten hatte ich verstreichen lassen, und wenn ich Chancen ergriffen hatte, war dann das Ergebnis nicht oft Leid für andere und Schuldgefühl für mich selbst gewesen?"

Ich kann nicht fassen, was ich gedacht habe: Wahnhafte Ausprägungen

Bei schweren Depressionen können sich diese typischen depressiven Denkinhalte ins Wahnhafte steigern, zum „Wahn" werden. Unter Wahn im Sinne psychiatrischer Terminologie wird eine objektiv falsche, oft bizarre Überzeugung verstanden, die von anderen Menschen nicht geteilt wird und deren Ursache eine Erkrankung ist. Auf dem Höhepunkt dieser Erkrankung sind die Betroffenen vom Inhalt des Wahnes überzeugt und durch Argumente nicht zu erreichen.

Auch eine Korrektur durch die Realität gelingt nicht. Ein depressiver Wahn hat – so formulierte es der bekannte Psychiater Kurt Schneider – immer die Urängste des Menschen zum Inhalt: die Angst um das Seelenheil, die Gesundheit und den Besitz. Depressive Wahnideen treten also als Wahn auf, gesündigt und unermessliche, unverzeihliche Schuld auf sich geladen zu haben, gänzlich wertlos und nichtig zu sein, mittellos zu werden oder an einer unheilbaren Krankheit zu leiden.

→ Ein Beispiel:

Piet C. Kuiper: „Jemand, der meiner Frau glich, ging neben mir, und meine Freunde besuchten mich ...
Die Gestalt, die meine Frau darstellte, erinnerte mich ständig daran, wie ich ihr gegenüber versagt, sie lächerlich gemacht hatte, ihr die Musik genommen, ihren Glauben verspottet und ihr vergällt hatte, was ihr Freude machte. Was wie das normale Leben aussieht, das ist es nicht. Ich befand mich auf der anderen Seite ... Das Grauen dieser Existenz, die mir auferlegt war, weil ich gesündigt hatte, wurde noch dadurch vertieft, dass ich mir Sorgen über Freunde machte, die meiner festen Überzeugung nach auch in die Hölle kommen würden ... Ich sah dies oft in einem Bild vor mir: In einer Gruppe von Menschen wurde ich, der ich das Gottesurteil verdiente, vom himmlischen Feuer getroffen, aber auch die Menschen verbrannten, die neben mir standen."

Alles ist sinnlos, warum bringe ich mich nicht um?

Wenn ein Mensch von Gedanken des Lebensüberdrusses, der Leere und der Sinnlosigkeit gequält wird, wenn er erlebt, dass diese Gedanken einen immer größeren Raum in seinem Leben einnehmen, und er sich davon nicht mehr lösen kann – Experten bezeichnen dieses Stadium als suizidale Einengung –, erscheint das Schlussmachen (meist nicht der Tod selbst!) oft als letzter Ausweg. Irgendwann tauchen dann Gedanken und Fantasien an die konkrete Durchführung einer Selbsttötung auf, sind nicht zu verdrängen und führen zu ersten entsprechenden Aktivitäten, wie etwa dem Sammeln von Schlaftabletten oder dem „Prüfen" von Hochhäusern. Nach und nach entsteht ein inneres Bild, eine innere Abfolge des Suizidversuchs. All das kann unterschiedlich lange dauern. Das heißt: Von den ersten Gedanken an Selbsttötung bis zum Versuch können im Einzelfall nur wenige

Stunden vergehen. Häufig quälen sich Patienten jedoch wochen-, ja monatelang mit diesen Gedanken, kämpfen immer wieder dagegen an. Der Selbsttötungsversuch selbst geschieht oftmals aus einem Gefühl innerer Ruhe. Die Umgebung solcher Menschen hat häufig kurz vor dem Versuch den Eindruck eines Umschwungs der Depression, einer plötzlichen Besserung. Das Selbsttötungsrisiko darf nicht verharmlost werden. Man schätzt, dass etwa 10 Prozent aller Menschen mit schweren Depressionen sich selbst töten, wenn die Krankheit nicht oder erfolglos behandelt wird.

→ **Ein Beispiel:**

William Styron: „Der Tod war jetzt eine alltägliche Gegenwart; er wehte in kalten Böen über mich hin. Noch hatte ich nicht genau begriffen, wie mein Ende kommen würde. Soll heißen: Noch konnte ich die Vorstellung des Selbstmords in Schach halten. Doch offenbar bestand die Möglichkeit, und ich würde mich ihr bald stellen müssen … Er fragte mich, ob ich suizidgefährdet sei, und zögernd sagte ich ja. Ich ging nicht weiter ins Detail – dafür schien es keinen Anlass zu geben –, sagte ihm nichts davon, dass in meinem Haus viele Dinge bereits potenzielle Hilfsmittel zu meiner Selbstzerstörung geworden waren: die Dachsparren auf dem Boden (und draußen ein oder zwei Ahornbäume), um mich aufzuhängen; die Garage ein Ort, um dort Kohlenmonoxyd einzuatmen … Die Küchenmesser in den verschiedenen Schubladen hatten für mich nur noch eine einzige Funktion … Ich hatte mich noch nicht für die Form meines Abgangs entschieden, wusste jedoch, dass dieser Schritt der nächste und bald so unausweichlich sein würde wie der Einfall der Dämmerung. Ich beobachtete mich mit einer Mischung aus Schrecken und Faszination dabei, wie ich die notwendigen Vorbereitungen traf …"

Ich bekomme keinen Bissen mehr hinunter – oder esse und esse

Depressive Menschen haben keinen Appetit. Bei schweren depressiven Zuständen sind Gewichtsverluste bis zu zehn Kilogramm keine Seltenheit. Die reduzierte Ernährung lässt die Betroffenen krank aussehen: Sie wirken apathisch, die Gesichtszüge sind schlaff, das Haar ist glanzlos, die Haut stumpf. Das Symptom „Gewichtsverlust" führt viele zuerst zum Internisten, und nicht selten konzentrieren sich beide – Arzt und Patient – auf dieses Symptom. Aufwendige apparative Diagnostik wird eingesetzt, um etwa eine Tumorerkrankung, die hinter einem solchen Verlust stehen könnte, auszuschließen. Dabei geht oft wertvolle Zeit verloren. Erst spät wird endlich die Depres-

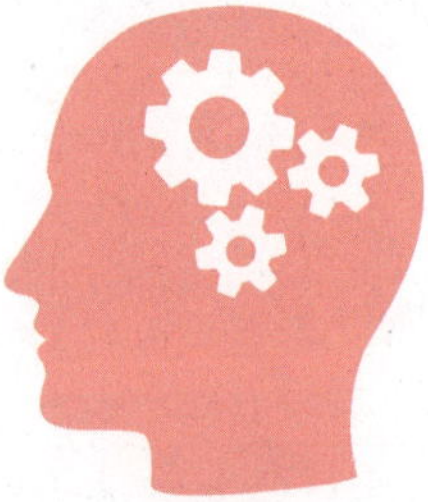

HÄTTEN SIE´S GEWUSST?

Psychische Krankheiten liegen als Ursache für eine Berufsunfähigkeit klar an erster Stelle.

Spitzenreiter für die Bewilligung einer gesetzlichen Erwerbsminderungsrente waren im Jahr 2014:

Bei Frauen:
1. Psychische Krankheiten mit 49,1 %
2. Erkrankungen an Skelett, Muskeln und Bindegewebe mit nur 13,1 %

Bei Männern:
1. Psychische Krankheiten mit 36,8 %
2. Erkrankungen des Kreislaufsystems mit nur 13,5 %

Quelle: Deutsche Rentenversicherung, 2015

sion selbst behandelt, wenn überhaupt – denn Experten gehen davon aus, dass immer noch rund 50 Prozent der depressiven Erkrankungen unerkannt bleiben. Auf der anderen Seite regulieren viele Menschen ihre Stimmung und eben auch ihre depressive Stimmung durch Essen und Essen und Essen ... Nicht umsonst kennt die deutsche Sprache den Ausdruck „Kummerspeck".

Mir schlägt alles auf den Magen

Vielen schlägt die Depression auch regelrecht auf den Magen: Sie leiden unter Beschwerden des Magen- und Darmtrakts. Neben ganz typischen Schmerzen in der Magengrube und häufigem Aufstoßen klagen die Betroffenen oft über wechselnde Schmerzen im Oberbauch oder über Druck- und Ringgefühle, die sich über den gesamten Bauch erstrecken. Oftmals kommt es zu Übelkeit, Brechreiz und Verstopfung oder – allerdings selten – zu Durchfall. Häufig werden diese Symptome auch von Ärzten ausschließlich als Nebenwirkung von antidepressiven Medikamenten angesehen, doch nicht selten sind sie Symptom der Krankheit, die durch diese Medikamente behandelt werden soll.

Wenn ich wenigstens schlafen könnte!

Nicht ein- oder durchschlafen zu können gehört zu den ersten und häufigsten depressiven Symptomen. Es sind nicht nur die schwarzen Gedanken, die den Schlaf depressiver Menschen stören. In der Depression funktionieren die biologischen Rhythmen, denen wir unterliegen, nicht mehr. Die innere Uhr ist verstellt. Dazu gehört auch die Regulation des Schlaf-Wach-Rhythmus. Schlafstörungen können den gesamten Verlauf der depressiven Phase begleiten.

→ Ein Beispiel:

Heike (39 Jahre): „Jeden Morgen, so zwischen vier und fünf, wache ich auf. Und dann kommt schon die Angst gekrochen! In meinem Kopf herrscht Chaos. Was muss ich heute alles erledigen? Ich schaffe das nicht! Gestern habe ich vergessen ... und was wird erst morgen sein? Ich wälze mich im Bett. Habe ich nicht seit zwei Uhr immer wieder auf den Wecker gesehen? Wie mein Mann nur so ruhig schlafen kann! Vielleicht sollte ich aufstehen und fernsehen ... Aber ich muss doch schlafen!"

Morgens ist es am schlimmsten – Tagesschwankungen

Nicht nur der gestörte Schlaf ist ein Hinweis auf eine Störung der inneren Rhythmen. Viele depressive Menschen schildern, dass ihre Stimmung, ihr Antrieb, aber auch ihre Gedanken deutlichen Schwankungen unterworfen sind, die typischerweise an die Tageszeit gebunden sind. Sie berichten, dass sie in den späten Nachmittagsstunden eine Erleichterung verspüren und sich oft am Abend richtig wohl fühlen. Die Depression scheint wie verflogen, die Betroffenen haben den Eindruck einer Besserung und sind optimistisch. Leider ist dies nicht von Dauer. Am nächsten Morgen erwachen sie in derselben verzweifelten Stimmung des Vortags, und die Besserung des vorangegangenen Abends ist nicht einmal mehr in der Erinnerung lebendig. Wieder ist alles ohne Zukunft und grau.

Manche – ein kleinerer Teil der Betroffenen – leiden unter genau umgekehrten Tagesschwankungen: Bei ihnen ist der Morgen noch hell und optimistisch, während sich gegen Abend alles wieder allmählich zu verdüstern beginnt.

→ Ein Beispiel:

William Styron: „Die meisten Menschen, die an der Krankheit zu leiden beginnen, fühlen sich am Morgen so schlecht, dass sie nicht aufstehen können. Erst im Lauf des Tages geht es ihnen allmählich besser. Bei mir war es genau umgekehrt. Zwar konnte ich morgens aufstehen und in den ersten Stunden des Tages fast normal arbeiten, merkte dann allerdings, wie die Symptome am Nachmittag oder gegen Abend auftraten. Schwermut umgab mich, ein Gefühl von Furcht und Entfremdung und vor allem von erstickender Angst. Vermutlich ist es einerlei, ob man am Vormittag oder am Abend am meisten leidet: Wenn die Zustände fürchterlicher Beinah-Lähmung, wie anzunehmen, annähernd gleich sind, wird die Frage des Zeitpunkts akademisch."

Mein Mund brennt wie Feuer

Depressive Menschen klagen häufig über Mundtrockenheit, Trockenheit und Brennen der Zunge und der Nasenschleimhaut. Auch die Tränensekretion kann vermindert sein. Dies erklärt den oft glanzlosen und verschleierten Blick, wie er auf vielen Abbildungen des Depressiven oder Melancholikers wiedergegeben ist. Manche leiden auch unter Hitzewallungen und starkem Schwitzen, aber auch das Gegenteil, eine Minderung der Schweißsekretion, ist möglich. All diese Beschwerden werden häufig als unerwünschte Wirkung mancher Antidepressiva bewertet (siehe „Körperliche Behandlung", S. 141). Doch auch sie können zum Beschwerdebild der Depression selbst gehören.

Sex? Das ist lange vorbei!

Bei fast allen depressiv Erkrankten führt die Depression zu einem Nachlassen des Interesses an Sexualität (der Libido) und zu einer Beeinträchtigung sexueller Funktionen. Dazu gehören Trockenheit der Schleimhäute, Schmerzen beim Geschlechtsverkehr, Erektionsschwierigkeiten, aber auch die mangelnde Fähigkeit, überhaupt noch Lust zu empfinden oder einen Orgasmus zu erleben. Sexuelle Fantasien sind ebenfalls nicht mehr möglich. Die Unfähigkeit, Sexualität genießen zu können, bedeutet für viele depressive Menschen einen weiteren „Beweis", nie mehr Freude und Lust empfinden zu können, der Partnerin oder dem Partner nicht mehr zu genügen. Dies nagt an ihrem ohnehin beeinträchtigten Selbstwertgefühl.

Das Gegenteil, nämlich eine gesteigerte sexuelle Lust, ist auch zu beobachten, kommt aber selten vor. Gelegentlich tritt dies zu Beginn einer depressiven Störung auf. Die gesteigerte sexuelle Aktivität ist dann als Versuch einer Selbstbestätigung zu verstehen, um dem Gefühl der Gefühllosigkeit gegenzusteuern.

→ Ein Beispiel:

William Styron: „Mit unbewegtem Gesicht teilte mir Dr. Gold außerdem mit, dass das Medikament bei optimaler Dosierung als Nebenwirkung zu Impotenz führen könne ... Ich versetzte mich in Dr. Golds Position und fragte mich, ob er sich allen Ernstes vorstellen konnte, dass dieser saftlose, von seiner Krankheit schwer gezeichnete Halbinvalide, dieser Schlurfer mit der Greisenstimme, tatsächlich jeden Morgen aus seinem Halcion-Schlaf (ein Schlafmittel, Anmerkung der Autoren) erwachte und auf fleischliche Vergnügungen aus war."

Ich kann nicht mehr!

Das Gefühl, ausgebrannt, unendlich müde und erschöpft zu sein, ist vielen depressiv Erkrankten bekannt. Der Begriff „Erschöpfungsdepression", der früher sehr häufig verwendet wurde, meint solche Zustände. Die Gründe hierfür sind vielfältig: Stress und ständige tatsächliche oder vermeintliche Überforderung am Arbeitsplatz können zu einer solchen Erschöpfung führen – nicht zuletzt, weil Depressive sich häufig schlecht wehren können und von Kollegen und Vorgesetzten gern mit Arbeit eingedeckt werden. Viele meinen, alles perfekt machen zu müssen, um ihrem gestörten Selbstwertgefühl entgegensteuern zu können. Auch die Doppelbelastung in Haushalt und Beruf, der besonders Frauen häufig ausgesetzt sind, ist Grund genug, erschöpft und ausgelaugt zu sein. Zudem können lang andauernde familiäre Konflikte, die unlösbar erscheinen, so erschöpfen, dass sich aus dem Gefühl, keine Kraft mehr zu haben, eine depressive Störung entwickelt.

Erschöpfung ist aber zugleich auch ein Symptom der Depression. Viele Depressive leiden darunter. Die Spannkraft ist verloren, jede Tätigkeit strengt übermäßig an und führt zu vorschneller Ermüdung. Der Versuch, gegen die „Handbremse" der Antriebshemmung aktiv zu werden, erschöpft.

Dieses Erschöpfungsgefühl kann so weit gehen, dass depressive Menschen das Bett nicht mehr verlassen oder sich in abgedunkelte Räume zurückziehen, ohne allerdings – aufgrund der depressiven Schlafstörung – Erholung durch einen gesunden Schlaf zu finden.

→ Ein Beispiel:

Karl Kulitza: „Mit schleichendem Schritt erreichte ich mein Krankenzimmer. Mir fehlte jeder Schwung. ‚Wenn mich jemand aus meinem Bekanntenkreis sehen würde, wie ich mit meinem Bademantel über den Flur wanke ...' Erschöpft ließ ich mich in mein Bett fallen ... Ein paar Meter über den Krankenhausflur dürfen mich einfach nicht so belasten. Ich bin fertig. Ich sehe keinen Weg, der in das alte, gewohnte Leben zurückführt."

Mein Körper kann nicht mehr

Depressive Menschen konzentrieren sich häufig sehr stark auf die Signale und Funktionen ihres Körpers. Sie spüren zum Beispiel ihr Herz immer deutlicher, haben das Gefühl, es schlage nicht mehr gleichmäßig oder „schlage ihnen bis zum Hals". Sie leiden unter einem Engegefühl in der Brust. Auch Stiche, Brennen und ziehende Schmerzen in der Herzgegend werden genannt. Ärzte und Betroffene befürchten einen drohenden Herzinfarkt, sodass eine kardiologische Abklärung notwendig wird.

Das Engegefühl im Brustbereich kann so stark sein, dass die Betroffenen sich beim Atmen behindert fühlen. Sie meinen, nicht mehr tief einatmen zu können, nicht mehr genügend Sauerstoff zur Verfügung zu haben, klagen über „Lufthunger". Die Atmung beschleunigt sich, wird flach. Körperliche Aktivität wird anstrengend.

Häufig sind Spannungs- und Druckgefühle im Kopf. Hier gleicht der Schmerz einem Engegefühl, als sei ein Ring um den Kopf gelegt, dessen Druck immer spürbar ist. Besonders Frauen beklagen ein Spannungsgefühl der Kopfhaut oder starken Juckreiz am Kopf. Daneben kommt es zu schmerzhaften Verspannungen der Muskulatur der Halswirbelsäule und der Schultern. Nicht selten ist ein „Globusgefühl": Die Betroffenen haben das Gefühl, etwas im Hals mache das Schlucken unmöglich.

Viele depressive Menschen klagen über nicht genau zu lokalisierende oder auch wandernde Schmerzen und Störungen des Befindens.

→ Ein Beispiel:

William Styron: „Ich hatte erkannt, dass auf geheimnisvolle Weise, weit entfernt von der Alltagserfahrung, das graue Nieseln des Schreckens, das die Depression hervorruft, die Form körperlicher Schmerzen annehmen kann. Doch handelt es sich nicht um einen unmittelbar identifizierbaren Schmerz wie etwa bei einem Knochenbruch."

Ich habe Angst, unheilbar krank zu sein

Es ist verständlich, dass bei einer Erkrankung, die den gesamten Organismus betrifft, von Betroffenen und Angehörigen erst einmal diese körperlichen Symptome erlebt werden und im Vordergrund stehen. Viele Menschen werden ja von einer depressiven Störung „überrascht" und waren es bislang gewohnt, Krankheit ausschließlich als Störung von Körperfunktionen zu erleben. Sie haben also kein inneres Modell für die aufgetretene seelische Störung und konzentrieren sich demzufolge auf die körperlichen Begleitsymptome. Dies kann so weit gehen, dass sie die Beschäftigung damit ins Zentrum ihres Denkens stellen. Sie verknüpfen das nihilistische, hoffnungslose Gefühl mit den wahrgenommenen Störungen ihres Befindens und kommen dann zu der Überzeugung, an einer schweren, unheilbaren Krankheit zu leiden. Die Ärzte haben für diese Veränderung des Erlebens des eigenen Körpers den Begriff „Hypochondrie" geprägt. Er besagt, dass eine sachlich nicht begründete, aber beharrlich existierende Sorge um den eigenen Körper besteht. Eine solche Hypochondrie darf nicht mit Simulation, also dem bewussten Vortäuschen körperlicher Erkrankungen, verwechselt werden. Sie ist keine gespielte Krankheit, sondern ein ernstzunehmendes Symptom. Die Betroffenen leiden wirklich und müssen in ihrem Leiden von den Menschen ihrer Umgebung akzeptiert werden.

Die hypochondrischen Befürchtungen des depressiven Menschen können sich bis zum depressiven Wahn steigern: Die Befürchtung wird dabei zur festen und nicht korrigierbaren Überzeugung, an einer schweren Krankheit, etwa Krebs, zu leiden und keinerlei Aussicht auf Heilung mehr zu haben.

→ Ein Beispiel:

William Styron: „Ich fühlte mich benommen, überstrapaziert, vor allem merkwürdig gebrechlich ... Und bald war ich in den Kampf mit einer alles durchdringenden Hypochondrie verstrickt. Nichts schien bei meinem körperlichen Ich in Ordnung zu sein, ich litt unter Zuckungen und Schmerzen, die manchmal nachließen, oft aber auch anzuhalten und damit alle möglichen schlimmen Beschwerden anzukündigen schienen ..., dass ich schon am nächsten Tag zu einem Internisten in Manhattan eilte, der eine umfangreiche Testreihe begann. Normalerweise hätte es mich zufriedengestellt, sogar erleichtert, als mich der Arzt nach drei Wochen sündhaft teurer High-Tech-Untersuchungen für vollkommen gesund erklärte; und ich war glücklich, ein oder zwei Tage lang, bis wieder die rhythmische, tagtägliche Erosion meines Gemüts begann – Angst, Erregung, grundlose Furcht."

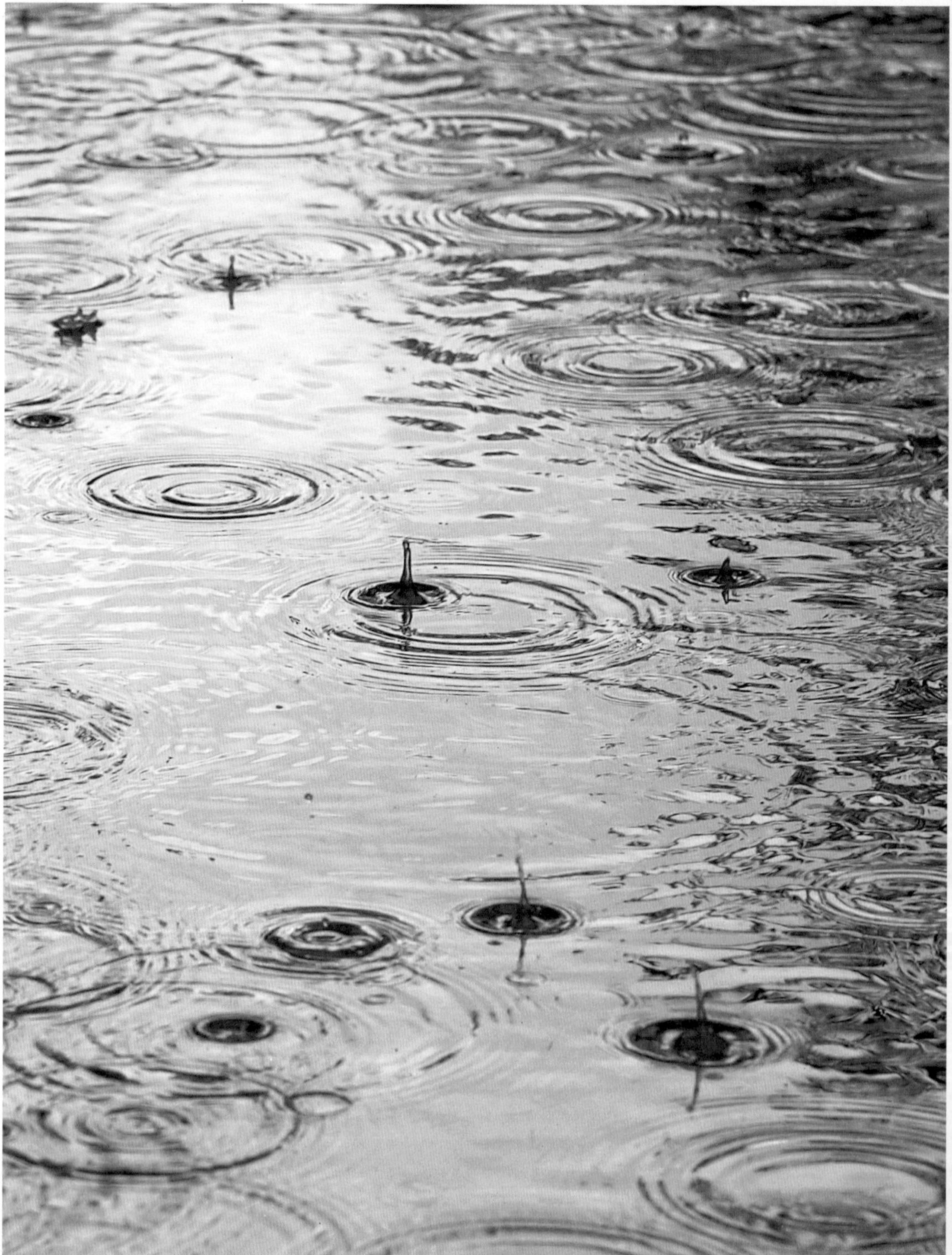

Warum bin ich depressiv?

Das Wissen über die Depression kommt aus vielen Forschungsgebieten. Alle tragen zum Verständnis der Krankheit bei – Grundlage der unterschiedlichen Therapieansätze sind die neurobiologischen und die psychologischen Erklärungsmodelle der Depression.

Die ärztliche Diagnose beruht üblicherweise auf den Symptomen und auf der bekannten oder angenommenen Ursache der Erkrankung. Im Fall des „depressiven Syndroms" ist dies jedoch nicht so einfach. Bis heute existiert keine einheitliche „Ätiologie" (= Lehre von den Ursachen). Zwar wurden einzelne depressive Symptome seit der Antike mit erstaunlicher Genauigkeit beschrieben, aber erst seit etwa 200 Jahren gibt es Versuche zu einer wissenschaftlichen Erforschung der Depression, die sie als psychische Krankheit begreifen und als solche zu erklären versuchen.

Viele Vorstellungen und Theorien über das, was wir heute Depression nennen, stammen aus der Antike und galten über Jahrhunderte. Der Begriff Melancholie transportierte beispielsweise bis Ende des 18. Jahrhunderts die „Theorie" ihrer Entstehung: Hippokrates oder besser die Hippokratiker hatten im 4. vorchristlichen Jahrhundert die schwarze Galle – griechisch: melas = schwarz; chole = Galle – als Verursacher zahlreicher körperlicher, aber vor allem auch seelischer Erkrankungen in die damalige Lehre über die Natur des Menschen eingeführt.

Lange galt die Depression (beziehungsweise aus dieser Perspektive die Melancholie) auch als Daseinsform, die eher als theologisch und philosophisch denn als medizinisch zu betrachten sei. Im Mittelalter galt der Melancholiker als Kind des Saturns, also des Planeten, in dessen Zeichen die Melancholie steht. Er war Außenseiter und wurde zum Abschaum der Menschheit gezählt. Seine „Trägheit" galt als Sünde. Mit der Renaissance verlor die Melancholie diesen theologischen Makel und wurde zu einer Eigenschaft, die Genies, Künstler und Gelehrte auszeichnet.

Erst im 19. und 20. Jahrhundert wurde die Melancholie zur Depression und zum Gegenstand der Medizin und Psychologie. Und seitdem verwarf – und verwirft! – der rasche Erkenntnisfortschritt, den wir insbesondere in den letzten Jahrzehnten beobachten konnten, vieles von dem, was eben noch galt, als überholt und eröffnet ständig neue Perspektiven. Doch wie überall gab und gibt es auch in der Wissenschaft und Forschung Modeerscheinungen und Interessen, denen sicher die Fragestellungen, manchmal aber auch ihre Ergebnisse unterliegen. Was dabei reine Mode bleibt und was sich zu einem wesentlichen Baustein für den Erkenntnisfortschritt entwickeln wird, wird sich in vielen Fällen erst im Nachhinein herausstellen.

Auch heute: Viele Erklärungshypothesen und Modelle

Der enorme Zuwachs an Wissen und Erkenntnis, den wir vor allem in den letzten Jahrzehnten des vergangenen Jahrhunderts zu verzeichnen hatten, kam aus den verschiedensten Wissensgebieten: aus der (Molekular-)Biologie, der Genetik, der Pharmakologie, der Verhaltenswissenschaft, der Psychologie und aus der neurologischen und psychiatrischen Grundlagenforschung. Jede dieser Forschungsrichtungen verfolgte einen anderen Ansatz, stellte andere Fragen und erhielt andere Antworten. Viele dieser Antworten ergänzen sich nicht einfach, sondern scheinen sich auch innerhalb einzelner Teilgebiete erst einmal zu widersprechen. Im Grunde geht es jedoch um zwei große Ziele, die auf den ersten Blick unvereinbar erscheinen: die biologische Erklärung und das psychologische Verständnis der Depression. Im Folgenden werden wir die Hauptergebnisse der zwei wesentlichen Richtungen der Forschung darstellen: Es sind dies die (neuro-)biologischen und psychologischen Erklärungsmodelle. Sie bilden die Grundlage der heute empfohlenen Therapie der Depression.

Die (Neuro-)Biologie der Depression

Die Neurobiologie untersucht den Zusammenhang depressiver Symptome mit bestimmten Stoffwechselvorgängen und Veränderungen im zentralen Nervensystem.

Die wichtigsten Disziplinen, die sich mit der gegenseitigen Abhängigkeit und Beeinflussung von Seele und Körper beschäftigen, sind derzeit Biochemie, Molekularbiologie, Neurophysiologie und Neuropathologie, Humangenetik, Psychologie, Neurologie, Psychiatrie sowie die Radiologie mit ihren modernen bildgebenden Verfahren. Ihre Ergebnisse bilden die Basis des neurobiologischen Erklärungsansatzes für depressive Störungen.

Durch sie konnte immer deutlicher gezeigt werden, dass bestimmte Störungen des Hirnstoffwechsels und neuronaler Funktionskreise biologische Faktoren für die grundsätzliche Erkrankungsbereitschaft eines Menschen und ein eventuelles Rückfallrisiko sind. Bei bestimmten genetischen Varianten erhöht sich zum Beispiel die Gefahr, an einer Depression zu erkranken, sobald eine belastende Lebenssituation eintritt. Eine definitive „Biologie der Depression", die alle depressiven Erscheinungsformen erklären könnte, gibt es aber bis heute nicht.

Zur Funktionsweise des Gehirns

In unserem Gehirn sind zirka 100 Milliarden Nervenzellen miteinander verbunden. Jede dieser Nervenzellen besteht, vereinfacht dargestellt, aus einem Zellkörper und einem Axon, einer Art Leitung, die zu anderen Zellen führt und sich in aller Regel mehrfach verzweigt. Diese Verzweigungen kommen nun in Kontakt mit vielen anderen Zellen. Auf diese Weise entsteht ein undurchsichtig gesponnenes Netz von 10^{15} Bindungsstellen. Bei den meisten Hirnfunktionen stehen mehrere Untersysteme miteinander in Verbindung, damit eine bestimmte Leistung des Gehirns erbracht werden kann. Kein Computer kann bis heute diese komplexe und ständig ablaufende Leistung auch nur annähernd simulieren.

Auf gute Zusammenarbeit!

Dieser riesige Verbund der Neuronen bildet in sich Funktionskreise aus, die verschiedene Aufgaben haben: die Regulation unserer autonomen Funktionen wie Atmung, Herzschlag, Körpertemperatur und so weiter, die Steuerung unserer Bewegungen, jedoch auch alles „Psychische", also Wahrnehmen, Denken, Handeln, Empfinden, Urteilen und Fühlen. Wie bei allen Funktionen unseres Gehirns sind auch bei der Regulation unserer Gefühle mehrere Hirnregionen permanent einbezogen. Sie verarbeiten eingehende Sinnesinformationen („Was passiert gerade?"), gleichen sie mit der Erinnerung, also gespeicherten Informationen ab („Ist mir das schon einmal passiert?") und bewerten sie emotional.

Bei der Depression sind vor allem der sogenannte Mandelkern, ein mandelförmiges Neuronenkerngebiet im Schläfenlappen, und Teile des Stirnhirns wie auch Regionen im Hirnstamm betroffen: Die Zusammenarbeit dieser Gebiete ist in der Depression erschwert, mit zunehmender Dauer geht auch die Zahl der Verknüpfungen zurück – ein Vorgang, der glücklicherweise umkehrbar ist, da unser Gehirn ein erstaunlich plastisches Organ ist, das sich regenerieren und erholen kann.

Botschaften und ihre Überbringer

Innerhalb dieser Funktionskreise kommt eine ganz bestimmte Eigenschaft der Nervenzellen zum Tragen, die auch bei der Depression eine entscheidende Rolle spielt: Jede Nervenzelle tritt mit ihrer Nachbarzelle über Botenstoffe, die Neurotransmitter, in Kontakt. Das sind Eiweißverbindungen, die auch als biogene Amine bezeichnet werden. Das heißt: In einer Zelle entsteht ein elektrischer Impuls (die bioelektrische Aktivität, wie sie zum Beispiel im EEG untersucht werden kann), der von den Neurotransmittern auf die nächste Zelle übertragen wird. Was in der einen Zelle als elektrischer Impuls begann, wird über einen chemischen Vorgang in die Nachbarzelle geleitet und dort wieder in einen elektrischen Impuls verwandelt. All dies passiert milliardenfach gleichzeitig – eine Leistung, die der eines Computers weit überlegen ist.

Diese Umwandlung elektrischer Impulse in einen chemischen Vorgang geschieht an der Kontaktstelle, der Synapse. Die Zusammenarbeit der verschiedenen Nervenzellen ist nur über diese Kontaktstellen möglich. Wichtig ist, dass an einer Stelle einer Zelle ein Neurotransmitter abgegeben und an einer anderen Stelle der benachbarten Nervenzelle gebunden wird. Damit dies geschehen kann, muss eine Bindungsstelle vorhanden sein: ein „Rezeptor".

Diese Rezeptoren treten jeweils nur für einen Botenstoff in Aktion. Jeder Neurotransmitter benötigt also seine ganz besondere, nur auf ihn passende Bindungsstelle, wie ein Schlüssel, der nur in ein bestimmtes Schloss passt. Die Bindung des Rezeptors setzt in der Zelle komplizierte Vorgänge frei und wirkt sich auf die Aktivität der Gene im Zellkern aus. Hinter den einzelnen Neurotransmittern steht jeweils ein ganzes System, das für die chemische Synthese, die Ausschüttung, Wirkung, Wiederaufnahme und dann auch für den Abbau des jeweiligen Botenstoffs zuständig ist.

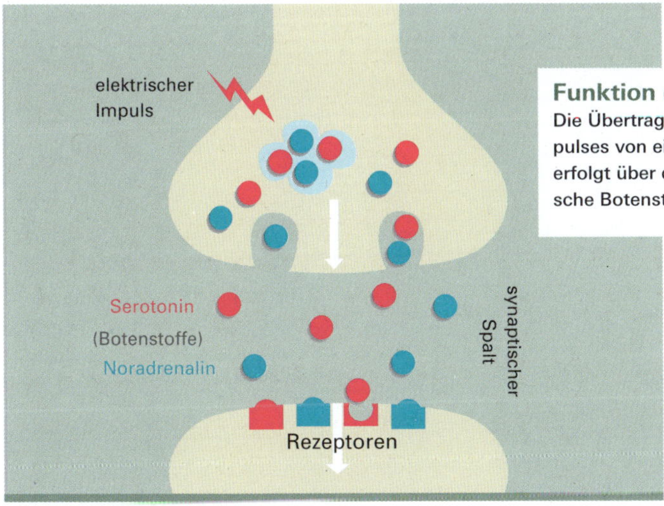

Funktion einer Synapse
Die Übertragung eines elektrischen Impulses von einer Nervenzelle zur nächsten erfolgt über die Synapse durch chemische Botenstoffe.

Die Chemie unserer Gefühle

Vor allem drei Botenstoffe und mit ihnen drei Systeme sind an unserer Stimmungs- und Gefühlsregulation beteiligt. Der wichtigste und bekannteste Botenstoff oder Neurotransmitter ist Serotonin. Er unterdrückt negative Gefühle wie Angst, Besorgnis und Anspannung und gibt uns ein Gefühl von Ausgeglichenheit und Gelassenheit. Deswegen wird er häufig als Glückshormon bezeichnet.

Weitere für die Stimmungsregulation wichtige Neurotransmitter sind Noradrenalin und Dopamin. Beide hellen die Stimmung auf, motivieren und steigern die Aufmerksamkeit. Noradrenalin erlaubt uns, bei Anspannung – „unter Stress" – einsatzfähig zu bleiben. Dopamin hilft uns, positive Erfahrungen zu machen und uns an diese zu erinnern. Dopamin ist außerdem wesentlich beteiligt an unserem intrinsischen Belohnungssystem: Es wird ausgeschüttet bei Erfolg und wirkt stimmungsaufhellend, belohnt also eine Anstrengung. Damit weckt es das Bedürfnis nach Belohnung und hilft, unsere Aufmerksamkeit auf das zu richten, was zu Wohlbefinden führen wird. Anders ausgedrückt: Dopamin wird zum großen Motivator, weil es das Verlangen nach positiven Gefühlen, die sich mit guten Erfahrungen verknüpfen, schürt. Verkürzt kann man also sagen:

- Das serotonerge System ist verantwortlich für Dämpfung, Beruhigung, Wohlbefinden,
- das noradrenerge für Aktivierung, Erregung, unspezifische Aufmerksamkeit und
- das dopaminerge System für Motivation durch Belohnungserwartung.

Wenn die Zusammenarbeit gestört ist

In den letzten Jahrzehnten mehrten sich die Hinweise, dass die Depression mit einer Störung des Stoffwechsels dieser drei Botenstoffe zu tun hat. Vor allem den beiden Botenstoffen (Nor)Adrenalin und Serotonin, aber auch Dopamin, wird bei der Entstehung depressiver Zustände eine wichtige Rolle zugeschrieben. Serotonin, Noradrenalin und/oder Dopamin stehen bei einer Depression nicht in ausreichendem Maße zur Verfügung. Das Gleichgewicht ihrer biologischen Funktionen ist gestört. Dies erklärt auch die Vielfalt der Symptome, die zu einer Depression gehören können.

Die Ausprägung des Ungleichgewichts kann Veranlagung sein. Sie kann aber auch durch Außenreize wie belastende Lebensereignisse ausgelöst werden.

Denn alle Neurotransmitter erfüllen vielfältige Funktionen im gesamten Organismus. Der Botenstoff Serotonin etwa übernimmt nicht nur im zentralen Nervensystem vielfältige Steuerungsaufgaben (Blutdruck, Blutgerinnung und so weiter). Im zentralen Nervensystem ist er an der Regulation des Schlafs, der Temperatur, der Schmerzempfindung, des Appetits und dem sexuellen Lustempfinden beteiligt. Noradrenalin ist auch maßgeblich an der körperlichen Stressreaktion (siehe „Stress und Neurotransmitter“, S. 57) beteiligt. Dopamin ist essentiell für Koordination und Motorik.

Die Ausprägung des Ungleichgewichts kann Veranlagung sein. Sie kann aber auch durch Außenreize wie belastende Lebensereignisse (siehe „Wurzeln in der Kindheit“, S. 61) ausgelöst werden. Chronischer Stress kann die Funktionsweise der bei der Depressionsentstehung beteiligten Netzwerke von Nervenzellen dazu bringen, in den Depressionsmodus umzuschalten. Die Folge: Die genannten Botenstoffe sind dann nicht mehr ausreichend verfügbar, um eine plastische und angepasste Reaktionsweise unseres Gehirns zu ermöglichen. Plötzlich ist nur noch der monotone Modus des depressiven Erlebens, Fühlens und Denkens möglich.

Depression und Stress

Es gibt keine Erholung vom Stress!

Herz-Kreislauf-Erkrankungen, Erkrankungen des Immunsystems, Magen- und Darmprobleme, Muskelverspannungen, Angststörungen, Burn-out und eben auch Depressionen: Eine ganze Reihe von Erkrankungen wird mit Stress in Verbindung gebracht oder sogar als Stresskrankheiten bezeichnet. Mit Stress gemeint ist die körperliche Stressreaktion, die als lebensnotwendige körperliche Antwort abläuft, wenn „Gefahr im Verzug" ist. Bei der Stressreaktion wird unser gesamter Organismus in Millisekunden in Alarmbereitschaft versetzt und auf Flucht- oder Kampfbereitschaft umprogrammiert. Anders ausgedrückt: Die Stressreaktion setzt ein, wenn die Notwendigkeit besteht, schnell und effektiv zu handeln. Das heißt: Durch die Stressreaktion ist der Mensch gut eingerichtet, um mit belastenden, ängstigenden oder einfach auch nur herausfordernden Aufgaben und Eindrücken umzugehen.

Die Stresskaskade

„Im Stress" wird der ganze Körper aktiviert. Die Kommandozentrale sitzt im Gehirn. Hier laufen eine ganze Reihe biochemischer Reaktionen ab, die unter anderem durch die Freisetzung des sogenannten Corticotropin-Releasing-Hormons (CRH) die Produktion eines weiteren Hormons (das adrenocorticotrope Hormon ACTH) anstoßen. Dessen Aufgabe wiederum ist es, eine Botschaft an die Nebennierenrinde zu überbringen, die daraufhin mit der Ausschüttung des Stresshormons Kortisol reagiert. Kortisol aktiviert dann die Bereitstellung von Glukose, dem Hauptenergielieferanten des Körpers. Das aktivierende sympathische Nervensystem, der Sympathikus, ist im Einsatz und befähigt den Organismus, der Gefahr zu begegnen – oder anders ausgedrückt: den Anforderungen, die sich in diesem Moment stellen, zu genügen. Ist die Anforderung erledigt, tritt wieder Erholung ein. Die Vorherrschaft dieses Sympathikus wird beendet – das parasympathische Nervensystem, der Parasympathikus, „übernimmt". Nach jeder Aktivierung kommt es zur Deaktivierung. Die Selbstregulation des Organismus strebt nach einem Gleichgewicht von Sympathikus und Parasympathikus.

Stress und Neurotransmitter

Wie im System der Hormone (dem endokrinen System) ganz bestimmte Hormone die Antwort des Organismus auf Stress steuern, sind es im Nervensystem die Neurotransmitter, die jeweils unterschiedliche Funktionen haben, wenn es darum geht, auf Stress

Unter Stresskrankheiten versteht man Erkrankungen, bei denen Ausbruch, Verlauf und Dauer mit der Neurobiologie des Stresses zusammenhängen.

zu reagieren, also das sympathische Nervensystem zu aktivieren. Sie sind es auch, die nach dem Stress die Erholung einleiten, den Parasympathikus aktivieren und den Organismus in die Regenerationsphase leiten.

Die wichtigsten Neurotransmitter mit aktivierender Wirkung sind Noradrenalin, Dopamin und Glutamat. Noradrenalin ist einer der wichtigsten Botenstoffe des Sympathikus, also des aktivierenden Nervensystems. Es steuert im Gehirn die Stressreaktion und Stressanpassung. In der Nebennieren wird Adrenalin gebildet und bei Belastung ausgeschüttet. Seine Aufgabe ist die Anpassung des Herz-Kreislauf-Systems und des Stoffwechsels an die Anforderung. Dopamin treibt den gesamten Organismus an und ist zuständig für die Feinkoordination der Stressreaktion.

Die wichtigsten Neurotransmitter mit dämpfender – erholender – Wirkung sind Serotonin und GABA (Gamma-Aminobuttersäure). Vor allem das Serotonin spielt bei Erholungs- und Regenerationsprozessen eine wesentliche Rolle. Aber auch GABA ist wichtig für die Erholungsphase am Ende einer Stressreaktion. Beide Neurotransmitter regulieren in jeweils spezifischer „Verantwortlichkeit" unter anderem die Weite von Blutgefäßen, des Magen-Darm-Traktes und der Atemwege. Sie erreichen Muskelentspannung und die Stabilisierung des Blutdrucks. Das Schlafbedürfnis steigt an, die Schlafdauer verlängert sich, das allgemeine Aktivitätsniveau wird heruntergefahren, Blutdruck, Herz- und Atemfrequenz nehmen ab. Der eben noch „gestresste" Mensch erholt sich.

(Dauer-)Stress und Depression

Was aber passiert bei Dauerstress? Chronischer oder intensiver Stress kann zu einer Störung der Stresshormon- und Neurotransmitterregulation führen. Eine der möglichen Folgen ist, dass dann die genannten Botenstoffe nicht mehr ausreichend verfügbar sind, Das sich normalerweise selbst regulierende System von An- und Entspannung gerät aus dem Gleichgewicht. Bei hoher Dauerbelastung wird jede Gegenregulationsmöglichkeit gestört oder geht ganz verloren. Es kommt zu einer andauernden Stressreaktion. Anstatt Erholung tritt Erschöpfung ein. Eine plastische und angepasste Reaktionsweise unseres Gehirns ist nicht mehr möglich. Anders ausgedrückt: Dauerstress überfordert die eigentlich flexible Reaktion unserer Neurotransmittersysteme auf Außenreize. Die bei der Depressionsentstehung beteiligten Netzwerke von Nervenzellen haben in den Depressionsmodus umgeschaltet. Empfinden, Erleben, Fühlen, Denken: alles ist grau in grau.

Gibt es Depressionsgene?

Die Erforschung des menschlichen Genoms verfolgt auch das Ziel, genetische Risikofaktoren für Erkrankungen zu ermitteln. Dabei wird in aller Regel das genetische Material von gesunden Menschen mit der Erbinformation aus Zellen erkrankter Patienten verglichen, um veränderte Abschnitte der DNA auf einzelnen der 46 Chromosomen zu finden, die wir in jeder unserer Körperzellen tragen. Auch die Depression kommt zunehmend ins Visier solcher Forschungen. Erste Ergebnisse werden publiziert – allerdings ergibt sich bislang kein eindeutiges Bild, das es erlauben würde, von einem oder mehreren „Depressionsgenen" zu sprechen.

Was man weiß: Der Transport des Botenstoffs Serotonin in die Nervenzelle läuft nicht bei allen Menschen gleich ab, sondern es gibt genetisch bedingt drei verschiedene Varianten des Serotonin-Transportergens, bekannt als SERT. Jeder Mensch hat einen von drei Typen des SERT-Gens: lang/lang (l,l), kurz/lang (k,l) oder kurz/kurz (k,k). Bei der Variante kurz/kurz erhöht sich die Gefahr, an einer Depression zu erkranken, sobald eine belastende Lebenssituation eintritt. Was als Depressionsgen gelten könnte, zeigt sich jedoch bei anderen Erfahrungen als förderlich. Das heißt: Das „Risikogen" verstärkt die psychische Wirkung von Lebenserfahrungen – im Guten wie im Schlechten.

Frühkindliche Erfahrungen hinterlassen Spuren in den Genen und können damit das genetische Risiko, an einer Depression zu erkranken, erhöhen.

Was man auch weiß: Auch auf Gene können äußere Einflüsse einwirken. Die Wissenschaft spricht hier von Epigenetik: Unsere in den Genen gespeicherte Erbinformation wird von äußeren Reizen zu je spezifischen Funktionsweisen getriggert. Vor allem frühkindliche Erfahrungen hinterlassen Spuren in den Genen, können die Erbsubstanz nachhaltig verändern und damit das genetische Risiko, irgendwann im Leben an einer Depression zu erkranken, erhöhen.

Psychologie der Depression

Vor allem zwei psychologische Theorien sind Grundlage vieler Modelle, wie und warum Depressionen entstehen können.

Psychologische Ansätze, Depressionen zu erklären und zu verstehen, befassen sich mit ihren seelischen Vorgängen, genauer mit den depressiven Gefühlen, Gedanken und daraus folgend dem depressiven Verhalten und den möglichen körperlichen Symptomen. Dabei geht es sowohl um die grundsätzliche Erkrankungsbereitschaft als auch um die Auslöser der jeweils aktuellen Erkrankung. Von besonderer Bedeutung sind zwei Richtungen – die Tiefenpsychologie und die Verhaltenspsychologie –, die ausgearbeitete Theorien als Grundlage ihres therapeutischen Vorgehens entwickelt haben. Die moderne Psychologie beschäftigt sich aber nicht nur mit Wahrnehmen, Fühlen, Denken und Empfinden. Mit den modernen psychobiologischen Forschungsansätzen ist sie zur Schwesterwissenschaft der Neurobiologie geworden.

Tiefenpsychologie – Freud und andere

Der Begriff Tiefenpsychologie weist auf eine grundlegende Annahme hin: Theorie und Therapie bleiben nicht an der „Oberfläche" der Psyche. Das Ziel der Tiefenpsychologie ist es vielmehr, die Motive eines Menschen in der Tiefe unterhalb des bewussten Erlebens, Denkens, Fühlens und Verhaltens zu erkennen und zu verstehen. Zu diesen Motiven gehören Wünsche, Fantasien und schwelende Konflikte, die schon früh aufgrund verschiedenster Faktoren aus dem bewussten Erleben verschwinden mussten oder heute nicht ins Bewusstsein gelangen dürfen.

Zu ihnen gehören auch Erinnerungsspuren von Erfahrungen, die sich tief in die Seele eines Menschen eingeprägt haben. Diese Prägung bestimmt unser Bild von uns selbst und von der Welt um uns herum. Nicht selten erleben wir gegenwärtige Situationen und Ereignisse als Wiederauflagen alter, schon einmal erlebter Geschichten und mit ihnen auch die alten dazugehörigen Gefühle, Fantasien, Wünsche und Ängste. Unsere Vergangenheit bestimmt also unsere Gegenwart. Diese Erkenntnis hilft uns, Depressionen zu verstehen.

Denn: Aktuelle Belastungen, die vielleicht zum Ausbruch einer Depression geführt haben, sind selten allein die Ursache der Erkrankung. Der Erkrankte erlebt sie auch als eine Wiederholung früherer Erlebnisse und Erfahrungen, und in dieser Bedeutung werden sie zum Auslöser der Depression.

Wurzeln in der Kindheit

Vor allem der frühe Verlust einer wichtigen Bezugsperson, meist der Mutter, ist als eine solche disponierende Erfahrung erkannt worden. Verlust kann dabei den tatsächlichen Verlust – zum Beispiel durch Tod oder Scheidung der Eltern – ebenso wie den „Verlust" durch den innerlichen Rückzug der Mutter bedeuten, vielleicht weil sie mit ihrer Rolle als Mutter nicht mehr zurechtkam oder von Streitigkeiten in der Ehe oder Sorgen um die finanzielle Existenz zermürbt war, vielleicht aber auch weil sie selbst an einer Depression erkrankte. Einen solchen Rückzug aus der Beziehung erlebt ein kleines Kind wie einen realen Verlust.

Solche krank machenden Erfahrungen und ihre psychische Verarbeitung haben innerhalb der tiefenpsychologischen Forschung die unterschiedlichsten Interpretationen gefunden. Auf die früheste Zeit der Psychoanalyse Freuds geht die Annahme zurück, das kleine Kind habe auf den Verlust der Mutter etwa mit Wut und Hass reagiert. Mit dieser Wut geriet es natürlich in Widerspruch zu seiner Liebe zur Mutter. Als Lösungsmöglichkeit des Konflikts bot sich ihm offenbar nur, eben diese Wut gegen sich selbst zu richten, sich selbst zu hassen.

Der Konflikt selbst lähmt in seiner Unlösbarkeit jede Aktivität. Der Hass ist Grund der depressiven Schuldgefühle. Auch das mangelnde Selbstbewusstsein, wie es für viele depressiv Erkrankte typisch ist, ist Folge des Verlusts. „Mutter ist weggegangen, weil sie mich nicht liebt. Ich bin nicht liebenswert."

Diese frühe Verarbeitung ist vielleicht lange erfolgreich aus dem bewussten Erleben, Fühlen und Denken verbannt worden. Aktuelle Verlusterfahrungen oder auch der befürchtete oder fantasierte Verlust einer geliebten Person erscheinen dem Betroffenen dann als Wiederholung der alten Geschichte und „lösen" die Depression „aus", da er alle Gefühle, die das damalige Ereignis in ihm hervorgerufen hat, heute noch einmal erlebt. Dass diese Gefühle nicht zu ihm, dem jetzt Erwachsenen, und auch nicht zu dem gegenwärtigen Ereignis „passen", machen sie so bedrohlich.

→ Ein Beispiel:

Michael (60 Jahre): Michael erkrankte im Alter von etwa 60 Jahren, kurz nachdem sich seine langjährige Lebenspartnerin von ihm getrennt hatte, an einer Depression, die vor allem durch große Angst bis hin zu Panik gekennzeichnet war. Schon im Erstgespräch beim Psychotherapeuten kam er auf seine Kindheit zurück: Seine Mutter war wenige Monate nach seiner Geburt an einer Lungentuberkulose erkrankt und verbrachte mehrere Jahre in verschiedenen Lungenheilanstalten. Er selbst wurde bis zum fünften Lebensjahr recht liebevoll von der Großfamilie seiner Mutter versorgt. Allerdings musste er etwa alle sechs Monate die jeweilige Pflegefamilie verlassen, um bei einer anderen Schwester oder Cousine der Mutter untergebracht zu werden. So konnte er als Kind niemals über längere Zeit eine vertrauensvolle Beziehung zu konstanten Bezugspersonen aufbauen. Nach einer langen Zeit der Stabilität und des beruflichen Erfolgs war es dann die Trennung von der Freundin, die bei ihm unerträgliche Angst auslöste. Er fantasierte in diesen Ängsten, auf Dauer allein zu sein, nie wieder eine Partnerin oder Freunde zu finden, zu vereinsamen, was das kleine Kind in ihm als absolut lebensbedrohlich erleben musste ...

Tiefenpsychologen verstehen also die Depression immer als Folge einer früheren negativen Erfahrung, die unser Erleben, unsere Gefühls- und Gedankenwelt geprägt hat. Entscheidende Weichenstellungen passieren vor allem im ersten Lebensjahr. In diesem Zeitraum entwickeln Babys die Bindung an ihre erste Bezugsperson, also meist die Mutter, und wie diese Bindung aussieht, dient gewissermaßen als Modell für alle späteren Beziehungen und prägt ihre Sicht der Welt. Frühe Erfahrungen von Sicherheit wirken schützend, während die Erfahrung von Verlust, Einsamkeit und Gefährdung auch spätere Beziehungen als potenziell unsicher erleben lässt.

Eine aktuelle Krise, ein Verlust, eine Kränkung oder vielleicht auch nur die Angst davor „passt“ in diese Prägung in der Tiefe und löst deshalb die Depression in uns aus. Allerdings ist dieser Kindheitszentrismus der tiefenpsychologischen Schulen auch zum Gegenstand der Kritik geworden, weil eine zweite wesentliche Erfahrungs- und Reifungschance, die Pubertät und die Adoleszenz, zu wenig gewichtet ist. Aber: Gerade die Stressforschung konnte zuletzt den besonderen Einfluss von negativen Kindheitserfahrungen wie Missbrauch und Vernachlässigung im Blick auf künftige depressive Störungen zeigen.

Wozu dient die Depression?

Psychotherapeuten betonen zudem eine wichtige Funktion der Depression: Sie wird als Notbremse verstanden. Der Betroffene zieht sie unbewusst in der „auslösenden Situation“, die er als Bedrohung erlebt. Diese Notbremse entspricht einer aus der Kindheit stammenden Überlebensstrategie: Einem Säugling dient der Zustand der Lähmung, das „Herunterfahren“ aller Lebensfunktionen als Schutz vor lebensbedrohender Gefahr. Als „depressive Abwehr“ verwendet dann der Erwachsene diese innere Lähmung als Schutz vor vielleicht überwältigenden Gefühlen der Wut, des Hasses, der Verzweiflung, der Verlassenheit, aber auch der Abhängigkeit, der Ohnmacht und der eigenen Wertlosigkeit.

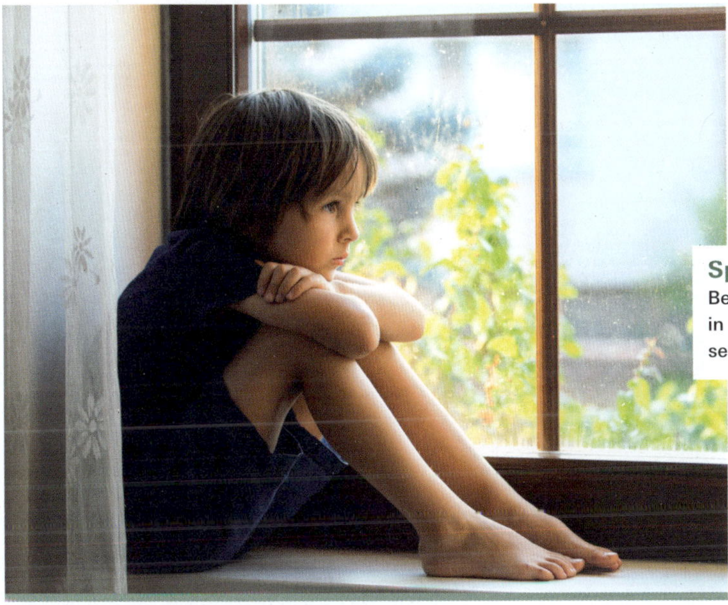

Spuren
Belastende Erfahrungen in der Kindheit hinterlassen Spuren – immer.

Durch die tiefenpsychologische Betrachtungsweise erhält die Depression also einen Sinn. Sie ist ein „biosozialer Schutzmechanismus", der gegenüber einer übergroßen Gefahr eingesetzt wird, wenn alle anderen Lösungsversuche versagt haben. Noch einen Schritt weiter in diese Richtung gehen die Tiefenpsychologen, die sich auf C. G. Jung berufen. Sie betonen nicht nur das Krankhafte der Depression, sondern schreiben dem Unbewussten, aus dem die Depression kommt, eine eigene Weisheit zu, die die Betroffenen vor der Fortführung eines krank machenden Lebens bewahrt. Der Rückzug in die Depression wird dann als innere Suche nach einer Neuorientierung gesehen, die ihnen das Nachdenken über einen neuen Lebensentwurf erlaubt.

Verhaltenspsychologie

Auch innerhalb der Verhaltenspsychologie haben sich im Lauf der Jahre verschiedene Ansätze mit unterschiedlichen Schwerpunkten herausgebildet. Die wichtigsten Modelle, das Entstehen und Aufrechterhalten einer Depression zu erklären, sind das Verstärkerverlustmodell (Lewinsohn), das Modell der erlernten Hilflosigkeit (Seligman), das eigentlich ein berühmtes psychologisches Experiment mit Versuchstieren war, und das kognitive Modell (Beck).

Auch in diesen Modellen wird der individuellen lebensgeschichtlichen Vergangenheit eine wichtige Rolle zugeschrieben. Die Verhaltenspsychologie sieht dabei in den depressiven Störungen den Ausdruck fehlgeleiteter Lernprozesse. Durch sie werden Menschen verletzlich – vulnerabel – für eine Depression. Dabei ergänzen sich eine angeborene und eine durch Lernvorgänge erhöhte Verletzlichkeit für depressive Störungen. Im Verstärkerverlustmodell von Lewinsohn wird eher die Ebene des Verhaltens betrachtet, die beiden anderen Modelle konzentrieren sich in ihrer Beschreibung auf Abläufe des Denkens, also auf kognitive Prozesse.

Das Verstärkerverlustmodell

Lernen geschieht vornehmlich über „Verstärkungen": Jeder Mensch organisiert sein Verhalten so, dass es für ihn erfolgreich abläuft und auf diese Weise ein Anreiz entsteht, die schon einmal praktizierten Verhaltensmuster zu wiederholen.

Der Mangel an positiven Verstärkern kann depressiv machen.

Durch die Depression wird ein Mensch unfähig, sein Verhalten so zu steuern, dass positive Verstärkungen entstehen können. Oftmals ausgelöst durch äußere Ereignisse wie Verlusterlebnisse, Umzug, Pensionierung, Wechsel des beruflichen Umfeldes, ändern sich die Lebenskonstellationen, in denen solche Verstärkungen im bisherigen Maß erfahrbar waren. Bisher erfolgreiche Verhaltensweisen werden nicht mehr verstärkt. Neue stehen (noch) nicht zur Verfügung. Der Mangel an positiven Verstärkern macht depressiv.

Wie geht es dann weiter? Depressive Menschen verhalten sich so, dass die Umwelt zwar zunächst verständnisvoll, jedoch langfristig immer ablehnender und gereizter reagiert. Zum Beispiel durch die krankheitsbedingte Selbstisolierung, den innerlichen Rückzug, das Jammern und die Energie- und Antriebslosigkeit lösen depressive Menschen immer weniger positive Reaktionen beim Gegenüber aus. Dies verstärkt die Depression. Aufgrund seiner Depression verfügt der Depressive über immer weniger Erfolg versprechende Verhaltensweisen, die ihm positive Verstärkungen ermöglichen, und er beginnt, immer mehr negativ getönte Erfahrungen zu machen. Das heißt: Positive Erfahrungen werden weniger, jede negative Erfahrung lässt ihn immer öfter negative Erfahrungen machen. Ein Teufelskreis!

Das Modell der erlernten Hilflosigkeit

Auch in diesem Modell geht es um das Lernen: Der heute depressive Mensch hat in seiner Lebensgeschichte gelernt – sei es durch eine schlimme Erfahrung oder mehr noch durch viele Ereignisse, die für ihn unkontrollierbar und undurchschaubar blieben –, Situationen, Menschen und Ereignissen hilflos ausgeliefert zu sein. Weil er die Erfahrung gemacht hat, dass, gleichgültig, was er auch unternimmt, die Konsequenzen seines Tuns außerhalb seiner Kontrolle liegen, verliert er jegliche Initiative und Motivation überhaupt. Er ist nicht mehr in der Lage, andersgeartete Situationen zu erkennen, in denen es sehr wohl auf seine Initiative ankäme.

Die Theorie der erlernten Hilflosigkeit hat der Psychologe Martin E. P. Seligman anhand eines Tiermodells entwickelt: Ratten und Hunde lernten, wenn man sie unangenehmen Reizen aussetzte, sehr schnell, diesen Reizen durch Fluchtverhalten zu entgehen. Begann man nun allerdings, diese Lernprozesse in einer Weise zu stören, dass es für die Tiere nicht mehr ersichtlich war, welches Verhalten zum gewünschten Ziel führte, dann wurden diese Tiere hilflos – sie stellten ihr Lernen ein und setzten sich den negativen Reizen aus, ohne zu versuchen, ihnen zu entgehen. Sie wurden apathisch und stumpf.

Seligman interpretierte dieses Verhalten der Tiere als Folge des Kontrollverlusts – also als Folge der Erfahrung, die sie machten, keinerlei Einfluss mehr auf das Geschehen zu haben. In Abwandlung dieses Tiermodells schlussfolgerte er: Die Symptome der Depression, die der Hilflosigkeit, Apathie und Resignation der Ratten und Hunde im Versuch entsprechen, gehen auf ähnliche Erfahrungen – fehlgeleitete Lernprozesse – zurück. Depressive Menschen haben gelernt, Situationen ausgeliefert zu sein, und haben die Erfahrung gemacht, dass es auf ihre Initiative nicht ankommt. Insbesondere negative Ereignisse interpretieren sie als allgemein, „ewig", unveränderlich und vor allem unbeeinflussbar. Aus dieser Haltung entstehen dann die spezifisch depressiven seelischen und körperlichen Symptome.

Das kognitive Modell

Wie die Bezeichnung kognitiv (lateinisch: cognoscere = denken) schon andeutet, geht die kognitive Verhaltenstherapie davon aus, dass negative Gedanken die Ursache negativer Gefühle sind. Also: Ich denke, ich bin unfähig und minderwertig, also fühle ich mich wertlos, unfähig, minderwertig. (Im Gegensatz dazu gehen zum Beispiel Psychoanalytiker davon aus, dass – sehr verkürzt ausgedrückt – negative Gefühle, Stimmungen die Ursache negativer Gedanken sind.)

Die typischen negativen Gedanken in einer Depression zeigen sich vor allem in der Unterschätzung der eigenen Person.

Die typischen negativen Gedanken in einer Depression betreffen drei Bereiche und zeigen sich vor allem in einer Fehleinschätzung, insbesondere der Unterschätzung der eigenen Person, in einer falschen, stets negativen Einschätzung der gegenwärtigen Situation und in einer pessimistischen Sicht der Zukunft.

Der Depressive denkt also: Ich bin ein Versager, alles mache ich falsch, alles ist mir zu viel, ich schaffe meine Arbeit nicht mehr, mache nur noch Fehler, deshalb verachten mich alle anderen, nie wird sich das ändern, alles ist für immer hoffnungslos.

Was liegt dann näher, als sich wertlos zu fühlen, niedergeschlagen und hoffnungslos zu sein?

Checkliste

Depressive „Denkfehler"

- ☐ **Falsche Verallgemeinerungen:** Depressive sind schnell bereit, einzelne (negative) Ereignisse und Erfahrungen zu verallgemeinern. Also: Ich mache immer Fehler, kein Mensch liebt mich, ich bin durch und durch wertlos. Anstatt: Eben ist mir ein Fehler unterlaufen. Die Nachbarin aus dem dritten Stock mag mich nicht. Aber beides hat überhaupt nichts mit mir als Person oder gar mit meinem Wert zu tun!
- ☐ **Falsche Schlussfolgerungen:** Depressive neigen dazu, Schlüsse zu ziehen, ohne sie an der Realität zu messen. Also: Mein Freund hat nicht angerufen, wahrscheinlich wird er Schluss machen. Anstatt zum Beispiel: Ich muss meinen Freund anrufen und fragen, warum er sich nicht gemeldet hat.
- ☐ **Selektive Wahrnehmung:** Die einzigen Ereignisse, die zählen, sind Misserfolge. Also: Dass ich gut kochen kann, „speichere" ich nicht. Aber: Jeder nicht so geglückte Kuchen macht mich für immer zum schlechten Koch.
- ☐ **Personalisierung:** Alles (vor allem natürlich alles Negative), was passiert, hat mit mir zu tun, habe ich verursacht. Also (ein sehr verbreitetes Denkmuster unter Müttern): Mein Kind ist schüchtern, weil ich eine schlechte Mutter bin.
- ☐ **Maximierung/Minimierung:** Depressive neigen dazu, aus einer Mücke einen Elefanten zu machen oder – umgekehrt – für sie erfreuliche Ereignisse herunterzuspielen. Also: Jetzt habe ich vergessen, den Brief einzuwerfen. Ich vergesse einfach alles. Langsam verblöde ich.
- ☐ **Denken in Schwarz-Weiß-Mustern:** Ereignisse, Personen, Gefühle sind entweder positiv oder negativ. Graduelle Unterschiede gibt es nicht. Also: Ich bin ein jämmerlicher Feigling. Anstatt: Ich bin vielleicht ängstlicher als andere in ähnlichen Situationen.

Diese Art zu denken haben die Betroffenen „gelernt". Wir alle haben als Kind gelernt, uns selbst, die anderen und die Welt mit bestimmten Augen zu sehen. Dieses Bild bestimmt auch unsere heutige Sichtweise. Die Erfahrungen depressiver Menschen waren offenbar nicht geeignet, sie selbstbewusst und optimistisch zu machen. Auch die Vertreter der kognitiven Theorie gehen davon aus, dass hauptsächlich Kränkungs- und Verlusterfahrungen verantwortlich sind für die negative Sichtweise depressiver Menschen. Gegenwärtige belastende Situationen lassen sie dann auf dieser Grundlage die für Depressive typischen Denkfehler machen.

Und jetzt? Die Psychobiologie der Depression

Viele Faktoren müssen zusammenkommen, ehe ein Mensch an einer Depression erkrankt.

Die meisten Experten stimmen heute in der Ansicht überein, dass es wohl selten nur eine einzige Ursache gibt, die zum Ausbruch einer Depression führt. Die Diskussion verschiedener Theorien und Modelle ist also notwendig und sinnvoll, um sämtlichen Aspekten depressiver Erkrankungen überhaupt gerecht zu werden. Psychologische und neurobiologische Theorien sind keine Gegensätze, sondern bilden eher verschiedene Facetten desselben Phänomens. Das bedeutet: Wenn man heutzutage über die psychischen Ursachen einer Depression spricht, muss man vermeiden, diese Ursachen isoliert von den sie begleitenden biologischen und neurobiologischen Prozessen im Gehirn zu betrachten.

Das gilt genauso umgekehrt: Auch die biologische Psychiatrie darf psychologische Erklärungs- und Verstehensansätze in ihren Modellen nicht vernachlässigen. Wir haben oben gesehen, wie sich beide Richtungen bei der Bewertung belastender und traumatisierender Erlebnisse in der Kindheit mittlerweile in der wissenschaftlichen Bewertung annähern.

Noch einmal: Stress und Depression

Vom engen Zusammenhang zwischen (biologischer) Stressreaktion und der Neurobiologie der Depression haben Sie am Anfang des Kapitels gelesen. Die Frage, die Depressions- und Stressforscher sich stellen, ist: Macht die Depression den Stress oder entsteht die Depression aus dem Stress? Sicher ist: Menschen, die an einer Depression leiden, berichten sehr häufig von akuten oder schon länger andauernden psychosozialen Stressbelastungen. Auch bei immer wiederkehrenden Depressionen können sehr oft psychisch belastende Lebensereignisse vor Ausbruch einer neuen depressiven Episode identifiziert werden.

Psychische und biologische Erkrankungsbereitschaft

Aber, was auch klar ist: Nicht alle Menschen, die denselben (Stress-)Belastungen ausgesetzt sind, erkranken an einer Depression. Das heißt: Ob bestimmte aktuelle Lebensereignisse als so belastend, so Stress und Depression auslösend erlebt werden, hängt ab vom ganz spezifischen Paket aus vor allem biologischer Grundausstattung und vergangenen körperlichen oder seelischen Belastungen, die jeder Mensch mit sich trägt.

Experten nennen dieses Paket die individuelle „psychobiologische Disposition" und meinen damit eine psychische und biologische Erkrankungsbereitschaft oder Verletzlichkeit (Vulnerabilität), die darüber entscheidet, ob Menschen an einer Depression erkranken oder nicht.

Auf der anderen Seite steht die ebenfalls (neuro-)biologische und psychologische Widerstandsfähigkeit (Resilienz) gegenüber potenziell krankmachenden Stressfaktoren.

Vulnerabilität und Resilienz entstehen aus dem Zusammenwirken von genetischer Ausstattung, Lebensgeschichte, augenblicklicher körperlicher und seelischer Verfassung, aktueller sozialer Lebenssituation und der Unterstützung, die in Anspruch genommen werden kann.

Plastizität des Gehirns – die Depressionsspirale

Dass unser Gehirn sich entwickelt – und zwar im Zusammenspiel mit den Erfahrungen, die wir machen –, ist inzwischen Allgemeinwissen. In diesem Zusammenhang wird das menschliche Gehirn oft mit einem Computer verglichen und der „Eindruck", den Erfahrungen im Gehirn hinterlassen, mit der Formatierung einer Festplatte. Nervenzellen (Neuronen) funktionieren – in diesem Bild bleibend – wie Schaltelemente. Worauf es ankommt, ist die Vernetzung der einzelnen Nervenzellen. Sie geschieht über lange „Kabel" (Axone), die den einzelnen Nervenzellen erlauben, über relativ lange Distanzen miteinander zu sprechen. Wesentlich hierfür sind die Verknüpfungen zwischen diesen einzelnen Kabeln, die Synapsen, die es ermöglichen, dass sich viele Zellen gleichzeitig miteinander verständigen (siehe „Die (Neuro-)Biologie der Depression", S. 53). Und wer oder was strukturiert diese Vernetzung? Es ist die Erfahrung – sie lässt neue Verbindungen entstehen und macht aus Trampelpfaden im Gehirn Bundesstraßen und Autobahnen – wie es der Neurobiologe Gerald Hüther so anschaulich ausdrückt.

Negative Erfahrungen prägen sich ein und wirken formend auf neue Erfahrungen, lassen alte negative Erfahrungen leichter erinnern als positive.

Leider entstehen solche Autobahnen nicht nur aufgrund guter Erfahrungen. Auch negative – unangenehme und verstörende – bauen mit. Habe ich erst einmal eine Reihe negativer Erfahrungen gesammelt, dann weitet sich der Zusammenhang dieser „Erinnerungsspuren" auf der Ebene des neuronalen Netzwerkes rasch aus. Negative Erfahrungen prägen sich ein und wirken formend auf neue Erfahrungen, lassen alte negative Erfahrungen leichter erinnern als positive. Im Bild des Computers sieht das so aus: Negative Ladungen verstärken negative Ladungen.

Und im Alltag: Wenn ein depressiver Patient klagt, dass ihm nichts gelinge, er alles falsch mache und überhaupt unfähig sei, dann kann man mutmaßen, dass er beispielsweise die gelungene Vorbereitung eines Meetings bei der Arbeit gar nicht als eigene Leistung registrieren kann. Und wenn ein Kind immer wieder enttäuscht wurde, wird es misstrauisch sein, auch wenn objektiv kein Grund dafür besteht. Es wird weitere Enttäuschungen erwarten, und die Erfahrungen, die seiner negativen Vorerwartung entsprechen, auf der Grundlage seiner durch Erfahrungen veränderten „Hardware" leichter und dauerhafter „speichern".

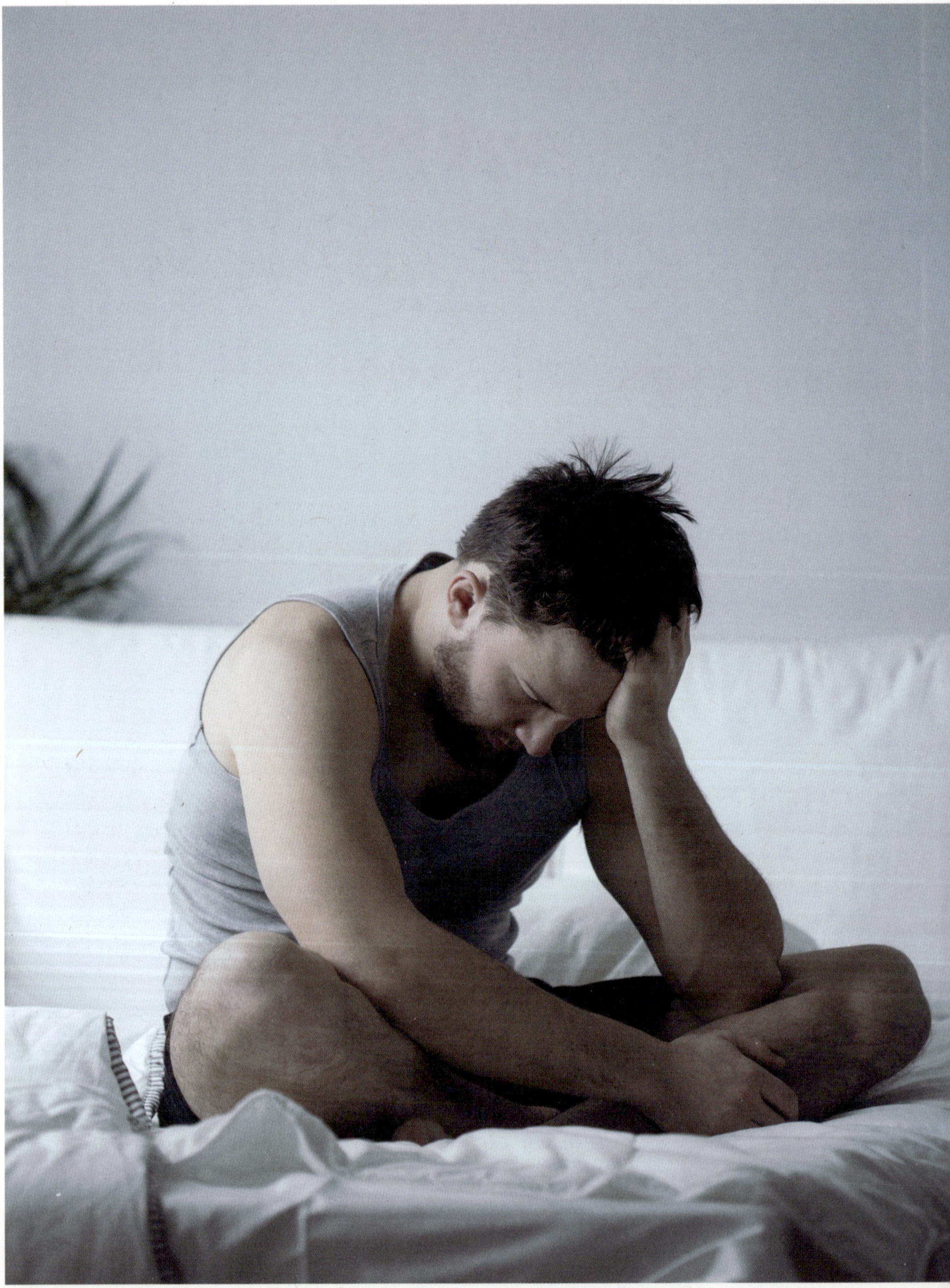

Depression ist nicht gleich Depression

Eine Depression hat viele Gesichter, sie umfasst körperliche und psychische Symptome. In ihrer Kombination können diese auf unterschiedliche Krankheitsbilder hinweisen. Deshalb ist eine Unterscheidung wichtig.

Die psychiatrische Wissenschaft hat schon immer versucht, die verschiedenen Erscheinungsformen der Depression zu ordnen. Schlüssig wäre eine Einteilung nach inneren Gesetzmäßigkeiten, etwa nach Verursachern – bei Kinderkrankheiten sind das Viren und Bakterien – oder Organen – eine Blinddarmentzündung ist eine Entzündung des Blinddarms, eine Mandelentzündung eine der Mandeln. Leider ist eine solche Einteilung bei der Depression nicht möglich, da es bis heute keine einfache Erklärung dafür gibt, wie Depressionen entstehen, sondern nur unterschiedliche „Modelle". Um in der Diagnostik trotzdem eine einheitliche Sprachregelung zu finden, bezieht man sich heute weltweit auf das Einteilungssystem der Weltgesundheitsorganisation (WHO), das ICD 10. In diesem Katalog aller Krankheiten werden depressive Störungen (der Begriff „Krankheit" wird weitgehend vermieden) nach groben Kriterien wie Schweregrad, Verlauf oder ihrem Bezug auf äußere oder innere Auslöser (etwa körperliche Erkrankungen) eingeteilt, ohne näher auf vermutete Ursachen oder Bedingungen einzugehen. Ihr Arzt muss seine Diagnosen den Vorgaben der WHO entsprechend formulieren. Im Folgenden werden wir auch andere Begriffe und „Depressionen" nennen, wie Sie sie möglicherweise schon anderweitig vorgefunden haben.

Depressive Störung: Einteilung nach Schweregrad und Verlauf

Die Fragen nach Schweregrad und Verlauf sind entscheidend für die Diagnose und damit für die Entscheidung, welche Behandlung Ihr Arzt Ihnen vorschlagen wird.

Wie „schwer" eine Depression ist, hängt nach der Definition der WHO von der Anzahl verschiedener depressiver Einzelsymptome ab, die bei einem Patienten diagnostiziert werden. Ausschlaggebend für die Beurteilung des Schweregrads ist aber auch, inwieweit ein depressiver Mensch noch in der Lage ist, mit seiner depressiven Störung am Alltagsleben teilzunehmen, also noch arbeits-, erlebnis- und genussfähig ist. Ebenfalls entscheidend ist, ob der Patient in seinen depressiven Denkinhalten von Argumenten seiner Angehörigen, Freunde oder Kollegen noch erreicht werden kann oder ob sie sich in einem „depressiven Wahn" verfestigt haben. Ein weiterer wichtiger Punkt ist, ob Lebensüberdruss und Selbsttötungsabsichten vorhanden sind oder nicht.

Grundsätzlich lässt sich sagen:

- **Bei leichten depressiven Störungen** leiden Betroffene bereits unter ihren Symptomen und haben Schwierigkeiten, ihre normale Berufstätigkeit und ihre sozialen Aktivitäten in der gewohnten Weise fortzusetzen. Sie sind jedoch noch in der Lage, ihren üblichen häuslichen, familiären und beruflichen Alltag aufrechtzuerhalten.
- **Bei mittelschweren depressiven Störungen** ist dies nur unter erheblichen Schwierigkeiten möglich.
- **Bei schweren depressiven Episoden** sind die Betroffenen gänzlich außerstande, diese Aktivitäten fortzusetzen. Häufig besteht ein hohes Selbsttötungsrisiko. Die Betroffenen leiden stark unter den körperlichen Symptomen der Depression.

Ein zusätzlicher Gesichtspunkt für die Einteilung depressiver Störungen ist ihr bisheriger und der (wahrscheinliche) weitere Verlauf. Hier muss unterschieden werden zwischen

- **einmalig aufgetretenen Episoden** depressiver Erkrankungen (das sind auch alle erstmalig diagnostizierten Depressionen),
- **wiederkehrenden Depressionen** und
- **depressiven Zuständen,** die – vielleicht auch in wechselnder Intensität – über längere Strecken einer Lebensge-

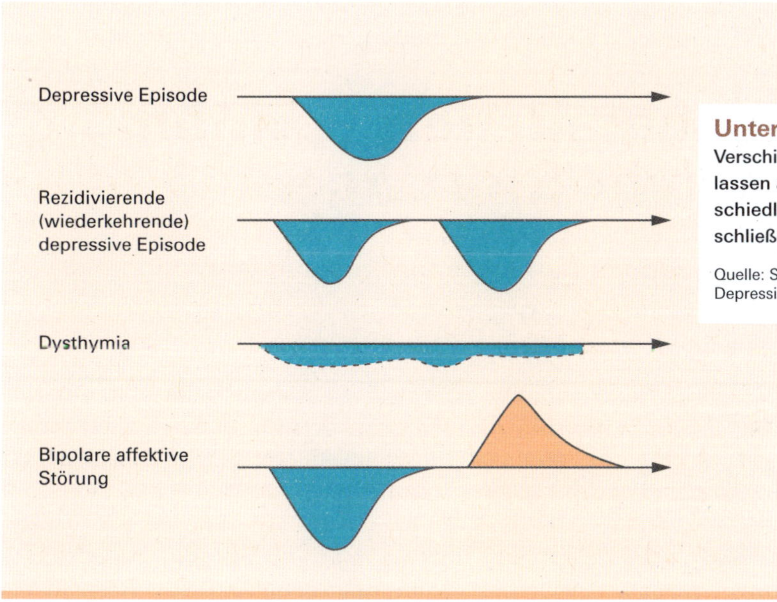

Unterschiede
Verschiedene Verläufe lassen auf unterschiedliche Störungen schließen.

Quelle: Stiftung Deutsche Depressionshilfe

schichte vorhanden sind und sich mit der Persönlichkeit des betreffenden Menschen fast schon verwoben haben. Bei Letzteren ist der Beginn kaum noch rekonstruierbar. Die Betroffenen haben den Eindruck, dass ihre depressive Stimmung in einem schleichenden Prozess immer schlimmer wurde.

Bei wiederkehrenden Formen der Depression wird noch einmal zwischen unipolaren und bipolaren Formen unterschieden. Patienten, die an einer bipolaren Depression leiden, kennen nicht nur die Phasen der Depression, also des Niedergedrücktseins, wie sie bei der unipolaren Form bestehen. Im Wechsel dazu erleben sie sich besonders froh, erregt und voller Tatkraft (siehe „Bipolare Störungen…“, S. 75).

→ ICD 10

Die WHO schlägt heute als verbindliches Einteilungssystem für Erkrankungen das ICD 10, die zehnte Überarbeitung der ICD (International Classification of Diseases, 1992 = Internationale Klassifikation der Diagnosen aller erfassten Erkrankungen), vor. Eine „11. Revision" wird für 2018 erwartet.

In wissenschaftlichen Veröffentlichungen bezieht man sich häufig auf ein anderes Klassifikationssystem, das DSM-5, die fünfte Auflage des Diagnosemanuals für psychische Störungen der amerikanischen psychiatrischen Vereinigung.

Die verschiedenen Formen depressiver Störungen

Depressive Episoden können auf ganz verschiedene Krankheiten hinweisen.

Möglicherweise sind Sie aufgrund der unübersichtlichen Begrifflichkeiten verwirrt. Tatsächlich wird der Begriff der Depression umgangssprachlich und auch in den Medien sehr viel weiter verwendet, als es die aktuellen und offiziellen Leitlinien zur Diagnostik vorsehen. Die typische Depression ist hier nur eine Störung neben einer Reihe anderer depressiver Krankheitsbilder. Da sich die Symptome gleichen, ist die Unterscheidung manchmal nicht einfach – aber notwendig. Das heißt: Sie erst macht eine Abgrenzung gegenüber anderen seelischen Störungen möglich und führt zur richtigen Diagnose.

Die typische Depression – „Depressive Episode"

Das ICD 10 (siehe „ICD 10", S. 73) beschreibt die typische Depression wie folgt: „Bei den typischen leichten, mittelgradigen oder schweren Episoden leidet der Patient unter einer gedrückten Stimmung und einer Verminderung von Antrieb und Aktivität. Die Fähigkeit zu Freude, das Interesse und die Konzentration sind vermindert. Ausgeprägte Müdigkeit kann nach jeder kleinsten Anstrengung auftreten. Der Schlaf ist meist gestört, der Appetit vermindert. Selbstwertgefühl und Selbstvertrauen sind fast immer beeinträchtigt. Sogar bei der leichten Form kommen Schuldgefühle oder Gedanken über eigene Wertlosigkeit vor. Die gedrückte Stimmung verändert sich von Tag zu Tag wenig, reagiert nicht auf Lebensumstände und kann von ‚somatischen' Symptomen begleitet werden, wie Interessenverlust oder Verlust der Freude, Früherwachen, Morgentief, deutliche psychomotorische Hemmung, Agitiertheit, Appetitverlust, Gewichtsverlust und Libidoverlust. Abhängig von Anzahl und Schwere der Symptome ist eine depressive Episode als leicht, mittelgradig oder schwer zu bezeichnen."

Eine solche typische Depression kann in jedem Alter beginnen (meist jedoch vor dem 32. Lebensjahr). Depressiven Episoden gehen häufig psychosoziale Belastungssituationen voraus, etwa reale oder befürchtete Verlustsituationen, aber auch Dauerstress. Chronische Krankheiten, auch Alkohol- und Tablettenmissbrauch können zum Ausbruch beitragen. Ein phasenhafter Verlauf ist möglich. Dabei können einzelne

Episoden immer wieder auftreten, dazwischen können aber auch lange Phasen ohne jegliche Symptome liegen, die Symptome einer Episode also vollständig verschwinden („remittieren“).

Major Depression – die schwere Episode

Die schwere Depression wird in der fachwissenschaftlichen Diskussion, die sich auf das DSM-5 bezieht, auch als Major Depression oder auch als Major Depressive Disorder (MDD) bezeichnet. Die MDD ist der Definition nach der klassische Typ der „schweren“ (major = größer) Depression. Sie wurde früher auch als „endogen“ bezeichnet. Spricht man von einer Major Depression, werden im Allgemeinen ein phasenhafter Verlauf und der Schweregrad betont.

Von einer Depression im Sinne einer MDD wird erst gesprochen, wenn die typischen depressiven Symptome (siehe „Und was ist eine Depression?“, S. 33) einige Wochen lang fast immer bestehen und die Betroffenen den vor dieser Episode üblichen Alltag nicht mehr aufrechterhalten können.

Zum Verlauf gehört leider auch das mögliche tödliche Ende dieser Krankheit. Experten gehen davon aus, dass bis zu 15 Prozent der Betroffenen mit einer schweren, immer wiederkehrenden (rezidivierenden) Depression durch Selbsttötung sterben, wenn sie nicht rechtzeitig behandelt werden. Die häufigste Ursache für eine Selbsttötung ist eine nicht erkannte und nicht behandelte schwere Depression.

Warum sich manche dieser typischen Depressionen zu bipolaren Störungen entwickeln, ist bisher unklar.

Bipolare Störungen – manisch-depressive Störungen

Die bekannte Bezeichnung manisch-depressive Erkrankung wurde durch bipolare Störung ersetzt. Betroffene kennen bei einer solchen bipolaren Störung beide Pole des Spektrums, also manische und depressive Zustände. Treten nur Manien oder nur Depressionen auf, bezeichnen Fachleute das als unipolaren Verlauf der Erkrankung.

In vielen Fällen erleben die Betroffenen eine manische Phase nicht als Leiden. Sie sind (gelegentlich lediglich in ihrer eigenen Wahrnehmung) besonders kreativ, energiegeladen, brauchen wenig Schlaf, sprudeln über von Ideen.

Die Mehrheit der jährlich 10 000 Suizide und 150 000 Suizidversuche hierzulande erfolgen laut Stiftung Deutsche Depressionshilfe aufgrund einer nicht optimal behandelten schweren Depression.

Checkliste

Kennzeichen der Major Depression – eine Übersicht

Die Diagnose Major Depression wird dann gestellt, wenn der Betroffene länger als zwei Wochen unter mindestens vier aus der folgenden Reihe möglicher Symptome leidet:

- ☐ Niedergeschlagenheit oder deprimierte Stimmung, fast den ganzen Tag und beinahe jeden Tag
- ☐ kein richtiges Interesse mehr für irgendetwas, keine Begeisterungsfähigkeit mehr, keine Freude mehr an Dingen, auch nicht an solchen Aktivitäten, die bisher Interesse und Freude ausgelöst haben, und dies fast den ganzen Tag über und beinahe jeden Tag
- ☐ Gewichtsverlust oder Gewichtszunahme, stark veränderter Appetit (mehr oder weniger) fast jeden Tag
- ☐ Ein- oder Durchschlafstörungen oder erhöhtes Schlafbedürfnis
- ☐ im Gegensatz zu sonst verstärkte Ruhelosigkeit oder Antriebslosigkeit
- ☐ Müdigkeit und Energielosigkeit, fast jeden Tag und mehr als sonst
- ☐ Minderung oder Verlust des sexuellen Verlangens
- ☐ Gefühle und Gedanken, selbst wertlos oder schuldig zu sein, fast jeden Tag
- ☐ Konzentrationsstörungen und Verlangsamung des Denkens
- ☐ Unfähigkeit, Entscheidungen zu treffen, Entschlusslosigkeit
- ☐ wiederkehrende Gedanken an den Tod, wiederholte Selbsttötungsfantasien und -pläne

Ganz unabhängig davon, wie die Betroffenen sich selbst erleben, müssen Angehörige und Freunde beachten, dass eine manische Episode besonders gefährlich sein kann – denn wenn Menschen manisch sind, verlieren sie häufig die Kontrolle über ihr Handeln und vor allem die Fähigkeit, die Konsequenzen ihres Handelns zu überblicken.

Durch hochriskante Abenteuer bringen sie sich und vielleicht andere in Gefahr. Fatale Fehlentscheidungen sind häufig. Sie beginnen überspannte und undurchführbare Projekte. Finanzielle Unternehmungen wie unüberlegte Firmengründungen, große Geldtransaktionen, aber auch der Kauf mehrerer Autos an einem Tag können manische Menschen und ihre Familien innerhalb weniger Stunden finanziell ruinieren.

Bei einer bipolaren Störung ist der Betroffene in hohem Maße in seinem Alltag (Beruf, Umgang mit Ehepartner, Familienangehörigen und Freunden) beeinträchtigt. In schweren Fällen ist eine Einweisung in die Klinik zum Schutz des Patienten unumgänglich. Mehr als 90 Prozent der Betroffenen, die einmal eine manische Phase durchgemacht haben, erleben weitere Episoden. Es besteht ein hohes Selbsttötungsrisiko, etwa 10 bis 15 Prozent der Erkrankten beenden bei Nichtbehandlung einer depressiven Phase ihr Leben durch Suizid. Im Gegensatz zur unipolaren Major Depression treten bipolare Störungen bei Männern und Frauen etwa gleich häufig auf.

Zyklothymia – zyklothyme Störung

Ärzte sprechen von einer zyklothymen Störung, wenn Patienten über Stimmungsschwankungen ohne nachvollziehbaren Bezug zu entsprechenden Lebensereignissen klagen. Diese Stimmungswechsel sind den Polen einer bipolaren Störung vergleichbar, sind aber weder in der Hochstimmung noch im depressiven Ausschlag so gravierend, dass sie als Manie oder schwere depressive Episode bezeichnet werden könnten. Viele zyklothyme Störungen bleiben undiagnostiziert und unbehandelt, da die Betroffenen nicht so stark leiden, dass sie sich als behandlungsbedürftig erleben. Die Hochstimmungen können sogar besonders kreativ und angenehm sein.

Die meisten Betroffenen bemerken die jeweils veränderte Stimmungslage überhaupt nicht. Es sind oft nur die Menschen aus der unmittelbaren Umgebung, die angesichts der häufigen Veränderungen im Verhalten und in der Stimmung, im allgemeinen Interesse, im Selbstvertrauen und in der Kontaktfreude und Geselligkeit mit Verwirrung reagieren.

Dysthymia – neurotische Depression

Dysthymie bedeutet eine „krankhafte (dys- = abnorm, gestört) Neigung zu traurigen Verstimmungen" (-thymie = etwa Gemüt). Die heute als Dysthymia bezeichnete depressive Störung entspricht weitgehend dem früher als neurotische Depression oder

Checkliste

Kennzeichen der bipolaren Störung

Die Diagnose einer bipolaren Störung wird dann gestellt, wenn der Betroffene eine abgegrenzte Phase auffälliger Hochgestimmtheit über mindestens eine Woche erlebt. Innerhalb dieser Periode fallen folgende Symptome auf:

- ☐ unrealistisches Gefühl eigener Größe und Grandiosität
- ☐ stark verringertes Schlafbedürfnis
- ☐ besondere Redseligkeit
- ☐ Sprunghaftigkeit im Denken
- ☐ Zerstreutheit und hohe Ablenkbarkeit
- ☐ gesteigerte zielgerichtete Aktivität, sei es bei der Arbeit, in der Sexualität oder bei finanziellen Entscheidungen
- ☐ exzessive Unternehmungen, die ein hohes Risiko (für Leib und Leben, sozial oder finanziell) bergen

depressive Neurose bekannten Krankheitsbild. Die gegenwärtige offizielle Definition nennt als wesentliches Merkmal dieser Unterform eine chronische – also andauernde – depressive Verstimmung: Eine dysthyme Störung ist nicht so „schwer" wie eine depressive Episode, dauert aber länger. Die Diagnose besagt, dass die Betroffenen mindestens zwei Jahre lang die meiste Zeit depressiv sind. Sie erleben vielleicht hin und wieder Tage oder auch Wochen, in denen sie guter Stimmung sind; meist jedoch fühlen sie sich müde, niedergeschlagen und freudlos.

Die lang anhaltenden depressiven Phasen sind durch eine insgesamt depressive Niedergeschlagenheit, Störungen des Selbstwertgefühls wie zum Beispiel starke Unsicherheit und Selbstzweifel, aber auch Angstsymptome, wie etwa die Angst zu versagen, gekennzeichnet. „Depressive" körperliche Symptome können schwach ausgeprägt vorhanden sein, häufig fehlen sie jedoch ganz. Die Einengung des Denkens auf Inhalte wie Schuld, Versündigung, Verarmung, wie sie für die typische Depression beschrieben wird (siehe „Ich bin schuld, ich tauge nichts …", S. 41), ist nicht oder nur selten zu beobachten.

Dass die Symptome dieser Depression im Sinne der Klassifikation „leichter" sind, bedeutet nicht, dass die betroffenen Menschen weniger leiden. Das Gegenteil kann der Fall sein: Diejenigen, die an einer schweren phasenhaft verlaufenden Depression mit psychotischen Symptomen erkranken, können in einigen Wochen wieder völlig genesen sein. Die Depression bleibt für sie eine unangenehme Erinnerung, die sie aber in ihrem Alltagsleben „nach der Depression" nicht beeinträchtigt. Dagegen können diejenigen, die an einer dysthymen Störung leiden, aufgrund der Dauer und der Hartnäckigkeit ihrer Symptome verzweifeln und resignieren. Oft halten sie sich für nicht behandelbar. Zwar können sie den Belastungen des Alltags noch schlecht und recht genügen, aber alles strengt übermäßig an, es bleibt kein Raum für Entspannung und Erholung. Eine Dysthymia beginnt gewöhnlich im frühen Erwachsenenalter und kann mehrere Jahre in unterschiedlicher Intensität andauern, manchmal lebenslang. Im höheren Lebensalter kann die Störung auch nach einer schwereren depressiven Episode als Restzustand bestehen bleiben.

Anpassungsstörung – reaktive Depression

Eine Anpassungsstörung oder reaktive Depression entsteht offensichtlich als direkte Antwort auf ein belastendes Lebensereignis, die „auslösende Situation", die als Verlust, Trennung oder Kränkung erlebt wird. Meist sind dies Verlust eines Partners durch Tod oder Trennung, Enttäuschungen durch ihn sowie insgesamt schwerwiegende Partnerschaftsprobleme. Häufig reagieren Frauen auch auf den Auszug der erwachsenen Kinder mit einer reaktiven Depression. Viele

Checkliste

Dysthymia – wer ist gefährdet?

Die Persönlichkeitsstruktur von Menschen mit neurotischer (dysthymer) oder reaktiver Depression weist meist folgende Merkmale auf:

- ☐ gemindertes Selbstwertgefühl, wenig Selbstvertrauen
- ☐ manchmal übersteigerte Gewissenhaftigkeit, Drang zu Perfektionismus in allen Lebensbereichen
- ☐ Wunsch nach Anerkennung und Selbstbestätigung
- ☐ Aggressionsgehemmtheit: Schwierigkeiten zu widersprechen, sich durchzusetzen und „Nein" zu sagen
- ☐ Neigung zu Schuldgefühlen und zur Selbstbestrafung
- ☐ Tendenz zur Abhängigkeit und Unselbstständigkeit (oft wegen mangelnden Selbstvertrauens)
- ☐ Neigung, sich an andere Menschen zu klammern
- ☐ Angst vor Verlust und Trennung

Menschen erleben den Verlust des Arbeitsplatzes, entweder weil sie in Rente gehen oder weil sie arbeitslos werden, als eine solche „auslösende" Verlustsituation. Aber auch auf Kränkungen, die das Selbstwertgefühl verletzen, reagieren manche Menschen depressiv. Dies gilt zum Beispiel bei Veränderungen am Arbeitsplatz, die eine Zurücksetzung bedeuten oder dem Betroffenen das Gefühl einer Zurücksetzung geben. Was also eine Situation zur auslösenden Situation macht – und warum –, hängt von der individuellen Lebensgeschichte ab. Deshalb spielt die Persönlichkeitsstruktur des Depressiven, wie sie vor der Erkrankung bestand, eine wichtige Rolle.

Diese Depressionsform kann nach einigen Wochen vorbei sein. Es sind aber auch längere Verläufe und Übergänge in andere Formen der Depression, auch mit suizidalen Krisen, möglich. Dies hängt unter anderem davon ab, wie stark in der Persönlichkeit des Betroffenen schon depressive Züge aufgetreten sind. „Ich war nie ein fröhlicher Mensch, ich habe schon immer nah ans Wasser gebaut" – solche Äußerungen sind typisch. Die Abgrenzung einer reaktiven Depression (die als Antwort auf eine bestimmte Situation zu verstehen ist) von einer Dysthymie (die häufig chronisch ist) ist also oft nur schwer möglich. Die Diagnose darf nur gestellt werden, wenn eine andere psychische Störung nicht festzustellen ist.

Noch einmal: Burn-out oder (Erschöpfungs-)Depression

Im ersten Kapitel haben Sie schon vom Burn-out, dem Gefühl, am Ende und durch die Verausgabung im Beruf ausgebrannt zu sein, gelesen (siehe „Burn-out – (k)eine Depression?", S. 32). Den Begriff Burn-out, der dafür heute in aller Munde ist, finden Sie jedoch in keinem psychiatrischen Lehrbuch als eigenständige Diagnose. Der arbeitsplatzbezogene Erschöpfungszustand hat genau genommen auch keine „Ziffer" in der offiziellen medizinischen Klassifikation des ICD 10. Die meisten Psychiater warnen auch davor, Menschen, die „nicht mehr können", vorschnell mit dieser Diagnose abzuspeisen, ohne genauer nachzuhaken. Die Gefahr einer Fehldiagnose und damit Verharmlosung der Beschwerden ist zu groß. Denn wenn sich Menschen im Sinne eines Burn-out ausgebrannt fühlen, ist das oft ein Symptom einer Depression, deren Auslöser im beruflichen Stress liegen kann, aber häufig aus ganz anderen Lebenszusammenhängen stammt.

In diesen Fällen wird Burn-out zu einer Ausweichdiagnose, die vielleicht für manche leichter zu ertragen ist als die Diagnose Depression. Doch das ist gefährlich. Depressiven Menschen nur zu raten, einfach mal zu entspannen, mehr zu schlafen und endlich wieder Urlaub zu machen, ist im günstigsten Fall wirkungslos, häufig aber schädlich. Entspannung zu fordern, wo diese nicht möglich ist, erzeugt Druck. Langer

Schlaf kann die Symptome einer Depression verschlimmern, und eine „Auszeit" schafft Zeit für noch mehr Grübeln, Selbstvorwürfe und Versagensängste.

Auf jeden Fall verhindert die Fehldiagnose eine notwendige und adäquate Behandlung der Depression, deren genaue Abklärung noch stattfinden muss.

Saisonal abhängige Depression – die Winterdepression

Die saisonal abhängige Depression (SAD) oder Winterdepression ist in den letzten Jahren immer mehr ins Gespräch gekommen. Betroffene klagen über ausgesprochene Stimmungs- und Verhaltensänderungen im Herbst und Winter, fühlen sich dagegen im Frühjahr und Sommer wie neugeboren. Neben den typischen depressiven Symptomen wie zum Beispiel Niedergeschlagenheit, sozialem Rückzug, Energielosigkeit und Konzentrationsschwierigkeiten fallen vor allem zwei Symptome auf:

- Menschen mit einer Winterdepression haben ein extremes Schlafbedürfnis, fühlen sich wie Bären und Murmeltiere, die den Winter einfach verschlafen.
- Zu dieser „Hypersomnie" kommt ein auffälliger Appetit auf kohlenhydratreiche Nahrungsmittel wie Süßigkeiten, Nudeln, Brot.

Dass diese Symptome tatsächlich jahreszeitabhängig sind, zeigt sich an der spontanen „Heilung" im Frühjahr und Sommer beziehungsweise an der „heilenden" Wirkung eines Winterurlaubs im sonnigen Süden.

Schizoaffektive Psychosen

Schizoaffektive Psychosen nehmen eine Zwitterstellung zwischen den bipolaren (manisch-depressiven) und den schizophrenen Störungen ein und gehören nicht zum engeren Kreis der depressiven Erkrankungen. Dabei treten innerhalb einer Erkrankungsepisode sowohl Symptome einer schizophrenen Psychose (also Wahnideen, Halluzinationen, Denkstörungen, das Gefühl, von Fremden beeinflusst zu werden, und andere) als auch Symptome einer Depression oder Manie auf.

Eine Winterdepression ist abhängig vom Aufenthalts- beziehungsweise Wohnort – wie sehr das so ist, zeigt eine Statistik aus den USA: In Alaska (64. Breitengrad) wurde bei fast 10 Prozent der Bevölkerung eine Winterdepression diagnostiziert, während in Florida nur 1,4 Prozent darunter litten (Quelle: Susan Nolen-Hoeksema: „Abnormal psychology", New York, 2014).

Solche Psychosen verlangen eine gänzlich andere Behandlung als depressive Störungen. Deshalb stellen wir sie in diesem Buch nicht näher dar. Lediglich die vorbeugende Behandlung mit Medikamenten gleicht der bei wiederkehrenden Depressionen oder wiederkehrenden bipolaren Erkrankungen.

Symptomatische Depression

Schwere oder unheilbare körperliche Erkrankungen können depressive Zustandsbilder zur Folge haben. Mit dem Begriff „symptomatische Depression" wird betont, dass die Depression selbst lediglich das Symptom einer solchen anderen Erkrankung ist. Sie weist also auf eine andere zugrundeliegende Ursache hin.

> **Allein die Depression zu behandeln und dabei die verursachende Erkrankung zu übergehen wäre ein schwerwiegender ärztlicher Kunstfehler.**

Bei älteren Patienten kann eine depressive Verstimmung zum Beispiel das erste Symptom einer einsetzenden Herzinsuffizienz sein, einer Minderleistung des Herzmuskels, die sich später in einer deutlich geminderten allgemeinen Belastbarkeit, aber auch durch Herzschmerzen und Atemnot bemerkbar macht.

Bei der Behandlung derartiger Depressionen hat die Behandlung der Grundkrankheit im Vordergrund zu stehen. Eine Depression durch Herzinsuffizienz verschwindet oft mit der verbesserten Leistung des Herzmuskels. Ähnliches gilt für Depressionen bei Störungen des Hormonstoffwechsels und anderen organischen Erkrankungen. Allein die Depression zu behandeln und dabei die verursachende Erkrankung zu übergehen wäre ein schwerwiegender ärztlicher Kunstfehler. Chronische Infektionskrankheiten können ebenfalls depressive Zustände hervorrufen.

Eine Depression auslösen können folgende körperliche Krankheiten:

- Schlaganfall
- Aids
- Chronische Infektionen des zentralen Nervensystems (wie Toxoplasmose oder Lues)
- Hirntumore, Tumorleiden
- Akute Infektionskrankheiten (wie Tuberkulose, Lungenentzündung)
- Stoffwechselerkrankungen
- Störungen des Hormonhaushalts

Depression bei Abhängigkeitserkrankungen

Sucht und Abhängigkeit sind eigenständige psychische Störungen von oft chronischem Verlauf, die jedoch häufig gemeinsam mit einer Depression anzutreffen sind. Dabei ist vielfach unklar, ob zuerst die Abhängigkeit bestand oder zuerst die Depression. Beides ist möglich.

Nicht wenige Patienten meinen, einzelne ihrer depressiven Symptome wie innere Unruhe oder Angst mit Alkohol oder mit unkontrolliert eingenommenen Beruhigungs- und Schlafmitteln „behandeln" zu können. Häufig wirken diese Selbstbehandlungsversuche anfänglich auch einigermaßen gut. Die Betroffenen machen allerdings recht schnell die Erfahrung, dass sie immer größere Mengen dieser Suchtstoffe benötigen, um den gewünschten Erfolg, nämlich die Reduzierung ihrer Symptome, zu erreichen. Sie steigern die Dosis und können in aller Regel ihren Konsum nicht mehr kontrollieren. Sie sind abhängig.

Auch ein anderer typischer Verlauf ist möglich: Während einer bestehenden Abhängigkeit stellen sich immer mehr emotionale Störungen und Symptome einer typischen Depression ein.

Die Grundlage jeder Behandlung einer depressiven Störung, die mit der Einnahme eines Suchtstoffs verbunden ist, ist die Abstinenz. Erst unter Abstinenzbedingungen lässt sich herausfinden, welche depressiven Symptome übrig geblieben sind und behandelt werden müssen.

Depression als unerwünschte Medikamentenwirkung

Eine Reihe von Medikamenten kann behandlungsbedürftige depressive Störungen auslösen. Ein Beispiel: Medikamente für Herz-Kreislauf-Erkrankungen beeinflussen die Ausschüttung von Neurotransmittern, den Botenstoffen im Gehirn, die in engem Zusammenhang mit der Entwicklung depressiver Symptome zu sehen sind.

Die Liste derartiger Auslöser ist lang. So können zum Beispiel blutdrucksenkende Medikamente, die Antibabypille, Medikamente gegen die Parkinsonkrankheit, bestimmte Antibiotika und viele mehr als unerwünschte Arzneimittelwirkung eine Depression verursachen. Diese bildet sich in aller Regel innerhalb von Tagen bis Wochen nach Absetzen des Medikaments zurück.

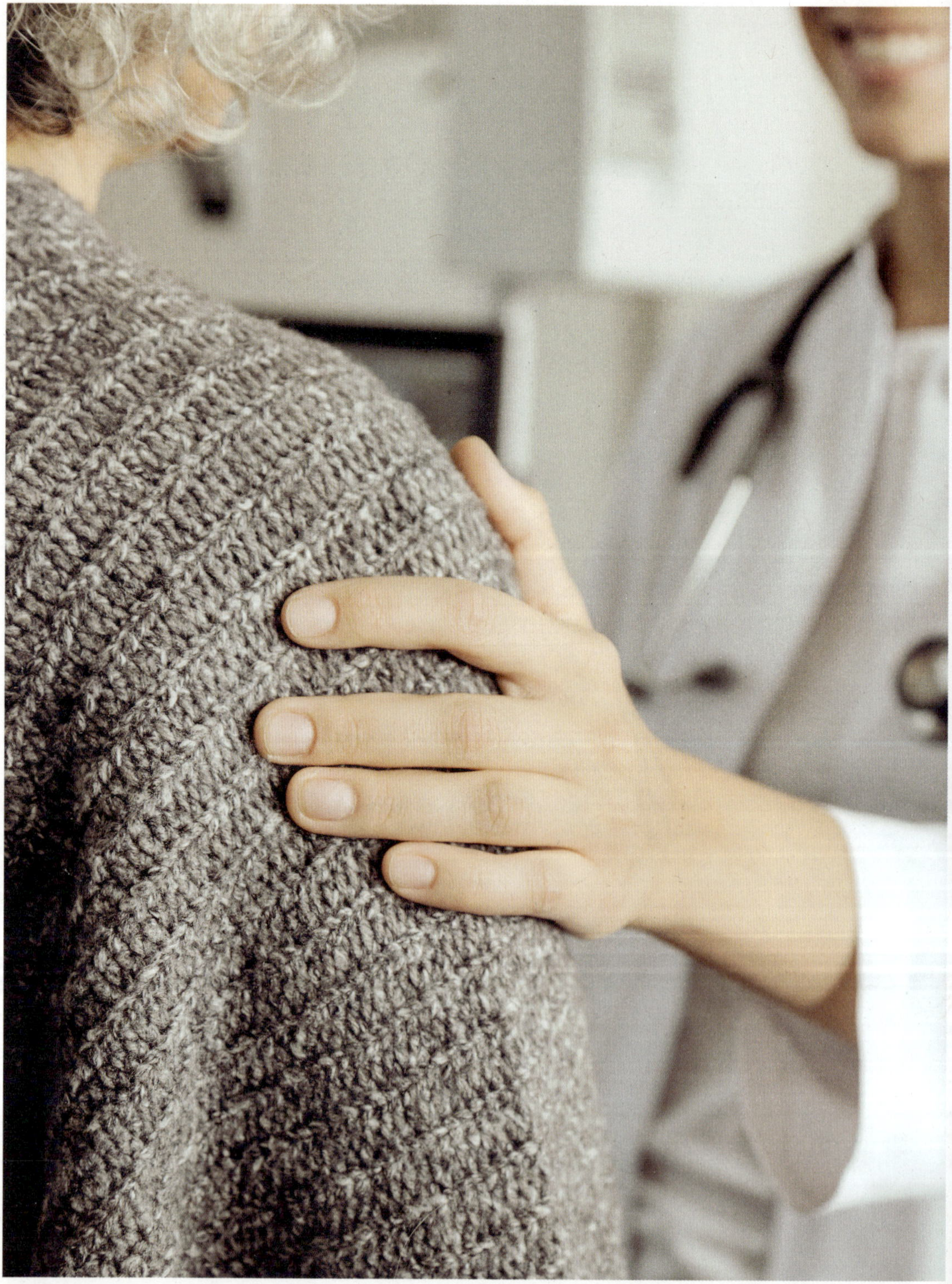

Vom Verdacht zum Behandlungsplan

Ihnen geht es schlecht. Vielleicht haben Sie den Verdacht, eine Depression zu haben. Lassen Sie jetzt nicht kostbare (Lebens-)Zeit verstreichen. Es gibt Hilfe.

Sie haben vermutlich selbst schon manchmal darüber nachgedacht, ob Ihre „schlechte Laune", Ihre Müdigkeit und Energielosigkeit, die Schlaflosigkeit und das „keine Lust" noch mit rechten Dingen zugehen. Oder Ihre Partnerin, Ihr Partner, Ihre Kinder, vielleicht auch Freunde machen sich Sorgen, ob Ihre augenblickliche Niedergeschlagenheit nicht doch eine Behandlung nötig macht. Aber: Leiden Sie unter einer behandlungsbedürftigen Depression?

Diese Frage ist nicht leicht zu beantworten. Die meisten Fachleute sind sich zwar darüber einig, dass eine Depression spätestens dann behandlungsbedürftig ist, wenn sie die Betroffenen in ihren beruflichen und sozialen Alltagsaktivitäten beeinträchtigt. Aber dieses Kriterium ist sehr eng, zu eng gefasst.

Oft leiden Menschen unter einzelnen Symptomen der Depression erheblich, reißen sich aber über lange Zeit zusammen, bis es wirklich nicht mehr geht. Deshalb halten Ärzte und Psychotherapeuten eine Behandlung für notwendig, wenn der Betroffene seinen Alltag zwar unter Anstrengungen meistert, aber unter Symptomen aus der Vielzahl der Symptome des „depressiven Spektrums" (siehe „Und was ist eine Depression?", S. 33) leidet. Der subjektive Leidensdruck entscheidet also, ob eine Behandlung sinnvoll und notwendig geworden ist.

Es muss etwas geschehen

Ich darf, ich muss mir helfen lassen!

Der Leidensdruck, also die „starke seelische Belastung, unter der jemand leidet“ – wie es der Duden formuliert –, wird im Allgemeinen als wichtigste Voraussetzung für die Motivation genannt, denselben zu verringern. Im Fall einer Depression ist es die Depression an sich, die „niederdrückt“. Als zweite Voraussetzung für eine Behandlungsempfehlung gilt die Erwartung bzw. Hoffnung, dass tatsächlich eine Besserung eintreten kann. Gerade diese fehlt den meisten depressiven Menschen – und auch ihr Leiden ist unglücklicherweise oft eher ein Motivationshindernis. Sie sind zu antriebslos, einen Arzttermin zu verabreden oder sich einen Psychotherapeuten zu suchen. Viele depressive Menschen empfinden die Perspektivlosigkeit, Niedergeschlagenheit und mangelnde Energie, oft auch eigenes Versagen und das fehlende Selbstwertgefühl nur als logische Reaktion auf eigenes Unvermögen, also „realistisch“. In ihrem Denken und Fühlen ist sowieso alles sinnlos, sie selbst sind wertlos und selbst schuld und haben es nicht verdient, Hilfe in Anspruch zu nehmen.

Den Leidensdruck messen

Bei einer solchen depressiven Selbsteinschätzung helfen (Selbst-)Tests. Die verschiedenen Selbstbeurteilungsbögen, die inzwischen entwickelt wurden – der international bekannteste ist das BDI (Beck'sches Depressions-Inventar) –, können erste Hinweise geben. Die Betroffenen kreuzen die für sie gegenwärtig passenden Antworten im Fragebogen an, aus denen Psychologen und Psychiater einen ziemlich genauen Eindruck von ihrer Verfassung gewinnen. Solche psychiatrisch-psychologischen Fragebögen bedürfen natürlich der Auswertung durch Fachleute. Unser Kurzfragebogen (siehe „Ein kleiner Test“, S. 18) kann Ihnen jedoch auch ohne Expertenwissen zumindest erste Anhaltspunkte liefern.

Ein Selbsttest als erste „Selbsthilfe“

(Selbst-)Tests und Fragebögen können Anstoß geben, sich Gedanken über sich und sein Leiden zu machen. Wer die eigenen quälenden Selbstvorwürfe, Selbstanklagen, den Nihilismus, die Hoffnungslosigkeit in einem Fragebogen wiederfindet und dort als Symptom einer Depression beschrieben sieht, kann sich vielleicht schon für den Moment von ihnen distanzieren – der erste Schritt in die richtige Richtung.

Auch wer anhand des Fragebogens von der Möglichkeit erfährt, dass auch seine körperlichen Symptome depressionsbedingt sein können, kann die Suche nach dem „richtigen" Arzt für sein körperliches Leiden aufgeben – ein wichtiger Schritt. Haben Sie nun den Verdacht, an einer Depression zu leiden, sollten Sie sich nicht anders verhalten als etwa bei unklaren Bauchschmerzen und rasch professionelle Hilfe suchen.

▶ Unter www.deutsche-depressionshilfe.de/stiftung/depression-test-selbsttest.php finden Sie einen hilfreichen Selbsttest.

Beim Hausarzt

Ein großer Teil der depressiven Störungen wird vom Hausarzt diagnostiziert.

Viele depressive Menschen führt ihr Weg erst einmal zum Hausarzt – oft auch deshalb, weil sie selbst an die Möglichkeit einer depressiven Erkrankung gar nicht denken. Dieser erste Schritt kann durchaus sinnvoll sein: Ihr Hausarzt ist derjenige, der Sie kennt, zu dem Sie Vertrauen haben und der Sie, Ihre körperliche und seelische Verfassung seit langem beobachtet. Sie oder er ist – hoffentlich – auch der Arzt, dem Sie sich im Gespräch anvertrauen können. Für die gründliche körperliche Untersuchung, die er durchführen muss, um mögliche körperliche Krankheiten als Ursache einer depressiven Störung auszuschließen, ist er in den meisten Fällen ebenfalls zuständig. Lassen Sie sich also einen Termin geben! Ein ausführliches Gespräch, in dem Sie offen und vertrauensvoll über Ihre Beschwerden und Probleme sprechen können und müssen, tut Ihnen gut und ist die Voraussetzung für die richtige Diagnose. In unklaren Fällen wird Ihr Hausarzt Sie – hoffentlich – zu einem Facharzt für psychische Erkrankungen, dem Psychiater oder zu einem Psychotherapeuten überweisen.

Schwierigkeiten, eine Depression zu erkennen

Manchmal stehen die körperlichen Symptome einer Depression ganz im Vordergrund. Es kann also sein, dass Betroffene ihren Hausarzt aufsuchen und über ihre allgemeine körperliche Abgeschlagenheit und Mattigkeit, über Ein- und Durchschlafstörungen, mangelnden Appetit und Gewichtsverlust klagen. Vielleicht berichten sie von Magenschmerzen, Verstopfungen, Durch-

Was nicht passieren sollte

Ihr Hausarzt konzentriert sich auf eines der vielen Symptome, auf eine der zahlreichen Beschwerden, die Sie ihm vortragen – sagen wir Schlaflosigkeit –, und verordnet Ihnen ein Beruhigungs- oder Schlafmittel ohne weitere diagnostische Abklärung. Oft ist dies ein Medikament aus der Gruppe der Benzodiazepine, der Beruhigungsmittel vom „Valium"-Typ. Was ist damit aber erreicht? Ein Symptom (Schlafstörung) wird für die Diagnose gehalten, und ein Medikament wird verordnet, das nach längerer Einnahme zusätzlich depressiv und abhängig machen kann. So besteht die Gefahr, dass sich die Depression durch das Beruhigungsmittel verschlimmert und zu einem Dauerzustand wird.

fall, von undefinierbaren Kopfschmerzen, einem komischen Druck im Hals und in der Brust, dem Gefühl, einen Kloß im Hals zu haben, nicht richtig schlucken zu können und nicht richtig Luft zu bekommen ... Manchmal wird ihnen schwindelig. Es flimmert ihnen vor den Augen, was bis hin zu Sehstörungen führen kann. Herz und Kreislauf spielen verrückt, alles ist verspannt, tut weh, kurz: der ganze Körper „will" nicht mehr. Dazu kommen oft Konzentrationsschwierigkeiten und Gedächtnisstörungen!

Ein guter Hausarzt wird oft dann hellhörig, wenn er, der seinen Patienten sonst als lebhaften Menschen kennt, bemerkt, dass dieser im Gespräch wirkt, als sei die Handbremse angezogen. Das Sprechtempo ist verlangsamt, Mimik und Gestik sind irgendwie eingefroren, die Klagen wirken eher monoton. Vielleicht gewinnt der Hausarzt auch den Eindruck, dass der Patient – völlig untypisch für ihn – nicht bei der Sache bleiben kann und den Anschein vermittelt, nicht so recht zu verstehen, was besprochen wird.

Wenn ihm das in Verbindung mit den geschilderten körperlichen Symptomen auffällt, wird er nachhaken und Fragen stellen, die ihn auf die richtige Fährte führen können: „Haben Sie sich in den letzten zwei Wochen niedergeschlagen, traurig gefühlt?", „Haben Sie in der letzten Zeit das Interesse oder die Freude an wichtigen Aktivitäten (Beruf, Hobby, Familie) verloren?", „Leiden Sie an fehlendem Selbstvertrauen und/oder Selbstwertgefühl?", „Machen Sie sich häufig Selbstvorwürfe?", „Fühlen Sie sich häufig schuldig für alles, was geschieht?", „Sehen Sie die Zukunft schwärzer als sonst?", „Geht es Ihnen so schlecht, dass Sie über den Tod nachdenken oder daran, dass es besser wäre, tot zu sein?", „Haben oder hatten Sie sogar konkrete Pläne, sich etwas anzutun, oder dies tatsächlich schon versucht?"

Bejaht der Patient vieles davon, kann es gelingen, die körperlichen Beschwerden als

Wenn Sie nach etwa sechs Wochen keinerlei Besserung Ihrer Symptome verspüren, sollten Sie einen Facharzt für Psychiatrie und Psychotherapie oder einen Psychotherapeuten aufsuchen!

das zu erkennen, was sie sind: die körperlichen Symptome einer Depression.

→ Fast jede/r Achte

Etwa 12 Prozent der Patienten einer Allgemeinarztpraxis in Deutschland leiden an einer depressiven Störung.

Der Hausarzt als Lotse

Eindeutige Kriterien dafür, wann eine Überweisung zum Psychiater oder Nervenarzt (dies sind neurologisch und psychiatrisch ausgebildete Fachärzte) oder zum psychologischen Psychotherapeuten zur genauen Abklärung oder auch zur weiterführenden Behandlung notwendig ist, gibt es nicht.

Als Faustregel gilt: Hält Ihre depressive Verstimmung länger an und kommen weitere Symptome einer (mittelschweren) Depression (siehe „Und was ist eine Depression?", S. 33) hinzu, sollte unbedingt fachärztliche oder psychotherapeutische Diagnostik hinzugezogen werden. Sie ist bei mittelschweren bis schweren Depressionen die Grundlage der richtigen Therapie und die Voraussetzung für eine gute Wahl des Therapeuten. Erkennt Ihr Hausarzt diese Notwendigkeit, kann er Sie beraten und seiner „Lotsen-Funktion" nachkommen, sofern er – was leider nicht immer der Fall ist – den Überblick über die entsprechende fachärztliche und psychotherapeutische Versorgung hat.

Der Hausarzt ist eine gute Anlaufstelle, wenn er

- zuhören kann,
- vertraut ist mit der Diagnostik einer Depression,
- seine Patienten in seine Überlegungen und Entscheidungen mit einbezieht,
- genug fachliches Wissen hat, um aufzuklären, zu beraten und gegebenenfalls die Behandlung mit Medikamenten einzuleiten,
- weiterverweist oder überweist, wenn nicht innerhalb einiger Wochen eine Besserung der Hauptsymptome festzustellen ist, und
- Zeit, Zeit und noch mal Zeit genug hat für seinen depressiven Patienten.

Der Hausarzt ist vor allem dann eine gute, weil einzige Anlaufstelle, wenn die Wartezeit beim Facharzt oder Psychotherapeuten das lange Warten unerträglich oder gar gefährlich macht.

Der Weg zum Spezialisten

In vielen Fällen ist ein Spezialist für die Psyche die sinnvollere (Zusatz-)Adresse

„Fachkräfte für Psychisches“ gibt es viele. Ihre Berufsbezeichnungen, ihre Ausbildung, die abschließenden Prüfungen und ihre Aufgabenbereiche im Gesundheitswesen sind in Deutschland gesetzlich geregelt. Das heißt: Wer bei uns einen Heilberuf ausüben will, bedarf dazu einer staatlichen Erlaubnis. Je nach Beruf und Anwendungsbereich ist dies unterschiedlich geregelt. Es gibt Psychiater, Psychologen und Psychotherapeuten. Jeden von ihnen können Sie ohne eine spezielle Überweisung aufsuchen. Lassen Sie sich nicht auf lange Wartelisten ein! Sie brauchen Hilfe! Doch welche Anlaufstelle ist nun die richtige für Sie?

Psychiater: Facharzt für Psychiatrie und Psychotherapeutische Medizin

Der Psychiater (griechisch: Arzt für die Seele) ist von seiner Grundausbildung her Arzt. Er hat ein Medizinstudium absolviert, an das sich eine mindestens fünfjährige Facharztausbildung in einer Einrichtung für psychisch kranke Patienten angeschlossen hat. In dieser Zeit muss er mindestens ein Jahr lang in einer neurologischen Abteilung oder Klinik gearbeitet haben. Aufgrund seiner medizinischen Ausbildung ist der Psychiater in der Lage, auch organische Ursachen seelischer Störungen zu erkennen beziehungsweise auszuschließen. Er darf Medikamente verordnen, Laboruntersuchungen und eventuell nötige organische Zusatzuntersuchungen veranlassen oder selbst durchführen.

Fast alle Psychiater verfügen heute über eine psychotherapeutische Zusatzqualifikation. Daneben gibt es den Facharzt für Psychosomatik und Psychotherapeutische Medizin. Er hat auch Erfahrungen im Bereich der Inneren Medizin. Sein Schwerpunkt ist die Psychosomatik und Psychotherapie.

Psychologe

Der Psychologe hat ein Studium der Psychologie absolviert: Dieses Studium erfolgt an einer Hochschule, früher mit dem Abschluss Diplom (Dipl.), heute mit den Bezeichnungen Bachelor und Master. Es vermittelt Kenntnisse über die Psyche und darüber, wie etwa die Wahrnehmung, das Denken, der Wille (Motivation) und die Gefühle zusammenspielen und funktionieren. Es befähigt, menschliches Denken, Fühlen und Verhalten zu hinterfragen und gezielte Befragungstechniken anzuwenden.

Schon während des Studiums kann sich der Psychologe auf die Schwerpunkte „Klinische Psychologie" und psychologische Behandlungsmethoden spezialisieren. Wer im klinisch-therapeutischen Bereich arbeiten möchte, benötigt jedoch eine psychotherapeutische Zusatzausbildung beziehungsweise eine Approbation nach dem deutschen Psychotherapeutengesetz.

Psychotherapeut

Psychotherapeuten sind im Vorberuf Ärzte, Psychologen oder – als Kinder- und Jugendlichenpsychotherapeuten – Pädagogen und Sozialpädagogen. Um die Approbation und Kassenzulassung zu erlangen, müssen Psychotherapeuten streng vorgegebene persönliche und berufliche Eingangsvoraussetzungen und Ausbildungsrichtlinien erfüllen. Ihre Weiterbildung umfasst mehrere Jahre an staatlich anerkannten Ausbildungsstätten und Hochschulen.

Die Berufsbezeichnung „Psychotherapeut" ist gesetzlich geschützt. Ein Psychotherapeut behandelt mit psychologischen Mitteln, das heißt, er setzt auf die Wirkung von Gespräch, Handlung und Beziehung zwischen Patient und Psychotherapeut. Sein Arbeitsgebiet unterscheidet sich von anderen medizinischen Behandlungsmethoden also weniger durch den Anwendungsbereich als durch sein Vorgehen und seine Methoden. Welche psychotherapeutischen Methoden er einsetzen darf, ist in Deutschland durch gesetzliche Richtlinien (siehe „Richtlinienverfahren und andere", S. 116) geregelt.

Und wie ist das bei Heilpraktikern?
Hilfesuchende finden außerdem Angebote von Heilpraktikern, die in irgendeiner Form psychotherapeutisch tätig sind oder mit Bachblüten, Ayurveda, Reiki, Akupunktur etc. ihre Depression behandeln wollen. Sie dürfen sich nicht „Psychotherapeut" nennen. Man findet stattdessen häufig die Bezeichnung „Heilpraktiker (Psychotherapie)" auf ihren Praxisschildern und Briefköpfen.

> **Psychotherapeutische Ausbildungen, die an Heilpraktikerschulen angeboten werden, unterliegen keiner staatlichen Kontrolle.**

Heilpraktiker (Voraussetzung: Hauptschulabschluss) müssen weder ein Studium noch eine zusätzliche anerkannte Ausbildung in Psychotherapie nachweisen. Psychotherapeutische Ausbildungen, die an Heilpraktikerschulen angeboten werden, unterliegen keiner staatlichen Kontrolle. Dagegen ist die Berufsbezeichnung „Heilpraktiker" eine im deutschen Heilpraktikergesetz von 1939 in der jeweils geltenden Fassung geschützte Bezeichnung. Heilpraktiker darf sich diesem Gesetz entsprechend nennen, wer keine Gefahr für die Gesundheit der Patienten darstellt. Die Ausübung der Heilkunde ohne staatliche Genehmigung ist strafbar.

Wer zahlt wen?

Die Frage nach der Kostenübernahme ist natürlich bei der Wahl des Arztes und Psychotherapeuten nicht trivial. Achten Sie, wenn Sie gesetzlich versichert sind, darauf, ob der Arzt oder Psychotherapeut, den Sie aufsuchen, eine Kassenzulassung hat (Praxisschild genau lesen oder nachfragen!). Nur dann übernimmt Ihre Kasse die Kosten für Diagnostik und Behandlung. Heilpraktiker können nicht mit den gesetzlichen Krankenkassen abrechnen.

Wenn Sie privat versichert sind, empfiehlt es sich, vor Aufnahme einer Psychotherapie bei der jeweiligen Versicherung nachzufragen, welche Leistungen sie übernimmt. Manche privaten Krankenversicherungen offenbaren sich in Bezug auf psychotherapeutische Leistungen als restriktiver als die gesetzlichen Krankenkassen. Lesen Sie Ihren Vertrag genau – auch das Kleingedruckte!

Vom Erstgespräch zur Diagnose

Im Vordergrund steht das Gespräch. Doch auch eine körperliche Untersuchung darf nicht fehlen.

Der „Untersuchungstermin" beim Psychiater oder Psychotherapeuten findet als Gespräch statt. Nur im Dialog mit Ihnen kann er klären, woran Sie leiden und welche Behandlung für Sie die beste ist. Ein wichtiger Bestandteil ist hierbei das Erstgespräch, an dessen Ende eine Arbeitshypothese steht: die Diagnose. Eine genaue Abklärung ist jedoch meist nicht ohne weitere Gesprächstermine und Untersuchungen möglich. Psychiater und Psychotherapeut brauchen zusätzliche Informationen.

Das Erstgespräch

Das sogenannte Erstgespräch ist meist der erste Kontakt zwischen Psychiater und Patient. Hier steht das, was Sie berichten wollen, im Vordergrund. Der Psychiater überlässt Ihnen die Themenwahl. Sie haben die Gelegenheit, sich mitzuteilen und Ihr Leiden, Ihre Beschwerden, Sorgen und Ängste darzustellen. Allerdings geht es beim Erstgespräch nicht nur um Faktenübermittlung, sondern erst einmal um Kontaktaufnahme und Beziehungsaufbau. Sie müssen Vertrauen entwickeln, denn es ist ja nicht einfach, von sich und seinen Problemen zu sprechen. Dass Sie das können, ist aber die Voraussetzung für die Diagnosestellung. Deshalb muss sich der Psychiater, der Psychotherapeut als vertrauenswürdig erweisen. Also sprechen Sie nicht nur über Ihre Krankheitssymptome, sondern auch über Ihre Lebenssituation, Ihren Alltag, Ihre Familie, Ihren Beruf, Ihre Freizeit und das, was Sie bewegt, worüber Sie nachdenken, was Sie sich erhoffen und was Sie befürchten.

Exploration – die Untersuchung im Gespräch

Der Psychiater führt die Exploration nach einem strukturierten Aufbau durch, ohne dass dieser für Sie erkennbar sein muss. Dabei werden bestimmte psychische Fähigkeiten erfragt und beobachtet (exploriert). Beispielsweise, wie Ihre zeitliche Orientierung funktioniert, ob Sie unter Wahrnehmungsstörungen leiden, wie Ihr emotionales Erleben aussieht, ob Denkstörungen, Ängste oder Zwänge bestehen. Der Psychiater stellt Ihre Symptome anhand dieses geordneten Gesprächs fest. Er orientiert sich bei bestimmten Störungen an Leitsymptomen. Bei depressiven Störungen sind es die Störungen des Gemüts, die affektiven Störungen, aber auch die geschilderten, ganz typischen körperlichen Beschwerden und Symptome des depressiven Spektrums.

Auch der Psychotherapeut wird eine Exploration durchführen. Er muss sich für seine Behandlung im Einzelnen über die Beschwerden, die Sie zu ihm geführt haben, informieren, selbst wenn er schon auf die Diagnose des überweisenden Arztes zurückgreifen kann.

Anamnese: Die Vorgeschichte der Krankheit

Seelische Störungen entwickeln sich in bestimmten Lebensphasen oder im Zusammenhang mit belastenden Lebensereignissen. Für viele Störungen des Erwachsenenalters ist schon in der Kindheit der Grundstein gelegt worden. Denn frühere Erfahrungen und Lernprozesse bestimmen maßgeblich die Erfahrungen und Lernprozesse, die wir hier und heute machen. Wichtig ist es, frühere organische Erkrankungen wie auch frühere seelische Störungen genau zu erfassen, weil sich aus diesen entscheidende Hinweise auf die aktuelle seelische Störung ergeben können. Deshalb nimmt die Erhebung der sogenannten biografischen Anamnese einen Großteil aller weiteren Gespräche ein.

Die biografische Anamnese befasst sich nicht nur mit Symptomen und bisherigem Verlauf der Krankheit. Es geht ebenso um ihre Vorgeschichte im Zusammenhang mit der Lebensgeschichte und vergangener und gegenwärtiger familiärer und sozialer Situation des Erkrankten, und es geht um die Bedeutung, die Sie einzelnen vergangenen, gegenwärtigen und auch erhofften/befürchteten Ereignissen Ihres Lebens geben.

Die Symptome verstehen

Eine Diagnose, die die Grundlage einer psychotherapeutischen Behandlung sein soll, stellt noch weitere Anforderungen an den Untersuchenden: Vor allem Tiefenpsychologen und Psychoanalytiker wollen die Störung „verstehen". Das heißt, sie wollen nachvollziehen, ob und wie sie mit einer auslösenden Situation zusammenhängt und welche gefühlsmäßige Bedeutung diese für Sie und häufig auch für Ihr Umfeld hat. Dabei müssen sie Ihre vergangene und auch die zukünftige Lebensgeschichte mit einbeziehen. Der Verhaltenstherapeut interessiert sich für das dysfunktionale Denken (siehe „Das kognitive Modell", S. 65), also die typisch depressive Weltsicht des depressiven Patienten.

Das Erstgespräch beim Psychotherapeuten verläuft deshalb oft ganz anders als das psychiatrische Gespräch. Denn eine Störung zu verstehen setzt eine andere Gesprächsführung voraus. Konkret heißt das: Ihr Psychotherapeut wird Ihnen neben seinen Fragen über lange Strecken die Führung des Gesprächs überlassen, vielleicht sogar, ohne Zwischenfragen zu stellen oder bestimmte Themen vorzugeben. Missverstehen Sie diese Offenheit des Gesprächs nicht als Desinteresse des Psychotherapeuten – vielmehr eröffnet sich Ihnen so die Chance – aber auch die Aufgabe –, von sich aus zu berichten, was Ihnen wichtig erscheint, auch wenn dies vor allem zu Anfang manchmal schwerfällt.

Wie andere die Geschichte der Krankheit sehen

Bei vielen seelischen Störungen ist es für den Arzt oder Psychotherapeuten unerlässlich, die nächsten Angehörigen direkt zu befragen, von ihnen zu erfahren, wie sich ihr Partner, ihr Elternteil, ihr Kind verändert hat, wie sie die seelische Störung wahrnehmen konnten. Diese Angaben stellen oft eine wesentliche Ergänzung zur biografischen Anamnese dar, die ja die Krankengeschichte erfasst, so wie sie sich für den Betroffenen selbst darstellt. Derartige Gespräche können auch im weiteren Verlauf der Behandlung wichtig werden. Für die Angehörigen können sie zudem eine wichtige Informationsquelle sein.

Die körperliche Untersuchung

Die psychiatrische, psychotherapeutische Diagnostik beruht zunächst auf einer guten Exploration und Anamnese. Zusätzlich ist es wichtig, mögliche organische Ursachen (siehe „Symptomatische Depression", S. 82) zu erkennen oder auszuschließen. Denn hinter depressiven Symptomen kann sich auch eine körperliche Ursache verbergen, die eine ganz andere Therapie nötig macht.

Eine solche symptomatische Depression kann durch innere Erkrankungen ausgelöst werden. Zu nennen sind vor allem hormonelle Funktionsstörungen beispielsweise der Schilddrüse oder der Nebennierenrinde. Aber auch Stoffwechselerkrankungen oder Infektionskrankheiten können dahinterstehen. Deswegen ist es bei der Erstdiagnostik einer Depression wichtig, eine internistische Abklärung des Krankheitsbildes vorzunehmen. Um eine solche organisch bedingte Depression ausschließen zu können, ist auch die Überprüfung der Funktionen einzelner Nervenbahnen und Funktionskreise – also eine neurologische Untersuchung – unerlässlich.

Eine internistische Abklärung ist zudem notwendig, um mögliche Kontraindikationen festzustellen. Das sind Krankheiten und Umstände, die gegen die Anwendung eines Medikaments sprechen oder seine Anwendung einschränken, weil mit gehäuften oder gefährlichen Nebenwirkungen zu rechnen ist. Beispiele für solche Anwendungsbeschränkungen (beim Einsatz des Medikaments muss besondere Vorsicht gelten) oder Gegenanzeigen (von der Einnahme des Medikaments wird abgeraten) sind Schwangerschaften oder bestimmte Stoffwechselerkrankungen.

Diese Fragen sollten deshalb vor oder zu Beginn einer medikamentösen Behandlung der Depression erfolgen, was jedoch nicht heißt, dass eine routinemäßige Abklärung aller denkbaren organischen Ursachen stattfinden muss. Erst wenn aufgrund einer guten Anamnese sowie einer sorgfältigen internistischen, neurologischen und psychiatrischen Erhebung von beobachtbaren und erfragten Befunden die Möglichkeit einer bestimmten Krankheit in Betracht gezogen werden muss, sollte diesem Verdacht durch eine spezifische Zusatzdiagnostik nachgegangen werden. Zu dieser erweiterten körperlichen Untersuchung gehören auch laborchemische Tests (Blut, Urin). Viele Psychiater führen die körperlichen Untersuchungen selbst durch. Psychologische Psychotherapeuten werden für diese Untersuchung einen Hausarzt, Neurologen oder Internisten hinzuziehen.

Was nicht passieren sollte

Die körperliche Untersuchung wird erst veranlasst, wenn die üblichen Behandlungsmaßnahmen für die depressive Störung versagt haben.

Der „Stufenplan der Diagnostik“

Vor jeder hilfreichen Therapie steht die richtige Diagnose. Dabei geht es vor allem ums Einordnen und Ausschließen.

Das Erstgespräch beim Psychiater oder Psychotherapeuten entspricht der Untersuchung beim Organmediziner – beides dient der Diagnosefindung. Im Gespräch erfährt Ihr Psychiater oder Psychotherapeut Ihre Beschwerden. Sie sprechen zum Beispiel über Ihre depressive, gedrückte Stimmung, Ihre „Gefühllosigkeit“, Ihre Unsicherheit und Antriebslosigkeit, die Energielosigkeit und Ermüdbarkeit. Vielleicht berichten Sie auch, dass Ihnen nichts mehr Freude macht, für Sie alles sinnlos geworden ist und Sie eigentlich nur noch schlafen wollten, aber nicht mehr schlafen können.

Ihr Arzt beginnt diese Beschwerden nun einzuordnen und entwickelt anhand dessen eine erste Vermutung: die Diagnose einer depressiven Störung. Diese muss von anderen seelischen und/oder körperlichen Krankheitsbildern abgegrenzt werden. Zum Ausschluss neurologischer und internistischer Erkrankungen sind deshalb möglicherweise Zusatzuntersuchungen notwendig, die der Hausarzt, Internist, Neurologe oder Psychiater durchführt.

D i e Depression gibt es nicht

Hat sich der Verdacht auf eine depressive Störung bestätigt, ist der diagnostische Prozess damit aber noch nicht abgeschlossen. Verschiedene Schweregrade und unterschiedliche mögliche Verläufe machen entsprechende therapeutische Maßnahmen möglich oder erforderlich. Deshalb sind weitere diagnostische Fragen zu beantworten. Die folgenden Schritte dienen der genaueren Bestimmung Ihrer Depression.

Ihr Psychiater oder Psychotherapeut muss sich ein Bild davon machen, wie sehr Sie unter den Symptomen der Depression leiden und wie stark Ihr Alltag davon betroffen ist. Er muss den bisherigen Verlauf erfragen und den weiteren Verlauf möglichst vorhersagen können. Dies ist besonders wichtig bei bipolaren Störungen (siehe „Bipolare Störungen …“, S. 75) oder zur Planung einer vorbeugenden Behandlung. Zudem muss er – ganz wichtig! – auch das Selbsttötungsrisiko abschätzen können und entscheiden, ob zusätzlich zur Psychotherapie der Einsatz von Medikamenten notwendig ist.

Schritt für Schritt zur Diagnose

Der Weg zur Diagnose verläuft in Einzelschritten, die in einer bestimmten Reihenfolge stattfinden. Jeder Schritt setzt die Beantwortung von ganz bestimmten Fragen voraus und führt zu weiteren Fragen.

1. Stehen hinter Ihren quälenden Symptomen eine grundlegende Niedergeschlagenheit und Antriebslosigkeit, die Sie früher nicht kannten?
2. Können andere ursächliche Faktoren wie organische Erkrankungen, Medikamentennebenwirkungen oder Suchtmittelgebrauch ausgeschlossen werden?
3. Passen mögliche andere Symptome, unter denen Sie leiden, zum depressiven Syndrom oder sind sie eher einer anderen psychischen Störung zuzuordnen, zum Beispiel einer Angststörung?
4. Wie war der bisherige Verlauf der Krankheit? Wie lange leiden Sie schon darunter? Kam sie fast wie über Nacht oder rutschten Sie über Monate (oder gar Jahre) immer tiefer in die Depression? Haben Sie so eine depressive Phase schon einmal erlebt oder ist es das erste Mal? Gab es früher manchmal auch auffällige Hochs, die dann wieder von einem Tief abgelöst wurden? Und zurzeit: Ändert sich Ihre Stimmung im Laufe des Tages? Wie stark leiden Sie heute unter Ihren Symptomen, können Sie Ihren Alltag noch aufrechterhalten, denken Sie an Suizid?

Immer wichtig sind Fragen zu ihrer persönlichen Lebensgeschichte, zur individuellen Krankengeschichte und zur Krankengeschichte der Eltern und auch Großeltern, nach der aktuellen sozialen Situation und nach belastenden und möglicherweise auslösenden Faktoren. Auch diese Fragen werden gestellt, um die jetzige depressive Episode einzuordnen und genau zu bestimmen.

Denken Sie also bitte schon vor dem Arztbesuch genau nach: Wie waren die letzten Wochen und Monate? Wie sieht es gerade aus mit Familie, Freunden, Beruf, Finanzen? Was erwartet Sie in den nächsten Wochen und Monaten? Unter welchen Erkrankungen haben Sie in Ihrem Leben gelitten? Welche Krankheiten gab es in Ihrer Familie? Litten möglicherweise Ihre Eltern, Großeltern schon an einer Depression?

Bitte geben Sie alle Medikamente an, die Sie derzeit nehmen, auch die Beruhigungsmittel, die Sie vielleicht vom Hausarzt verschrieben bekommen haben. Seien Sie ehrlich bei der Frage nach Ihrem Alkoholkonsum oder nach möglichen anderen Suchtmitteln.

Wenn Sie gerade nicht darüber nachdenken können – auch das kann ja ein Symptom Ihrer Depression sein –, bitten Sie einen Angehörigen, eine Freundin, Sie zu begleiten und – so gut es geht – für Sie Rede und Antwort zu stehen.

Mein Behandlungsplan

Die Depression ist eine seelische Störung, bei der sowohl psychologische als auch biologische Faktoren zusammenkommen. Daher muss auch ihre Behandlung auf beiden Ebenen ansetzen. Aber in welcher Gewichtung? Und was ist für Ihren persönlichen Behandlungsplan wichtig?

Inzwischen gibt es für viele Krankheiten sogenannte medizinische Leitlinien, die auf dem aktuellen wissenschaftlichen Erkenntnisstand – abgesichert durch Studien, Metaanalysen und wissenschaftliche Belege –, aber auch auf der Praxiserfahrung von Experten beruhen. Sie verstehen sich aber lediglich als Therapieempfehlung, sind also keine feststehenden Richtlinien. Denn die Entscheidung, welche Therapie für diesen oder jenen Patienten die richtige ist, kann stets nur im Einzelfall und mit dem Patienten gemeinsam getroffen werden.

„Nationale Versorgungsleitlinie Unipolare Depression"

Auch für die Behandlung der depressiven Störung gibt es derzeit eine aktuelle Leitlinie. Erstellt wurde sie im Auftrag der Arbeitsgemeinschaft der Wissenschaftlichen Medizinischen Fachgesellschaften (AWMF), der Bundesärztekammer und der Deutschen Gesellschaft für Psychiatrie und Psychotherapie, Psychosomatik und Nervenheilkunde (DGPPN) als gemeinsame Empfehlung und Entscheidungshilfe. Sie liegt in zweiter Auflage von 2015 vor und gibt den aktuellen Wissensstand wieder. Als sogenannte „S3 Leitlinie" gehört sie zu den Leitlinien, deren wissenschaftliche Absicherung dem höchsten derzeit vorgegebenen Standard genügt.

Auch diese Leitlinie ist keine bindende Richtlinie, sondern Orientierungshilfe. Selbst bei zum Zeitpunkt der Recherche eindeutiger und in wissenschaftlichen Studien gewonnener Datenlage über die Wirksamkeit dieser oder jener Therapieoption müssen immer auch andere Aspekte im Behandlungsplan berücksichtigt werden.

“ Welche Therapie gewählt wird, ist immer die gemeinsame Entscheidung von Patient und Arzt.

Argumente für oder gegen eine bestimmte Behandlung können beispielsweise sein:

- **Wirklatenz** (wie lange dauert es, bis diese oder jene Behandlung wirkt),
- **Nachhaltigkeit** (wie lange hält der Therapieerfolg an),
- **unerwünschte Wirkungen** (welche Risiken und Nebenwirkungen sind möglich),
- **Verfügbarkeit** (gibt es diese oder jene Therapie vor Ort).
- **Der Wunsch des Patienten** spielt auch immer eine Rolle.

Gemeinsam entscheiden!

Auch wenn die Depression diese Mitverantwortung erst einmal als zu große Bürde und nicht zu bewältigende Anforderung erscheinen lässt – welche Therapie letztlich gewählt wird, ist immer die gemeinsame Entscheidung von Patient und Arzt beziehungsweise Psychotherapeut. In den Leitlinien wird von „partizipativer Entscheidungsfindung" gesprochen.

Damit liegt auch der Therapieerfolg in der gemeinsamen Verantwortung. Das ist wichtig. Man weiß inzwischen, dass der Erfolg einer Behandlung ganz wesentlich davon abhängt, ob ein Patient die Behandlung für sich akzeptiert. Voraussetzung hierfür ist meist, dass er in den Entscheidungsprozess eingebunden war – denn dann ist er viel besser in der Lage, Therapiepläne einzuhalten und mögliche Durststrecken auszuhalten.

Ein gut informierter Patient ist elementarer Bestandteil einer erfolgreichen Therapie. Er sollte die ihm zur Verfügung stehenden Diagnose- und Behandlungsoptionen und ihre jeweiligen Vor- und Nachteile kennen. Er sollte auch wissen, ob und wie er selbst durch seine Lebensgestaltung zum Behandlungserfolg beitragen und eventuellen Rückfällen vorbeugen kann.

→ Leitlinien

Eine Leitlinie wird von Experten verschiedenster Berufsgruppen und Therapieschulen, aber auch von Patientenvertretern gemeinsam diskutiert und entwickelt. Eine Leitlinie ist deshalb immer auch ein Kompromiss der unterschiedlichen Interessen der einzelnen mitwirkenden und diskutierenden Fachgesellschaften. Was die „Nutzer" (sowohl professionelle Helfer als auch Patienten) wissen müssen: Eine Leitlinie spiegelt nicht die „reine Wissenschaft" wider. Neben der wissenschaftlichen Beweislage spielen für die Wertung weitere Kriterien eine Rolle, beispielsweise eine Abwägung von Nutzen und Risiken möglicher unerwünschter Wirkungen bei Medikamenten, die Umsetzbarkeit im Alltag und ökonomische Überlegungen (bei gleicher Wirksamkeit wird die günstigere Variante empfohlen). Sie finden diese Leitlinien – auch in einer Fassung als Patientenratgeber – im Internet unter **www.patienten-information.de/patientenleitlinien/patientenleitlinien-nvl/depression**.

Die zwei Säulen der Behandlung

Depressionen sind biopsychosoziale Erkrankungen. Deswegen spielen sowohl biologisch als auch psychologisch begründete Behandlungsverfahren eine Rolle.

Die Behandlung einer Depression ruht auf zwei Säulen. Diese sind:

1. **Psychologisch begründete Verfahren:** das ärztliche Gespräch, eine psychologisch-psychotherapeutische Beratung und vor allem Psychotherapie. Hilfen bieten zusätzliche oder verstärkende psychotherapeutische Maßnahmen im weitesten Sinne, wie etwa Entspannungsverfahren und Informationsgruppen für Betroffene und deren Angehörige.
2. **Biologisch begründete Verfahren:** dies sind vor allem Behandlungsmöglichkeiten mit Medikamenten, besonders die Therapie mit Antidepressiva. Dazu kommen weitere körperliche Behandlungsverfahren wie Bewegungstherapie, Lichttherapie, Schlafentzug, Elektrokrampftherapie und andere.

Um entscheiden zu können, welche Gewichtung die einzelnen Verfahren bei der Behandlung Ihrer Depression erhalten sollen, müssen wieder die bekannten drei entscheidenden Fragen geklärt werden:

- Wie schwer ist die Depression?
- Um welche Depression handelt es sich?
- Welchen Verlauf hat sie bisher genommen, welchen wird sie voraussichtlich ohne Behandlung nehmen?

Jede einzelne von ihnen erfordert zunächst einmal einen anderen Behandlungsansatz, der wiederum davon abhängt, ob die Depression zum ersten Mal auftrat oder es schon mehrere ähnliche Episoden in der Vorgeschichte gab. Vor allem phasenhafte Verläufe, die sich mit Hochs, also manischen Phasen, abwechseln, bedürfen einer besonderen Behandlung.

Eine Depression, die wie aus heiterem Himmel auftritt, die Gewichtsverlust, Schlafstörungen, Tagesschwankungen, Verlangsamung der Bewegung und starke Einengung des Denkens mit sich bringt, wird zunächst vorrangig mit Medikamenten behandelt.

Eine Depression, die als Reaktion auf ein bestimmtes Ereignis, wie etwa den Verlust eines geliebten Menschen, entstanden ist, oder eine Dysthymie, eine chronische depressive Verstimmtheit, bedarf dagegen meist vorrangig einer Psychotherapie. Bei den meisten Betroffenen sind aber auch hier Medikamente hilfreich.

Immer neu denken!

Kein guter Arzt oder Psychotherapeut wird in seinen Überlegungen zum Behandlungsplan die positiven Erfahrungen unberücksichtigt lassen, die ein Patient schon einmal mit einer Behandlungsmethode hatte. Dasselbe gilt für negative Erfahrungen. Eine Regel lässt sich jedoch daraus nicht ableiten, etwa im Sinne von „was einmal half, wird immer helfen" oder auch umgekehrt „was einmal nicht geholfen hat, hilft auch jetzt nicht". Eine Depression entsteht in einer bestimmten Lebenssituation, von der auch die Möglichkeiten, sie zu überwinden, abhängen. Deshalb muss die aktuelle Lebenssituation immer im Behandlungsplan berücksichtigt werden.

→ Ein Beispiel:

Ricarda (55 Jahre): Als Ricarda nach dem Studium eine Stelle in Berlin antrat und nicht in Süddeutschland in der Nähe ihrer Eltern blieb, drohten diese mit Enterbung und Beziehungsabbruch. Dennoch hielt sie durch, was sie mit Stolz erfüllte. Auch ihre Eltern begriffen nach fast zwei Jahren, dass sie mit ihrem Druck nicht durchkamen. Alles schien gelöst – doch dann kam die Depression.

Nur mit Mühe schleppte Ricarda sich von Tag zu Tag weiter. Sie begab sich in psychoanalytische Behandlung. Diese ging über mehrere hundert Stunden, in denen das Verhältnis zu den Eltern Dauerthema war. Später dann ihre Unfähigkeit, tragfähige Beziehungen zu Männern einzugehen.

Die Behandlung war hilfreich, vieles in ihrem Leben ordnete sich neu, sie fand einen Partner und gründete mit ihm eine Familie. Als sie dann plötzlich nicht mehr schlafen konnte, morgens unter Angstzuständen litt und an nichts mehr Freude empfinden konnte, kam die Erinnerung an die vergangenen Jahre wieder hoch. Ihr erster Gedanke war eine erneute Psychotherapie. Das Erstgespräch beim Psychiater wurde ausführlicher, als sie es erwartet hatte. Eigentlich ging in ihrem Leben alles gut und es gab nichts, von dem sie sich Klärung durch eine Psychotherapie erwartet hätte. Sie spürte aber auch recht deutlich, dass sich viel verändert hatte und dass das Problem jetzt irgendwie anders war als vor ein paar Jahren.

Schließlich sprachen sie auch darüber, dass es bei Ricarda eine starke familiäre Belastung mit Depressionen gab. „Wollen Sie nicht erst einmal ein Medikament versuchen?" Diese Frage des Psychiaters am Ende des Gespräches verunsicherte Ricarda sehr. Aber nach einer Woche entschloss sie sich doch, ein Antidepressivum einzunehmen. „Da haben wir beide Glück gehabt", meinte ihr Psychiater, als es ihr nach sieben Wochen schon sehr viel besser ging.

Behandlungsplan I: Welche Behandlung bei welchem Krankheitsbild?

Erst wenn alle relevanten Fragen beantwortet werden konnten, kann ein individueller Behandlungsplan erstellt werden. Ihr Arzt oder Ihr Psychotherapeut kann nun gemeinsam mit Ihnen entscheiden:

- Psychotherapie ja oder nein, und wenn ja, welche Art der Psychotherapie?
- Medikamente ja oder nein, und wenn ja, welche Medikamente?
- Sind weitere Behandlungsverfahren sinnvoll oder gar notwendig?

Als allgemeine Richtschnur gilt heute der Behandlungsplan, den Sie in der Checkliste rechts finden (dass er immer Ihrer ganz persönlichen Geschichte, Ihrem Leiden, Ihren Bedürfnissen und Ihren Möglichkeiten angepasst werden muss, sollte dabei selbstverständlich sein).

Behandlungsplan II: Welche Behandlung in welchem Stadium?

Während im Behandlungsplan I die unterschiedlichen Therapiemöglichkeiten jeweils abhängig von der Diagnose zusammengestellt sind, zeigt der Behandlungsplan II, wie die Behandlung dem Stadium der Depression angepasst wird.

Jeder depressive Mensch erlebt im Verlauf seiner Krankheit verschiedene Stadien. In den wenigsten Fällen kommt eine schwere Depression über Nacht – zumindest bei einem ansonsten gesunden Menschen. Ebenso wenig verschwindet sie von einem

---

Bei hausärztlicher Behandlung wird, wenn keine Besserung spürbar ist, spätestens nach sechs Wochen die (Mit-)Behandlung durch einen Facharzt für Psychiatrie und Psychotherapie oder einen Psychotherapeuten empfohlen. Bei einer psychotherapeutischen Behandlung durch einen psychologischen Psychotherapeuten wird, wenn keine Verbesserung eingetreten ist, spätestens nach drei Monaten die Mitbehandlung durch einen Facharzt für Psychiatrie und Psychotherapie, der die Notwendigkeit einer körperlichen Behandlung überprüft, empfohlen.

Welche Behandlung bei welchem Krankheitsbild?

Welche Behandlung bei welchem Krankheitsbild?	Antidepressiva	Psychotherapie	Zusatzbehandlung
Anpassungsstörung mit depressiver Verstimmung (reaktive Depression)	+	+++	Ggf. kurzfristige Gabe von Beruhigungsmitteln (Tranquilizer)
Dysthymie (chronische depressive Verstimmtheit; depressive Neurose)	+ bis ++	+++	Allgemeine Maßnahmen wie Sport, Entspannungsverfahren, Selbsthilfegruppen
Leichte Depression	++ bis +++	++	Beratung, ärztliches Gespräch, vorübergehend Tranquilizer, ggf. Schlafentzug
Mittelschwere Depression	++ bis +++	++	Schlafphasen-Verlagerung, allgemeine Maßnahmen wie Sport
Schwere Depression (Major Depression)	+++	+ (+++)(1)	Tranquilizer, ggf. Schlafentzug, Schlafphasen-Verlagerung
Bipolare Störung (manisch-depressive Störung, zyklothyme Störung)	+++	+	Psychoedukation
Depression mit psychotischer Ausprägung (wahnhafte Depression)	+++	(+)	Tranquilizer, Neuroleptika, ggf. Elektrokrampftherapie
Saisonale Depression	+	+	Lichttherapie, ggf. Schlafentzug

+ = sinnvoll; ++ = notwendig; +++ = unverzichtbar

(1) Keine Regel ohne Ausnahme: Es gibt leicht depressive Patienten, die unbedingt ein Medikament benötigen, und auch bei manchen schwer depressiv Erkrankten kann eine Psychotherapie unverzichtbar sein.

Checkliste

Die Reihenfolge der Therapieziele

Es ist sinnvoll, die Ziele einer Therapie zu staffeln und in eine gewisse Reihenfolge zu bringen, um sie dann schrittweise anzugehen.

- ☐ Entlastung und Linderung der Symptome (vor allem bei schweren Depressionen)
- ☐ Schrittweise Aktivierung
- ☐ Stärkung nicht-depressiven Verhaltens und Denkens
- ☐ Einsicht und Lernen: Erkennen depressiver „Risiken" in der Persönlichkeitsstruktur und Erlernen einer Gegensteuerung im Alltag
- ☐ Eigenverantwortliche Änderung depressionsfördernder Umweltfaktoren
- ☐ Gegebenenfalls bei schweren, häufig wiederkehrenden Depressionen: Vorbeugung mit Medikamenten

Tag auf den anderen wieder. Bei der Behandlung muss der Ablauf einer depressiven Störung berücksichtigt werden.

Es ist sinnlos, wenn nicht gar gefährlich, einem schwer depressiven Menschen mit aufmunternden Worten, Appellen an den Willen und einem ausgefeilten Aktivitäts- und Ablenkungsprogramm zu begegnen. Denn auf diese Weise können Schuld- und Versagensgefühle noch verstärkt werden. Es macht auch keinen Sinn, in einer schweren Depression ein Aufarbeiten der Vergangenheit ins Auge zu fassen oder gar die rasche Lösung aktueller Konflikte zu verlangen. Beim Abklingen der Depression auf solche therapeutischen Zielsetzungen zu verzichten ist jedoch ebenso falsch. Denn jetzt geht es darum, Aktivitätspläne zu erarbeiten, im Gespräch eine Aufarbeitung der Depression und ihrer Auslöser zu ermöglichen.

Wichtig ist jetzt auch psychotherapeutische Unterstützung bei der Bewältigung der Erfahrung, an einer Depression erkrankt zu sein. Viele Menschen, die die Erkrankung hinter sich haben, brauchen professionelle Hilfe bei der Planung der nächsten und übernächsten Schritte, die eine Rückkehr in den Alltag und dessen Organisation erleichtern oder sogar überhaupt erst ermöglichen. Erfahrene Psychiater und Psychotherapeuten sprechen deshalb von einer phasengerechten Unterstützung des depressiven Menschen.

Diese Therapieziele lassen sich nicht alle auf einmal realisieren, Geduld ist gefragt –

auf Seiten des Patienten ebenso wie auf Seiten des Therapeuten. Die meisten depressiven Menschen können ambulant ausreichend behandelt werden. Abhängig vom Schweregrad der Depression und der bisherigen Dauer müssen aber auch andere Behandlungsformen erwogen werden:

Zum einen stehen die psychiatrischen Institutsambulanzen, die jede stationäre Einrichtung in Deutschland betreiben darf, zur Verfügung. Hier wird nicht nur ärztliche oder psychotherapeutische Behandlung angeboten, sondern die komplette Leistung eines Teams, also auch Beschäftigungs- und Kunsttherapie, Musiktherapie. Dazu kommen – was nicht selten erforderlich und hilfreich ist – Beratung und Hilfestellung durch Sozialarbeiter.

Eine intensivere Behandlung bieten Tageskliniken: In ihnen erhalten Patienten über einen ganzen Tag verteilt therapeutische Hilfe, eigentlich fast so intensiv wie bei einer vollstationären Behandlung. Tageskliniken kommen aber an ihre Grenze, wenn die Depression so schwer ist, dass Betroffene sich gar nicht mehr täglich auf den Weg in eine solche Einrichtung machen können, wenn Antrieb und Kraft also völlig daniederliegen. Dann muss an eine vollstationäre Behandlung gedacht werden, wie auch in Fällen, wo Lebensüberdruss und Todeswünsche übermächtig zu werden drohen.

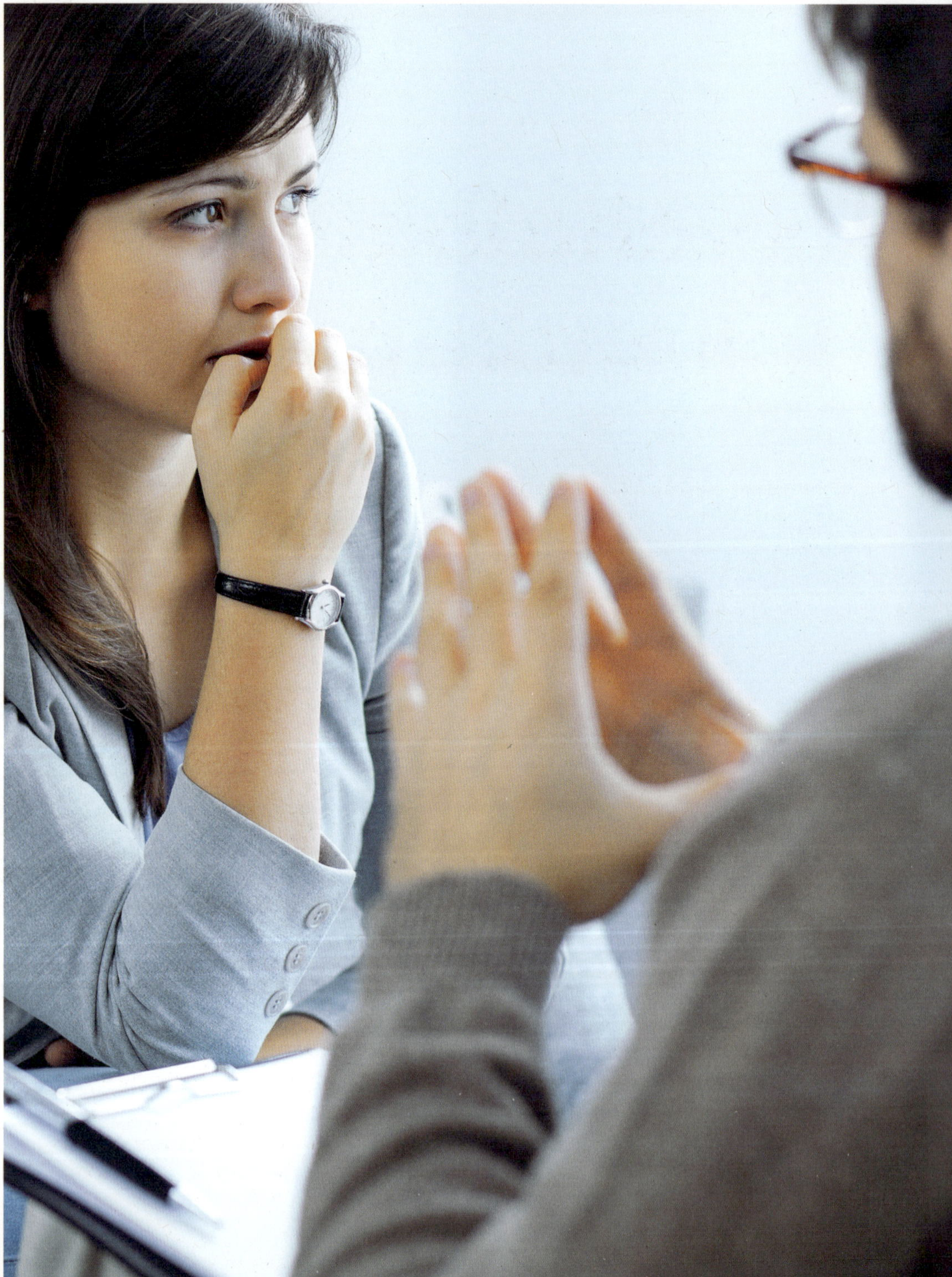

Psychologische Behandlung

Psychotherapie bedeutet nicht nur die Behandlung der Seele, sondern auch die Behandlung mithilfe seelischer – psychischer – Mittel und Techniken. In der Depressionsbehandlung haben sich ganz unterschiedliche psychologische Therapieverfahren als wirksam erwiesen.

Eine psychologische Behandlung in weitestem Sinn ist jede Form von Therapie, deren Wirkung auf Gespräch und Beziehung beruht. Zu ihren Techniken zählen die Kunst des Zuhörens, Verstehens und Einfühlens, aber auch Ratschläge, Überzeugung, Beeinflussung, emotionale Unterstützung, Training von bestimmten Verhaltens-, Denk- und Erlebensweisen. Dazu gehören aber auch, Einsicht in die eigene Geschichte zu ermöglichen beziehungsweise zu vermitteln, und das Wiedererleben und Aufarbeiten alter Konflikte im Hier und Jetzt der therapeutischen Situation.

Im Gespräch gestaltet der Therapeut durch sein Vorgehen, seine Technik und seine Haltung eine ganz bestimmte zwischenmenschliche Beziehung. Auf der Basis dieser Beziehung gewinnt der Patient neue Einsichten, macht neue Erfahrungen und lernt. Im Vordergrund steht dabei immer: Der Patient darf sich mit seinen Gefühlen, Gedanken, seinem Erleben und Verhalten angenommen, verstanden und respektiert wissen.

Für viele depressive Menschen ist diese Erfahrung schon ein wesentlicher therapeutischer Wirkfaktor.

„Basispsychotherapie"

Schon in der Sprechstunde des Hausarztes oder des Psychiaters kann „Psychotherapie" stattfinden.

Die „erste Psychotherapie" oder „Basispsychotherapie" findet oft schon beim Hausarzt statt. Erstens kann und sollte er durch sein Zuhören und seine Haltung Vertrauen schaffen. Zweitens kann und sollte er informieren und aufklären über die Krankheit, ihre möglichen Ursachen und über Behandlungsmöglichkeiten und Heilungsaussichten. Zudem sollte er aufmuntern, trösten und motivieren, wenn die Therapie nicht sofort wirkt und eine längere Behandlungsphase zu erwarten ist. Diese „Basispsychotherapie" ist das am häufigsten praktizierte Psychotherapieverfahren. Als sogenannte „niederschwellige psychosoziale Intervention" hilft sie auch, die Lücke zu schließen, die zwischen dem Bedarf an Psychotherapieplätzen und der tatsächlich verfügbaren Anzahl klafft. Denn „niederschwellig" heißt hier ganz konkret: Die hohe Schwelle, die das Finden eines Psychotherapeuten und Zeit- und Organisationsaufwand einer „großen" Psychotherapie bedeuten, muss hier nicht überwunden werden.

Das unterstützende – supportive – ärztliche Gespräch

Wer unter einer Depression leidet, muss zuallererst die Erfahrung machen, ernst genommen zu werden. Gut ist es, wenn er schon in seinem Hausarzt einen einfühlsamen und zugewandten Zuhörer findet. Im Arztgespräch können viele vielleicht zum ersten Mal über ihre niedergedrückte Stimmung, ihre quälenden Gedanken und Gefühle sprechen. Das führt oft zu einer ersten Entlastung. Auf diese Wirkung zielt das sogenannte unterstützende – supportive – ärztliche Gespräch. Es zeichnet sich in erster Linie aus durch Zuverlässigkeit, Stabilität und Verlässlichkeit der Rahmenbedingungen. Voraussetzung ist die besondere Art des Zuhörens: Durch interessiertes und gezieltes Nachfragen erleichtert es der Arzt dem Patienten, seine Gefühlssituation zu klären und die zentralen Probleme zu erkennen. Der Patient hat Gelegenheit, sich „auszusprechen", Gefühle offen zu äußern.

Diese Art des Gesprächs bedeutet gerade für jene Menschen eine große Entlastung, die bisher den Eindruck hatten, über ihre Probleme nicht sprechen zu können oder zu dürfen. Die Erfahrung, auch vermeintlich peinliche Gefühle, Gedanken, Ängste und Sorgen äußern zu können, ohne Angst haben zu müssen, für dumm, unfähig, wertlos, schuldig gehalten zu werden, kann bereits zur ersten Symptomreduktion führen.

Für nicht wenige Patienten ist diese Art des Gesprächs als Therapie durchaus ausreichend. Die Wirksamkeit wird häufig unterschätzt. Bei einer leichten depressiven Episode muss nicht sofort eine gezielte Depressionsbehandlung – sei sie nun psychotherapeutisch und/oder medikamentös – begonnen werden. Wichtig ist jedoch, dass mithilfe regelmäßiger Gesprächstermine in den folgenden Wochen, bei denen der Arzt zuhört und der Patient offen über sich und seine Symptome spricht, der Verlauf der Erkrankung beobachtet wird. Sollten sich die Hauptsymptome (siehe „Und was ist eine Depression?", S. 33) innerhalb den nächsten zwei bis drei Wochen nicht bessern, muss die Diagnose „leichte depressive Episode" überprüft und ein neuer Therapieplan (siehe „Mein Behandlungsplan", S. 98) erstellt werden.

Information und Aufklärung: „Psychoedukation"

Die sogenannte Psychoedukation ist ein wichtiger Bestandteil jeder Depressionsbehandlung. Sie soll das Krankheitsverständnis, den selbstverantwortlichen Umgang mit der Krankheit und die Krankheitsbewältigung fördern. Durch Psychoedukation soll der Patient selbst zum Experten seiner Krankheit und ihrer Symptome werden. Sie ist inzwischen ein wesentlicher Bestandteil der ersten Basispsychotherapie.

Wer seine Symptome als Teil einer Krankheit erkannt hat und ihre neurobiologischen Mechanismen kennt, muss sie nicht als eigenes Versagen oder persönliche Schuld interpretieren und ist deshalb in der Lage, sich wieder um sich selbst zu kümmern und etwas gegen die Erkrankung zu tun. Deshalb sind Aufklärung, Information und Beratung über die einzelnen Behandlungsoptionen, ihre Wirkmechanismen, ihre jeweiligen Vor- und Nachteile und ihre Erfolgsaussichten unerlässlich, damit der Patient (und gegebenenfalls seine Angehörigen) in alle Entscheidungen bezüglich der Behandlung einbezogen werden kann.

Auch im weiteren Verlauf der Behandlung sind regelmäßige Aufklärungsgespräche über den Verlauf der Krankheit und die Heilungsaussichten wichtig. Sie helfen, Durststrecken zu überwinden, die gerade in der Depressionsbehandlung immer zu erwarten sind – und leider nicht selten dazu führen, dass Patienten resignieren, die Mitarbeit aufkündigen und die Behandlung abbrechen.

Im Internet finden Sie Hilfe und Informationen zum Thema unter der Adresse **www.deutsche-depressionshilfe.de**.

Psychoedukation kann natürlich nicht nur im Sprechzimmer des Arztes stattfinden. Patientenratgeber und Aufklärungsbücher sind für viele Patienten wichtige Begleiter. Neben der Vermittlung von Wissen über die Erkrankung, ihre Symptome, mögliche Ursachen und Krankheitsmodelle, Behandlungsmöglichkeiten und Heilungsaussichten können sie auch emotionale Entlastung und Unterstützung gewähren. Denn sie tragen zum Abbau von Schuld- und Schamgefühlen bei, vermitteln realistische Hoffnungen und zeigen Wege einer konstruktiven Auseinandersetzung mit den einzelnen Symptomen der Depression auf.

Auch Sie haben, wenn Sie sich bis hierher vorgearbeitet haben, gedruckte Psychoedukation für sich genutzt. Sie haben Kenntnisse über die Ursachen und den Verlauf Ihrer Erkrankung gewonnen. Sie werden im Folgenden das Wichtigste über die zur Verfügung stehenden psychotherapeutischen Behandlungsoptionen erfahren und Einblicke in die Wirkmechanismen von Psychotherapie bekommen. Sie werden über die erwünschten und unerwünschten Wirkungen der Medikamente, die Ihnen helfen können, informiert, lernen weitere Behandlungsmöglichkeiten kennen – und werden so zum Experten Ihrer Krankheit.

Das Gespräch bei der Behandlung mit Medikamenten

Auch bei einer Behandlung mit Medikamenten ist das begleitende und unterstützende Gespräch ein wichtiger Therapiebestandteil. Der Arzt muss für seinen Patienten da sein – gerade in dieser schlimmsten Anfangsphase der Krankheit! Mindestens zwei Gesprächstermine pro Woche sind in der Anfangsphase die Regel. Auf engmaschige Unterstützung zu Beginn der Behandlung folgt eine mehrwöchige, manchmal auch monatelange Begleitung während der sogenannten Stabilisierungsphase. Jetzt dient der Kontakt zum Arzt der Bearbeitung von alltäglichen oder zurückliegenden Problemen, eventuell auch der Unterstützung bei der Wiederaufnahme der Alltagsroutine und der Verarbeitung der Erfahrung, diese Krankheit durchgemacht zu haben. Immer noch ist der Austausch über tatsächliche und befürchtete unerwünschte Wirkungen der Antidepressiva wichtig.

Keine Depressionsbehandlung kommt ohne regelmäßigen persönlichen Kontakt, bei dem das offene, vertrauensvolle Gespräch im Mittelpunkt steht, aus.

Viele Patienten trauen sich nicht, dieses Thema von sich aus anzuschneiden, und setzen die Medikamente stattdessen einfach ab, sobald es ihnen wieder besser geht. Dies gefährdet jedoch den Behandlungserfolg, denn wenn Antidepressiva zu früh abgesetzt werden, kann eine rasche Wiedererkrankung die Folge sein. Deshalb sind Gesprächstermine lange noch häufig (meist alle zwei Wochen) und erst nach Abklingen der quälenden Symptome in größeren Abständen die Regel.

Auch der Arzt ist auf das Gespräch angewiesen. Dass der vertrauensvolle Dialog notwendig ist, um für den Patienten überhaupt die passende Medikation zu finden, muss nicht eigens erwähnt werden. Auch im weiteren Verlauf braucht der Arzt das Gespräch, denn ob möglicherweise eine Veränderung des Behandlungsplans notwendig wird, erschließt sich nur im persönlichen Kontakt. Der Patient – und nur er – kann von möglichen Fortschritten berichten, klagen, wenn die Wirkung der Medikamente ausbleibt, oder auf unerwünschte Wirkungen hinweisen. Das bedeutet, dass keine Depressionsbehandlung ohne regelmäßigen persönlichen Kontakt, bei dem das offene, vertrauensvolle Gespräch im Mittelpunkt steht, auskommt.

„Adhärenz“: mitarbeiten und dabei bleiben!

Ein ganz wichtiges Ziel dieser ersten Psychotherapie in der Sprechstunde des Hausarztes oder Psychiaters ist es, Patienten durch Aufklärung zum aktiven selbstverantwortlichen Mitarbeiten zu befähigen und zu motivieren. In vielen Studien hat sich mangelnde Mitarbeit als ein großes Problem jeder medizinischen Behandlung erwiesen. Gerade wenn lange Behandlungsphasen zu erwarten sind, fällt es vielen Patienten schwer, durchzuhalten. Deshalb ist es eines der Hauptziele des ärztlichen Gesprächs, eine gute Mitarbeit des Patienten zu bewirken, gerade bei solchen, die „nicht mehr wollen“, die genug haben von Medikamenten und immer neuen Therapieversuchen.

Was nicht passieren sollte

Leider entspricht die Beschreibung des unterstützenden ärztlichen Gesprächs häufig nicht der Realität. Bei niedergelassenen Ärzten drängt die Zeit. Ein Griff zum Rezeptblock muss – so scheint es zumindest allzu oft – das Gespräch ersetzen. Haben Sie den Eindruck, Ihr Arzt höre nicht zu (ein guter Arzt kann auch fünf Minuten gut zuhören!), sprechen Sie ihn darauf an! Bestehen Sie vor allem in der Anfangsphase auf regelmäßigen Gesprächsterminen, durchaus auch mehrmals in der Woche, wenn Sie sie brauchen. Wenn Sie das selbst nicht schaffen, bitten Sie einen Angehörigen, es für Sie zu tun – oder wechseln Sie den Arzt!

Hilfe zur Selbsthilfe

Bücher, CDs und Online-Programme – Psychotherapie in Eigenregie.

Nicht jeder braucht eine große Psychotherapie – und nicht für jeden, der sie braucht, ist sie sofort verfügbar. Aktuellen Daten zufolge erhält in Deutschland nicht einmal jeder Zweite der von psychischen Erkrankungen Betroffenen eine adäquate Behandlung. Besonders großer Mangel besteht vor allem an zeitnah verfügbaren Psychotherapieplätzen. Eine Möglichkeit, diese Lücke zu füllen und erste (Basis-)Psychotherapie für sich nutzen zu können, ist die sogenannte (durch Arzt oder Psychotherapeuten) angeleitete Selbsthilfe für Menschen, die unter einer leichten Depression leiden.

Bibliotherapie – Bücher und andere Medien

Der Name sagt es bereits: Bibliotherapie (altgriechisch: biblos = das Buch) will mithilfe von Büchern therapieren.

Dabei ist sie mehr als nur das Lesen von Patientenratgebern. Bibliotherapeutisches Material im eigentlichen Sinn sind Selbstbehandlungsanleitungen, die die Wartezeit bis zum Beginn einer Therapie überbrücken, diese vorbereiten, aber auch als Unterstützung und Begleitung einer Therapie zum Einsatz kommen. Auch außerhalb oder nach einer Psychotherapie können bibliotherapeutische Hilfsmittel stabilisierend wirken.

Inzwischen gibt es eine ganze Reihe überprüfter und „evidenz-basierter“ (siehe „Test: Hilft Psychotherapie?“, S. 130) Anleitungen (Manuale) – in Buchform, aber natürlich auch als CD oder computergestütztes Programm. Sie beruhen meist auf den Grundlagen und Techniken der kognitiven Verhaltenstherapie und wurden speziell zum Zweck der Selbsthilfe entwickelt.

Beim Umdenken helfen und aktivieren

Eines der vielen Symptome der Depression ist das depressive Denken: Wer depressiv ist, sieht alles schwarz. Logische Folge einer solch düsteren Weltsicht sind Antriebslosigkeit, Freudlosigkeit, Selbstvorwürfe und Selbstverachtung – so sieht es zumindest der Patient selbst. Bei diesen „Denkfehlern“ setzen die meisten Manuale an.

Leider ist ein Umdenken nicht einfach, und für Menschen, die unter einer akuten mittelschweren bis schweren Depression leiden, ohne professionelle Hilfe aktuell gar nicht möglich.

Auch mit der angestrebten Aktivierung, dem zweiten großen Ziel vieler bibliotherapeutischer Manuale, ist es so eine Sache: Menschen, die sich noch aufraffen können, profitieren zwar nachweislich von den Vorschlägen und Handlungsanleitungen in Büchern und anderen Materialien – aber für andere kann die Aufforderung, diese oder jene Aktivität auszuführen, schnell zur Überforderung werden. Und oft verstärkt die Erfahrung, es eben doch nicht zu schaffen, das Gefühl, zu nichts mehr nutze zu sein – also das depressive Selbstbild.

Deshalb ist Bibliotherapie sinnvoll, effektiv und nachweislich von antidepressiver Wirkung, wenn der Leser in der Lage ist, sich selbst zu motivieren, umzudenken und die „Aufgaben", die ihm gestellt werden, zu erledigen – er also unter einer leichten Depression leidet. Für Menschen mit einer mittelschweren bis schweren Depression kann sie jedoch nur als begleitende Therapie zur eigentlichen psychotherapeutischen oder medikamentösen Therapie eingesetzt werden.

„Angeleitete Selbsthilfe"

Eine besondere Form der Bibliotherapie ist die sogenannte angeleitete Selbsthilfe, bei der dem Patienten von einem Arzt oder Psychotherapeuten nach der gründlichen Diagnostik das Selbsthilfemanual ausgehändigt wird. Die Arbeit des Patienten mit diesem Material (Buch, CD, Videoanleitung, Computerprogramme) liegt in dessen Verantwortung. Er wird jedoch angeleitet und durch regelmäßige Gesprächstermine darin unterstützt und auf dem Weg zur Gesundung begleitet.

Die therapeutischen Kontakte sind hier beschränkt auf wenige Termine, die hauptsächlich der Diagnose zu Anfang und dann der Verlaufskontrolle dienen. Der Vorteil solcher angeleiteter Selbsthilfe ist neben der (diagnostischen) Absicherung der persönliche Kontakt. Als „guided self-help" ist diese Art der „kleinen" niederschwelligen Psychotherapie im englischsprachigen Raum schon weit verbreitet und dort auch in Studien als wirksam überprüft.

Individualisierte Internetbasierte Intervention (IBI): E-Mental-Health

Neu sind individualisierte Internetprogramme zur Behandlung von Depressionen. Sie vermitteln online – ohne jeweils direkten persönlichen Kontakt zu einem Arzt oder Psychotherapeuten – Inhalte, Techniken und Übungen an Betroffene, die eigenständig mit dem über das Internet vermittelten Softwareprogramm arbeiten.

Der Unterschied zum üblichen Selbsthilfemanual: Aufgrund der technischen Möglichkeiten solcher Programme geschieht die Vermittlung interaktiv. Das Programm ist gewissermaßen der Therapeut, der sich auf den Patienten einstellen und sich flexibel an dessen spezifische Situation anpassen und auf dessen Fragestellungen, Möglichkeiten und Bedürfnisse eingehen kann. Die therapeutische Sitzung findet zu Hause statt, über das Smartphone kann der Patient

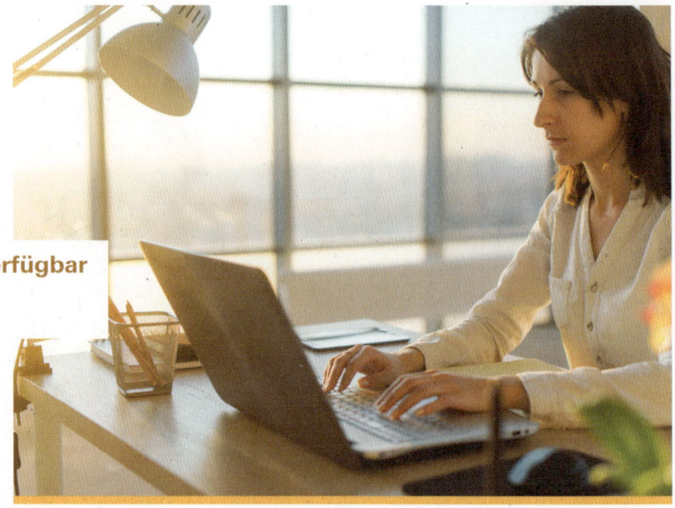

Immer und überall verfügbar
Der virtuelle Therapeut.

auch überallhin begleitet werden. Solche Programme können heute ohne therapeutische Anleitung („self-guided", „unsupported", „stand-alone") oder in begleiteter Form („guided" oder „supported", beispielsweise durch unterstützenden E-Mail- oder Telefonkontakt mit einem Arzt, Therapeuten oder Berater) genutzt werden. Für einige davon – sie sind vor allem im englischsprachigen Raum weiter verbreitet – ist die Wirkung inzwischen gut belegt. Ganz allgemein konnte festgestellt werden: Die positive Wirkung der einzelnen IBIs hängt eindeutig mit dem Ausmaß der persönlichen Unterstützung, die daneben angeboten wird, zusammen. Das heißt: Auch bei Online-Programmen tragen regelmäßige persönliche Kontakte als Begleitung zum Gelingen der Selbsthilfe bei.

→ Persönlicher Kontakt

Sowohl Ärzte als auch Psychotherapeuten dürfen in Deutschland eine Psychotherapie nicht ausschließlich über elektronische oder andere indirekte Kommunikationsmedien durchführen; der persönliche Kontakt ist zur diagnostischen Abklärung, Erarbeitung eines individualisierten Behandlungsplans, Durchführung der Therapie und ausreichenden Überwachung des Therapieverlaufs notwendig.

Inzwischen werden, als Reaktion auf die vielen positiven Studienergebnisse aus dem englischsprachigen Raum, die gesetzlichen Regeln hierzu jedoch überprüft.

Deprexis, Novego und Co.

Auch in Deutschland gibt es inzwischen einige Angebote zur Behandlung und Vorbeugung psychischer Erkrankungen. Zwei davon sind novego und deprexis® 24. Sie unterscheiden sich sowohl in Bezug auf ihre inhaltliche Konzeption und ihren Aufbau als auch ihre technische Umsetzung und vor allem ihre Wirksamkeit. Beide richten sich an Menschen mit leichten (!) Depressionen, die damit auch ohne eigentliche Psychotherapie arbeiten können, aber auch an

Wenn sich Ihr Zustand verschlimmert hat, wenn Ihnen Gedanken an eine Selbsttötung immer wieder in den Sinn kommen, wenn Sie Angst haben, die Kontrolle über Ihr Tun zu verlieren, sprechen Sie bitte umgehend mit einem Arzt oder Psychotherapeuten darüber!

schwerer Erkrankte, die die durchschnittlich sechsmonatige Wartezeit auf einen Psychotherapieplatz überbrücken müssen.

Das bisher am besten evaluierte (also in Studien als wirksam erwiesene) solcher Programme ist das Online-Programm deprexis®. Wie die meisten solcher Programme beruht es auf den Grundlagen der kognitiven Verhaltenstherapie, leitet zu Entspannungsübungen an und motiviert zu Aktivitäten, die zu Erfolgserlebnissen werden sollen. Wer mit ihm arbeitet, soll dies mindestens einmal wöchentlich tun und sich bis zu einer halben Stunde Zeit pro Sitzung nehmen. Das Programm kann mit oder ohne „Begleitung" (etwa durch wöchentliche Unterstützung durch persönliche E-Mails) genutzt werden. Es kann über ein sogenanntes Hilfsmittelrezept vom Hausarzt verordnet werden. Die Kostenerstattung muss aber im Einzelfall bei der Krankenkasse erfragt werden.

Zu Novego, das vor allem durch die Presse und andere Medien bekannt geworden ist, liegen bisher noch kaum Studienergebnisse vor. Novego, das eher psychoedukativ arbeitet, wird heute von einigen Krankenkassen empfohlen (und beworben).

Reicht das für mich?

Leider kann Ihnen ein Buch wie dieses diese Frage nicht beantworten. Denn ob jemand, der unter depressiven Symptomen leidet, wirklich ohne spezifische antidepressive Therapie – sei sie nun Psycho- oder Pharmakotherapie – zurechtkommt, hängt von vielen Faktoren ab. Einer ist die Diagnose, unter welcher Depression Sie leiden. Ein anderer ist der Schweregrad. Weitere wichtige Faktoren sind die Beziehung zu Ihrem Hausarzt und der Umfang der Unterstützung, die Sie dort bekommen.

Sofortige professionelle Hilfe brauchen Sie, wenn Sie von Suizidgedanken gequält werden!

Eine Faustregel gibt es jedoch: Wenn sich Ihre depressiven Symptome nicht innerhalb zweier Wochen bessern oder wenn sie sich gar verschlimmern sollten, brauchen Sie mehr als „angeleitete Selbsthilfe". Sofortige professionelle Hilfe brauchen Sie, wenn Sie von Suizidgedanken gequält werden!

Psychotherapie – Verfahren und Methoden

In der Depressionsbehandlung spielen heute vor allem tiefenpsychologische sowie verhaltens- und lerntheoretische Verfahren eine Rolle.

Der Markt psychotherapeutischer Verfahren, wie er sich im Internet, in den Annoncen von Zeitungen und Zeitschriften und in den Regalen des Buchhandels darstellt, ist heute – nicht nur für Laien – unübersichtlich geworden, und beinahe alle Therapieverfahren empfehlen sich in engerem oder weiterem Sinn auch oder ganz besonders als Therapie gegen Depressionen – was auch immer im Einzelnen darunter verstanden wird. Im Folgenden versuchen wir, Ihnen bei der Orientierung zu helfen.

Richtlinienverfahren und andere

Trotz – oder vielleicht gerade wegen – der Fülle verschiedener Therapieansätze und -angebote gibt es bis heute keine psychotherapeutische Standardempfehlung, wie dies für die Behandlung mit Medikamenten der Fall ist. Wie gelingt es also, ein passendes Therapieverfahren auswählen?

In Deutschland verschaffen die sogenannten Psychotherapierichtlinien eine erste Orientierung. In diesen Richtlinien sind Anforderungen formuliert, denen ein psychotherapeutisches Verfahren genügen muss, um in den Leistungskatalog der gesetzlichen Krankenkassen aufgenommen zu werden.

Diese sind kurz gefasst: Dem Verfahren muss ein umfassendes Theoriesystem der Krankheitsentstehung zugrunde liegen, und seine Behandlungsmethoden müssen

---

Wer innerhalb einer psychotherapeutischen Behandlung nach drei bis vier Monaten keinerlei Verbesserung verspürt, sollte einen Termin bei einem Facharzt für Psychiatrie und Psychotherapie vereinbaren. Möglicherweise ist zusätzlich eine medikamentöse Therapie sinnvoll oder notwendig.

in ihrer therapeutischen Wirksamkeit belegt sein. Derzeit sind drei Verfahren als Richtlinienverfahren anerkannt: psychoanalytische Psychotherapie, tiefenpsychologisch fundierte Psychotherapie und Verhaltenstherapie.

Bisher sind es allein die beiden großen Bereiche der verschiedenen psychoanalytisch und verhaltenstherapeutisch begründeten Verfahren, die den Ansprüchen einer „Richtlinien-Psychotherapie" genügen, also auch zum Leistungskatalog der gesetzlichen Krankenkassen gehören. Im Grunde genommen geht es also wieder um die beiden großen Modelle, die wir schon beim Versuch, die Ursachen der Depression zu beschreiben, vorgestellt haben (siehe „Warum bin ich depressiv?", S. 51).

Wir werden im Folgenden neben diesen beiden Verfahren auch andere Behandlungsverfahren, die in der Depressionsbehandlung eine Rolle spielen und deren Ausbildungsgänge kontrolliert und nachvollziehbar sind, vorstellen, nämlich die interpersonelle Therapie, die klientenzentrierte Gesprächstherapie, die Gestalttherapie und verschiedene familientherapeutische Behandlungsverfahren.

Psychodynamische Verfahren

Jedem Symptom liegen auch unbewusste Kräfte, die sich im Konflikt befinden, zugrunde.

→ **Der Begriff psychodynamische Psychotherapieverfahren** bezieht sich auf einen der theoretischen Eckpfeiler der psychoanalytischen Theorie: In unserem Seelenleben – unserer Psyche – herrscht ein ständiges Kraftespiel (griechisch: dynamis = Kraft) zwischen den einzelnen „Instanzen", also zwischen Es, Ich und Über-Ich, wie Freud es ausgedrückt hat, aber auch zwischen Bewusstem und Unbewusstem sowie zwischen verschiedenen eigenen Bedürfnissen und dem, was wir in uns „gespeichert" haben als Wünsche und Erwartungen anderer und als Forderungen der Realität und Gesellschaft an uns selbst.

Alle psychodynamischen Verfahren gehen nun davon aus, dass die Symptome, aufgrund derer der Patient eine Psychotherapie braucht, auf einen solchen Konflikt hinweisen, der in wesentlichen Teilen unbewusst ist und deswegen nicht vernünftig gelöst werden kann.

Psychoanalyse

Die klassische Psychoanalyse ist das älteste und wohl auch bekannteste psychotherapeutische Behandlungsverfahren. Sie beruht auf der Grundannahme, dass wirkliche Veränderung nur durch einen Rückschritt (Regression) zu alten, in der Tiefe des Seelenlebens verborgenen – unbewussten – Gefühlen und Erinnerungen gelingen kann. Denn der aktuelle Konflikt erhält seine (Psycho-)Dynamik aus alten (kindlichen) Konflikten. Das Ziel einer Psychoanalyse ist es, Einsicht in diese zugrunde liegenden Konflikte und ihre Dynamik zu erhalten, um sie dann, anders als bisher, bewusst lösen zu können.

Intensität und Dauer der Behandlung (drei bis fünf Sitzungen à 50 Minuten pro Woche bei einer Gesamtdauer von bis zu mehreren hundert Stunden, verteilt über drei bis fünf Jahre) werden als Voraussetzung dafür genannt, dass Konflikte durchgearbeitet und verstanden werden können. Ziel einer solchen langen Psychoanalyse ist nicht unbedingt die Heilung bestimmter Symptome, sondern grundsätzliche Einsicht, Persönlichkeitsveränderung, Reifung.

→ Geringer Anteil

In der derzeitigen psychotherapeutischen Behandlung depressiver Störungen nimmt die Psychoanalyse nur etwa 7 Prozent aller tiefenpsychologischen Behandlungen ein.

Tiefenpsychologisch fundierte – analytische – Psychotherapie

Eine weit größere Rolle spielt die tiefenpsychologisch fundierte oder analytische Psychotherapie. Im Gegensatz zur klassischen Langzeitanalyse geht es hier um aktuelle Konflikte, Belastungen und Probleme des Patienten, wobei auch hier Unbewusstes bewusst gemacht werden soll. Die Lebensgeschichte ist als Hintergrund der aktuellen Probleme relevant, steht aber nicht im Vordergrund.

Das Ziel dieser Therapie beschränkt sich auf Beseitigung oder Besserung der aktuellen Beschwerden. Weiterreichende Veränderungen der Persönlichkeitsstruktur werden nicht angestrebt. Die Beziehung zwischen Patient und Therapeut wird modellhaft für Beziehungen und Erlebensweisen im realen Leben des Patienten bearbeitet. Wenn der Patient sich beispielsweise über etwas an seinem Therapeuten ärgert, wird dieser Ärger zum Thema der Therapie.

Als Sonderformen der tiefenpsychologisch fundierten Psychotherapie gibt es inzwischen auch verschiedene Formen der tiefenpsychologisch fundierten Kurzzeittherapie und sogenannte Fokaltherapien. Hier geht es von Anfang an um einen Kernkonflikt, den Fokus, der sich in den ersten Sitzungen herauskristallisiert und auf dessen Bearbeitung sich Patient und Therapeut geeinigt haben.

Psychoanalytisch orientierte Krisenintervention

In einer Krisensituation, in der ein Patient eine tatsächliche oder von ihm nur als solche erlebte Ausnahmesituation nicht bewältigen kann und depressiv oder sogar mit Selbsttötungsabsichten und -impulsen reagiert, ist oft ein sofortiges therapeutisches Eingreifen notwendig.

Der Betroffene braucht Klärung, Strukturierung und einen Gesprächspartner. Der Psychotherapeut versucht, die ganz individuelle Bedeutung der Krise für den Betroffenen zu verstehen und beim Patienten Einsicht und Verständnis für seine Erlebens- und Reaktionsweise zu vermitteln. Die Dauer einer Krisenintervention beschränkt sich auf wenige Sitzungen. Häufig schließt sich eine längerfristige Psychotherapie nach Abklingen der Krise an.

Ein wichtiger Wirkfaktor: Die Übertragung

Alle tiefenpsychologischen Therapieverfahren arbeiten mehr oder weniger mit und an der Übertragung: In der Beziehung zum Therapeuten erlebt der Patient alte Beziehungen wieder. Er „überträgt" die Gefühle, Gedanken, Fantasien und Empfindungen, die er damit verbindet, auf den Therapeuten (oder, im Falle einer Gruppentherapie, auf die Gruppe und einzelne Gruppenmitglieder). In der geschützten Situation der Therapie kann er durch die Interpretation und Deutung des Psychotherapeuten nach und nach Einsicht in diese alten Geschichten und die durch sie ausgelösten Gefühle gewinnen, sie verstehen und gegebenenfalls bewältigen und damit seine aktuelle psychische Situation verändern.

→ Ein Beispiel:

Mareike (30 Jahre): Mareike wird plötzlich von ihrem Lebenspartner, mit dem sie eine gemeinsame Zukunft aufbauen wollte, verlassen. Diese Entscheidung kommt für sie völlig überraschend. Kurz danach fühlt sie eine zunehmende traurige Verstimmung. Sie beginnt, sich selbst für das Zerbrechen der Beziehung verantwortlich zu machen, hält sich für unattraktiv und unfähig, eine Beziehung zu einem Mann zu gestalten. Dieses Gefühl weitet sich auf ihr gesamtes Selbstwertgefühl aus. Sie hält sich nun ganz und gar für unnütz und wertlos. Aus diesem Gefühl der Hoffnungslosigkeit wird ihr Bedürfnis nach „Ruhe" immer stärker: Nur Ruhe haben – das ist ihr vordringlichster Wunsch, auch vor den eigenen Selbstanklagen und den quälenden Selbstzweifeln.

Eines Tages nimmt sie eine Packung Schlaftabletten. Nach einem kurzen Krankenhausaufenthalt zur Entgiftung und Krisenintervention wird sie in eine psychotherapeutische Behandlung vermittelt. In dieser Behandlung wird immer deutlicher, dass sie mit Trennungserlebnissen eine ganz eigene Geschichte hat.

Als Mareike vier Jahre alt war, haben sich ihre Eltern nach einer langen Phase der Entfremdung schließlich getrennt. Sie kam zur Mutter, die jeden Kontakt zum Vater verhinderte. Den Verlust des Vaters konnte Mareike nur als dessen völliges Desinteresse an ihr verstehen. Und dieses Desinteresse konnte in ihrem Verständnis nur damit zusammenhängen, dass sie selbst nicht liebenswert, ja wertlos war. Während ihrer Psychotherapie sind es die Wochenenden und vor allem die Ferienzeiten, in denen sie fast vorhersagbar in Depressionen verfällt. Zunehmend wird ihr klar, dass sie gerade diese Pausen in der Psychotherapie als Beziehungsabbruch vonseiten ihres Therapeuten erlebt, und sie kann nun die Ähnlichkeit ihrer Gefühle und Erlebnisweisen als Kind und später im Erwachsenenalter erkennen.

In der Beziehung zum Therapeuten wird ihr deutlich, dass sie es in allen Beziehungen zu anderen Menschen als elementare Bedrohung ihrer eigenen Person empfindet, wenn sich eine Trennung anzubahnen scheint, da sie jede gegenwärtige Beziehung als Wiederholung früherer Beziehungsmuster erlebt. Wichtig ist für Mareike, dass sie diese früheren Gefühle in der Beziehung zu ihrem Therapeuten wirklich nachempfindet – und diese so korrigieren kann.

Wie viel zahlt die Krankenkasse?

Die analytische Psychotherapie kann bei einer Wochenfrequenz von zwei bis drei Stunden bis zu maximal 240 Stunden auf Kassenkosten (im Liegen oder Sitzen) durchgeführt werden. Die tiefenpsychologisch fundierte Psychotherapie wird mit einer Frequenz von ein bis zwei Wochenstunden im Sitzen durchgeführt. Die Höchstgrenze liegt hier bei 100 Stunden. In der Dauer unterscheiden sich ihre Untergruppen: Die sogenannten Kurz-, Kurzzeit- und Fokaltherapien (Letztere konzentriert sich auf einen bestimmten Konflikt, den Fokus) umfassen nur 25 bis 40 Stunden, dauern also zwischen einem halben und einem Jahr. Die „niederfrequente" Therapie in einer längerfristigen, haltgewährenden therapeutischen Beziehung kann hingegen bei 100 Stunden bis zu drei Jahre dauern.

Sowohl die analytische als auch die tiefenpsychologische Psychotherapie gibt es auch speziell für Kinder und Jugendliche. Eine Kinder- und Jugendlichenpsychotherapie kann bei einer Frequenz von ein bis zwei Wochenstunden bis zu 150 Stunden auf Kassenkosten durchgeführt werden. Immer ist dabei auch eine begleitende Psychotherapie der Bezugspersonen des Kindes vorgesehen.

Für diese Begleittherapie bewilligt die Kasse zusätzliche Termine.

Für Privatversicherte gilt: Erkundigen Sie sich nach den speziellen Bedingungen Ihrer Versicherung! Die Kosten einer Therapiestunde werden nach der Gebührenordnung für Psychotherapeuten (GOP) berechnet: Der 1-fache Satz einer tiefenpsychologischen oder analytischen Psychotherapiesitzung à 50 Minuten beträgt 40,22 Euro, der 2,3-fache Satz, der meistens erhoben wird, ist dann 92,51 Euro.

Verhaltenstherapeutische Verfahren

Depressive „Denkfehler" und depressives „Fehlverhalten" können wieder verlernt werden.

Genau genommen gibt es d i e Verhaltenstherapie nicht. Unter diesem Begriff werden vielmehr ganz unterschiedliche Behandlungsmethoden zusammengefasst, deren Gemeinsamkeiten nach heutigem Verständnis nicht in einer bestimmten Methodik, sondern in ihrer therapeutischen Grundorientierung zu finden sind. Verhaltenstherapeuten gehen davon aus, dass auch psychische Störungen „gelernt" wurden und deshalb auch wieder „verlernt" werden können. Wie das funktioniert – dazu gibt es eine Vielzahl von Überlegungen, Methoden und Verfahren. In der Praxis werden fast nie „reine" Verfahren ausgeübt. Insbesondere für die Behandlung depressiver Menschen wurden kombinierte Verfahren entwickelt, in denen der Patient lernt, typische depressive Denk- und Verhaltensweisen zu reduzieren. Zudem soll der Betroffene lernen, wieder aktiver am Geschehen um ihn herum teilzunehmen.

Verhaltenstherapie

Vor allem das Verstärkerverlustmodell (Lewinsohn) und das Modell der erlernten Hilflosigkeit (Seligman, siehe „Psychologie der Depression", S. 60) haben ihren Niederschlag in der Verhaltenstherapie depressiver Störungen nach De Jong-Meyer gefunden. Die Annahmen, dass ein Mangel an positiver Verstärkung (Belohnung) und das

Die Vertreter der verhaltenstherapeutischen Verfahren haben im Gegensatz zu denen der psychoanalytischen Verfahren von Anfang an Wert auf die wissenschaftliche Überprüfbarkeit ihrer Theorie und Methoden gelegt. Deren Wirksamkeit ist deshalb bis heute weitaus besser belegt als bei anderen Verfahren, die sich erst in den letzten Jahren den Regeln wissenschaftlicher Kontrolle unterzogen haben (siehe „Test: Hilft Psychotherapie?", S. 130).

Erleben der Unkontrollierbarkeit einer belastenden Situation zum Erlernen depressiver Verhaltensmuster geführt haben, begründen diese therapeutische Vorgehensweise. Depressive Patienten lernen ausgehend von einer ganz konkreten Analyse ihres problematischen Verhaltens schrittweise neue Problemlösungsstrategien. Ein wichtiger Wirkfaktor sind Erfolgserlebnisse, die durch Einsetzen der neuen Strategien nicht ausbleiben werden. Gefördert werden positive Aktivitäten, die die Stimmung verbessern, und Entspannungstechniken zum Abbau von Stress und Angst.

Kognitive Verhaltenstherapie

Die kognitive Verhaltenstherapie nach Beck (kurz KVT), die heute in der Behandlung vieler psychischer Störungen zum Einsatz kommt, wurde speziell für die Depressionsbehandlung entwickelt. Der Betroffene lernt in mehreren Schritten, seine negative Weltsicht, die er aufgrund eines „falschen Denkens" (kognitiver Fehler, siehe „Das kognitive Modell", S. 65) entwickelt hat und aufrechterhält, zu überprüfen und zu korrigieren. Tagesprotokolle, also Aufzeichnungen, in denen der Patient alltägliche belastende Situationen, die dazugehörigen negativen Gedanken und Gefühle und die für ihn typischen Verallgemeinerungen festhält, helfen, die Denkfehler bewusst zu machen. Durch gezielte Fragen versucht der Therapeut, den Patienten dazu zu bringen, seine Gedanken an der Realität zu messen, seine Fehler zu korrigieren und gedankliche Alternativen zu entwickeln.

Es geht dabei nicht einfach um „positives Denken", wie oft fälschlicherweise angenommen wird. „Gelernt" werden soll nicht, negative Realität in positive umzudeuten, sondern negative Deutungen an der Realität zu messen, also negatives Denken durch realistisches Denken zu ersetzen. Der schwierigste Schritt in diesem Lernprozess ist es, gedankliche Alternativen zu entwickeln, die auch in Belastungssituationen eine Chance zur Realisierung haben. Solche „Realitätstests", also das Aufsuchen oder Herstellen von Situationen, in denen die neu entwickelten Einstellungen erprobt werden, bilden die letzte Phase der Therapie.

Umdenken lernen – die Phasen kognitiver Umstrukturierung

Jede kognitive Umstrukturierung erfolgt in ganz typischen Schritten von der alten zu einer neuen Einstellung:

1. **Ich erfahre:** Unser Denken beeinflusst unser Fühlen, Erleben und Verhalten
2. **Ich erfahre:** Meine depressive Weltsicht ist zum großen Teil die Folge meiner „dysfunktionalen" Gedanken/Bewertungen, die inzwischen ganz automatisch ablaufen.
3. **Ich lerne** diese automatischen Gedanken kennen und entdecke: Ich mache Denkfehler.
4. **Ich überprüfe** diese Denkfehler und korrigiere sie.
5. **Ich überprüfe** meine neuen Gedanken/Bewertungen an der Wirklichkeit, die ich jetzt neu bewerte.
6. **Ich habe eine neue Einstellung** und eine neue Weltsicht erwerben können.

Ich überprüfe meine „schwarzen Gedanken" durch

- **die Frage nach der Logik**: Folgt aus einer ersten Annahme wirklich zwingend die zweite?
- **den Abgleich mit der Realität**: Welche Fakten sprechen für meine Einschätzung der Sachlage? Gibt es nicht Informationen, die meiner depressiven Einschätzung widersprechen?
- **ein Sammeln aller möglichen Konsequenzen** – nicht nur der befürchteten!

Wieder aktiv werden lernen ...

Gerade bei depressiven Menschen kann die Strukturierung der einfachsten Alltagsaktivitäten zum Problem werden. Das, was früher ohne nachzudenken gelang, wird in der Depression zur unüberwindbar wirkenden Hürde. Viele depressive Menschen müssen wieder lernen, aktiv zu werden, genießen zu können und soziale Kontakte zu pflegen. Hier kommen spezielle verhaltenstherapeutische Verfahren zum Einsatz. Aktivitätsfördernde Therapien haben zum Beispiel das Erlernen aktiver Verhaltensweisen zum Ziel. Es wird in kleinen Schritten erreicht. Der Patient lernt durch die Therapie schrittweise

- mehr zu tun,
- mehr angenehm Erlebbares zu tun,
- mehr Geplantes zu tun,
- solche Aktivitäten in Angriff zu nehmen, deren Erlernen Erfolgserlebnisse vermittelt.

Er lernt dies zum Beispiel durch Rollenspiele in der Stunde, das Erstellen von Aktivitätsplänen und Hausaufgaben, in denen bestimmte Verhaltensweisen in realen Situationen erprobt werden.

Hausaufgaben und Tagespläne: Zwei Beispiele

Bei allen Formen der Verhaltenstherapie gehören Hausaufgaben unbedingt dazu. Das erste Beispiel stammt aus einer aktivierenden Therapie:

1. Tragen Sie zuerst die Aktivitäten ein, die feststehen – zum Beispiel Frühstück, Arbeitsbeginn, Mittagspause, Feierabend, Abendessen ...
2. Füllen Sie Ihren Tagesplan mit möglichst vielen angenehmen Aktivitäten. (Stellen Sie im Vorfeld eine Liste solcher für Sie angenehmer Aktivitäten auf!)
3. Planen Sie, wenn der Tag viele unangenehme Aufgaben enthält, jeweils nach Erledigung dieser Aufgaben eine angenehme Aktivität als Belohnung ein.
4. Planen Sie Zeiten des Nichtstuns und Pausen ein.
5. Planen Sie Ihren Tag so, dass er Sie nicht überfordert.

Wichtig bei einem solchen Aktivitätsplan ist die Konkretisierung der einzelnen Aktivitäten. Schreiben Sie zum Beispiel nicht „telefonieren", sondern „mit Klaus telefonieren", oder: nicht „fernsehen", sondern „Sonntag: Tatort – ARD, 20.15 Uhr".

Im zweiten Beispiel geht es darum, zu lernen, „Nein" zu sagen. Matthias hat mit seiner Therapeutin entsprechende Situationen schrittweise im Rollenspiel durchgespielt. Seine Hausaufgabe war nun die Erprobung in der Realität. Gewählt wurde dafür eine ganz alltagsnahe Situation in der chemischen Reinigung, in die der Patient wöchentlich seine Hemden zum Waschen und Bügeln brachte. Bisher hatte er auch bei völlig unzureichenden Leistungen stillschweigend bezahlt und seinem Ärger erst zu Hause Luft machen können. Es kostete ihn nun große Überwindung und Anstrengung, bei einem schlecht gebügelten Hemd zu sagen: „Das nehme ich so nicht ab. Bitte noch einmal bügeln!" Der Weg zu wirklich lebensentscheidenden und -bestimmenden Situationen war weit. Doch schließlich gelang es Matthias, sein Leben anders zu ordnen. Er hatte gelernt, „Nein" zu sagen, ohne Angst, deshalb weniger geachtet, weniger geliebt oder gar für immer verlassen zu werden.

Wie viel zahlt die Krankenkasse?

Eine verhaltenstherapeutische Psychotherapie umfasst im Schnitt 20 bis 45 Sitzungen (jeweils 50 Minuten, gelegentlich mehr) die Krankenkassen übernehmen die Kosten für höchstens 80 Stunden. Wer privat versichert ist, sollte sich bei seiner Versicherung nach deren Bedingungen erkundigen. Die Stundensätze, die die Privatversicherungen bezahlen, sind gesetzlich in der Gebührenordnung für Psychotherapeuten festgelegt. Eine verhaltenstherapeutische Sitzung von 50 Minuten Dauer kostet 43,72 Euro bei einfachem Satz, bei 2,3-fachem Satz, der meist abgerechnet wird, 100,55 Euro.

Weitere Verfahren

Auch für andere Verfahren jenseits der Richtlinienpsychotherapie liegen inzwischen Wirksamkeitsnachweise vor.

Dass die beiden bisher vorgestellten großen Therapierichtungen zum Katalog der Richtlinienverfahren gehören, hat überwiegend historische Gründe: Beide sind in Deutschland schon lange etabliert, neuere und andere Verfahren müssen dagegen ein strenges Zulassungsverfahren durchlaufen, an dem bisher alle scheiterten.

So ist es etwa bis heute den Vertretern der Gesprächspsychotherapie nicht gelungen, als Richtlinienverfahren anerkannt zu werden – trotz des wissenschaftlichen Nachweises der Wirksamkeit ihrer Arbeit und ihrer weiten Verbreitung in der stationären Behandlung und Rehabilitation. Der Grund hierfür ist, dass die Gesprächspsychotherapie nicht alle geforderten Kriterien erfüllt. Ähnliches gilt für die Familientherapie. Sie wird in großem Umfang stationär angewandt, die Kosten dafür übernehmen die Krankenkassen. Im ambulanten Bereich erstatten sie sie hingegen nicht. Auch für die anderen im Folgenden vorgestellten Therapierichtungen gibt es genügend Nachweise der Wirksamkeit.

Interpersonelle Psychotherapie

Die interpersonelle Psychotherapie (IPT) nach Klerman und Weissman wurde speziell für die Depressionsbehandlung entwickelt. Sie gründet auf der allgemeinen Beobachtung, dass Depressionen meistens in einem interpersonellen Kontext entstehen, also entweder durch den Verlust einer wichtigen Bezugsperson oder in einem aktuellen zwischenmenschlichen Konflikt. Ziel einer solchen IPT ist es, dass der Depressive lernt, besser mit anderen Menschen zurechtzukommen, ohne dass seine Persönlichkeit grundlegend geändert wird. Das heißt: Das therapeutische Vorgehen ist auf eine bessere Bewältigung der gegenwärtigen Lebenssituation ausgerichtet.

Dabei geht es um die Bearbeitung

- **nicht bewältigter Verlusterfahrungen** (Trauerarbeit),
- **aktueller zwischenmenschlicher Konflikte** (wie Paarkonflikte),
- **von Problemen im Zusammenhang mit sozialen Rollen** und deren Veränderungen (zum Beispiel, wenn die Kinder das Haus verlassen),
- **bestimmter Schwierigkeiten,** die der Betroffene im zwischenmenschlichen Bereich zeigt (Depressive neigen zum Beispiel dazu, Gestik und Mimik anderer negativ auf sich zu beziehen ...).

Die IPT umfasst einige wenige Stunden bis zu etwa 40 Behandlungssitzungen. Sie ist klar strukturiert in verschiedene Abschnitte und im Allgemeinen von vornherein zeitlich begrenzt. Die Diagnose, eine ausführliche Information des Patienten über seine Krankheit und das Formulieren von Therapiezielen bilden einen wichtigen Bestandteil. Untersuchungen, welche die Effektivität dieser relativ jungen Therapieform auch im Vergleich zu einer Behandlung mit Medikamenten prüften, stellten eine hohe Wirksamkeit vor allem in Bezug auf die Zeit nach der Depression fest.

Die IPT wird in Deutschland nicht von den Krankenkassen finanziert, da sie bisher nicht zum Kanon der richtlinienpsychotherapeutischen Verfahren gehört. In anderen Ländern wird sie in medizinischen Leitlinien empfohlen und sehr häufig eingesetzt.

Personenzentrierte Gesprächspsychotherapie

Die personenzentrierte Gesprächstherapie nach C. R. Rogers ist in Deutschland nach den psychodynamischen und verhaltenstherapeutischen Verfahren das Verfahren mit der weitesten Verbreitung. Der Zusatz „personenzentriert" betont, dass der Patient („Patient" kommt aus dem Lateinischen und heißt so viel wie „leidend") nicht passiv (auch dieses Wort betont sprachlich das Erleiden), sondern aktiv und von sich aus Hilfe bei der Lösung seines Problems sucht. Er gibt auch nie die Eigenverantwortung aus der Hand. Er als Person steht im Zentrum der Psychotherapie.

Die Grundannahmen sind: Jeder Mensch hat eine eigene Selbstverwirklichungstendenz, die ihm aufgrund negativer Reaktionen auf bestimmte Gefühle, Verhaltensweisen durch andere (zum Beispiel seine Eltern in der Kindheit) geschmälert wurde oder sogar ganz abhandengekommen ist. In der Therapie wird ihm die Entfaltung dieser Tendenzen wieder ermöglicht, weil sein Psychotherapeut sich in ihn einfühlt, nie wertet und jedes Gefühl, jede Regung akzeptiert. In einem solchen annehmenden und einfühlsamen Klima kann sich der Patient von sich aus entwickeln, verändern und wachsen.

Gestalttherapie

Die Gestalttherapie hat sich aus der Psychoanalyse entwickelt und erklärt das Entstehen von Depressionen ganz ähnlich. Selbstabwertung und Selbstvorwürfe werden dem Austragen notwendiger Konflikte und dem Erleben der dazugehörigen Gefühle wie zum Beispiel Wut und Ärger vorgezogen.

Im Gegensatz zur Psychoanalyse betont sie – ebenso wie die personenzentrierte Gesprächstherapie – die Fähigkeit des Menschen zur Selbstregulation. Jeder kann also selbst mit therapeutischer Hilfe die Besserung seiner Depression herbeiführen. Dazu muss er allerdings lernen, die eigenen Bedürfnisse bewusst wahrzunehmen, und er muss mit der Außenwelt in Kontakt treten können.

In der Therapie sollen die Klienten (Gestalttherapeuten ziehen diesen Begriff vor) lernen, spontaner zu sein, ihre Gefühle besser zu artikulieren und eigenen und fremden Gefühlen stärker Rechnung zu tragen. Soweit die Gründe für die momentane depressive Erkrankung in seiner Lebensgeschichte liegen, werden sie in der therapeutischen Sitzung durch verschiedene für die Gestalttherapie typische Techniken wie etwa das Rollenspiel aktualisiert und nochmals gewissermaßen „durchgespielt"; dabei geht es dann um Alternativen zu bisherigen eingeschliffenen Reaktionsmustern. Gestalttherapie findet in Einzel- und Gruppensitzungen statt. Ihr Umfang ist variabel, sie dauert meist länger als Verhaltenstherapien oder eine Gesprächstherapie.

Die Gestalttherapie gehört nicht zu den Richtlinienverfahren. In Beratungsstellen und Kliniken wird sie häufig angeboten. Mittlerweile haben aber viele Gestalttherapeuten Zusatzqualifikationen im Rahmen der Richtlinienpsychotherapie erworben und können ihre Therapieelemente im Rahmen dieser Richtlinienpsychotherapie einbringen. Über die Effektivität gibt es bisher wenige vergleichende Studien, was aber nicht ausschließt, dass es sich auch hier um ein wirksames Verfahren handelt.

Systemische (Familien-)Therapie

Wie auch die Verhaltenstherapie hat die systemische Therapie viele Begründer und Richtungen. Allen gemeinsam ist – wie der Name schon sagt – die Erkenntnis, dass jeder Mensch in einem Geflecht von Beziehungen, einem „System", lebt und ohne dieses nicht vorstellbar ist. Auch das Symptom, dessentwegen ein Patient psychotherapeutische Hilfe sucht, wird als ein Symptom eines ganzen Systems, hier meist der Familie, begriffen. Der Patient – oft als „Indexpatient" bezeichnet, der das Problem der Familie „anzeigt" (lateinisch: index = Anzeiger) – ist lediglich der „Symptomträger". Psychotherapeuten sehen das Symptom oft als „Eintrittskarte", ein ganzes System zu verstehen und möglicherweise zu verändern. Das heißt: Die Symptome des Therapiesuchenden können nicht ohne dessen Familie verstanden und verändert werden. Deshalb kann auch eine Veränderung im Patienten – so die Theorie – nur durch die Veränderung der Familie stattfinden.

„Eine Familientherapie ist sinnvoll, um Depressiven und ihren Angehörigen einen anderen Umgang mit der Krankheit nahezubringen.

Diesen Ansatz verfolgt am konsequentesten die systemische Therapie: Sie versteht die Symptome des Patienten immer als Symptom der ganzen Familie. Gelingt der Familie ein anderer Umgang miteinander, verlieren die Symptome des „Indexpatienten" an Bedeutung und verschwinden. Familientherapien gibt es jedoch auch als verhaltenstherapeutisch oder tiefenpsychologisch fundierte Familientherapie.

Eine Familientherapie ist auch sinnvoll, um depressiven Menschen und ihren Angehörigen einen anderen Umgang mit der Krankheit nahezubringen. Denn jede Depression bedeutet nicht nur Leiden für den Erkrankten, sondern auch für die Angehörigen, die sich zunehmend angegriffen oder überflüssig, ausgestoßen oder überbeansprucht fühlen und ganz eigene Gefühle des Ärgers, der Angst, des Verlustes oder des Aufgesogenwerdens zu bewältigen haben. Je weniger ihnen dies möglich ist, desto schneller entsteht ein Teufelskreis, in dem sich der Depressive wiederum als abgelehnt, wertlos, überflüssig, gehasst erlebt. In den therapeutischen Sitzungen soll dieser Teufelskreis aufgebrochen werden. Eine andere Form der Kommunikation wird erprobt, neue Problemlösungsstrategien werden entwickelt.

Familientherapeutische Behandlungen, an denen möglichst alle Familienmitglieder teilnehmen, sind meist sehr kurz – sie umfassen nicht mehr als insgesamt sechs bis zwölf Sitzungen, oft in unregelmäßigen Abständen.

Die systemische Familientherapie gehört nicht zu den Richtlinienverfahren. In Beratungsstellen und Kliniken wird sie häufig angeboten. Familientherapeutische Elemente finden sich ebenfalls bei verhaltenstherapeutischen und tiefenpsychologischen Verfahren.

Gruppentherapie

Gruppentherapien gibt es auf der Grundlage verschiedenster Verfahren. Entstanden sind sie aus der Notwendigkeit, für möglichst viele Patienten ein psychotherapeutisches Versorgungsangebot zu schaffen. Heute wird sie ganz gezielt bei bestimmten Problemen und Störungen, auch bei Depressionen angewendet. Sie gibt es sowohl als psychoanalytische beziehungsweise tiefenpsychologisch fundierte als auch als verhaltenstherapeutische Gruppentherapie. Wichtig ist, dass der Patient in der Lage und motiviert ist, über sich in der Gruppe und mit der Gruppe zu sprechen und über sich selbst als Teil der Gruppe nachzudenken.

Der Psychotherapeut behandelt die gesamte Gruppe und spricht auch meist über das gesamte Gruppengeschehen. Nur in Ausnahmefällen wendet er sich an den Einzelnen. Eine Gruppentherapie ist also keine gleichzeitige Therapie Einzelner, sondern die Psychotherapie eines Einzelnen in der und durch die Gruppe, in der ja jeder auf jeden reagiert. Eine Gruppe besteht idealerweise aus fünf bis zehn Teilnehmern. Auch eine Gruppentherapie gehört, wenn sie innerhalb der Richtlinienverfahren angeboten wird, zum Leistungsspektrum der Krankenkasse.

Paar-/Ehe-Therapie

Man weiß, dass Depressionen häufig mit „interpersonellen" Konflikten und Problemen und besonders häufig mit unbefriedigenden Paarbeziehungen zusammenhängen – sei es, dass diese die Depression (mit)verursacht haben oder dass Paare wegen der Depression eines der beiden Partner nicht mehr miteinander zurechtkommen. Deshalb wird manchmal der Partner in die Therapie des Patienten einbezogen, wenn die ersten Gespräche einen Paarkonflikt als wesentliches Problem offenbart haben. Heute gibt es – vor allem auf Grundlage der kognitiven Verhaltenstherapie – ausgefeilte Therapieelemente, die beiden Partnern (nicht nur dem derzeit Erkrankten) die Möglichkeit bieten, neue Kommunikations- und Problemlösungsstrategien einzuüben und gegenseitige „negative" Zuschreibungen einer Prüfung zu unterziehen und sie gegebenenfalls zu korrigieren.

Die Kosten einer reinen Paar-/Ehetherapie werden von den Krankenkassen nicht übernommen. Sie können aber durchaus innerhalb einer laufenden Richtlinienpsychotherapie ihren Platz haben.

Neue Verfahren: Bewährtes kombinieren

In den letzten Jahren sind neue Verfahren entwickelt worden, die inzwischen auch in Deutschland angewendet werden:

- **die Akzeptanz- und Commitmenttherapie (ACT)**
- **Cognitive Behavioral Analysis System for Psychotherapy (CBASP)**
- **die achtsamkeitsbasierte Kognitive Therapie (= Mindfulness Based Cognitive Therapy, MBCT)**

In der Akzeptanz- und Commitment Therapie (ACT), einer Therapiemethode, die aus der Verhaltenstherapie hervorging, geht es um „Akzeptanz" als Strategie, mit Symptomen der Depression, ihren quälenden Gedanken, Gefühlen und körperlichen Zuständen besser umgehen zu können. Akzeptiere ich sie als Symptome einer Krankheit, „betreffen" sie mich in meinem wirklichen Selbst weit weniger. Ich bin dann wieder in der Lage, meine Ziele, die ich aufgrund der Krankheit aufgegeben habe, zu verfolgen und meinen Werten gemäß zu leben. Durch die Therapie soll der Patient herausfinden, was für ihn jenseits der Depression wichtig ist, und Fertigkeiten lernen, mit den Symptomen der Depression besser umgehen zu können.

Das CBASP wurde speziell für die Behandlung chronischer Depressionen entwickelt. Es beruht auf psychoanalytischen und verhaltenstherapeutischen Grundannahmen und bedient sich verschiedener Techniken ganz unterschiedlicher Therapieverfahren, zum Beispiel psychodynamischer Verfahren, der interpersonellen Therapie und der kognitiven Verhaltenstherapie. Im Zentrum steht hier die sogenannte Situationsanalyse, in deren Verlauf die alten Verhaltens- und Denkmuster als nicht situationsadäquat identifiziert werden. Patienten erkennen ihre eigenen Beziehungsmuster und ihre Wirkung auf gegenwärtige Beziehungen (zum Beispiel auf den Therapeuten). Als Ziele werden der Erwerb von Empathie, das Erlernen von neuen Problemlöse-Fertigkeiten und Bewältigungsstrategien und damit neue emotionale Erfahrungen genannt.

Die MBCT kombiniert die Techniken der kognitiven Verhaltenstherapie mit denen der achtsamkeitsbasieren Meditation. Ihr Hauptziel ist die sogenannte Achtsamkeit, also das Achten auf genau das, was im Moment geschieht, um auf diese Weise ein besseres Wahrnehmen dessen, worauf ich gerade achte, zu erreichen – ohne es dabei zu bewerten oder aktiv Gegenstrategien zu entwickeln. Geübte Patienten erkennen rechtzeitig depressive Gedanken, Gefühle und Empfindungen, können sie kommen und gehen lassen und sich so von ihnen distanzieren.

Test: Hilft Psychotherapie?

Wirksamkeitsnachweise gibt es inzwischen nicht nur für Medikamente.

Sie wissen: Medikamentè haben einen langen Weg der Überprüfung in Bezug auf Wirkung und unerwünschte (Neben-)Wirkung hinter sich, bis sie verordnet werden dürfen. Überprüft wird dabei ihre Medikamentensicherheit, aber eben auch ihre Wirksamkeit. Bei psychotherapeutischen Verfahren war eine solche Überprüfung lange nicht üblich. Ist es doch auch gar nicht so einfach, den Erfolg einer Psychotherapie zu beurteilen oder gar verschiedene Methoden und Verfahren hinsichtlich ihrer Wirksamkeit zu vergleichen.

Wie lässt sich der Therapieerfolg messen?

Von Heilung wagen die wenigsten Experten zu sprechen, eher von „Therapie-Response", also von Antwort auf eine Therapie oder vom Ansprechen auf eine Therapie. Heißt das aber dann, dass die Symptome (welche – alle, oder die störendsten, oder nur ein bestimmtes?) der Depression verschwunden oder wenigstens weniger quälend sind? Oder heißt das, dass es dem Patienten allgemein besser geht? Kann ein Patient gar hoffen, dass er durch eine bestimmte Psychotherapie künftig besser leben kann? Hat sich der Alltag, haben sich seine Beziehungen verändert oder seine Lebenseinstellung? Was ist mit den Langzeiterfolgen: Wie sieht es in einigen Monaten, Jahren aus? Wie misst man das alles? Gibt der Psychotherapeut die Antwort – oder der Patient? Dazu kommt: Wie vergleicht man die Methoden, wenn man gar nicht so genau messen und definieren kann, was eigentlich wirkt und vor allem wie?

Die Wahrscheinlichkeit ist gering, dass Ihr Therapeut, sein Verfahren und Sie den kontrollierbaren Bedingungen entsprechen.

Inzwischen ist versucht worden, all diese Fragen zu systematisieren und dann, ähnlich wie bei der Medikamentenforschung, unter streng kontrollierten experimentellen Bedingungen die Wirkung einer psychotherapeutischen Behandlung zu messen, damit man sie „evidenz-basiert" (englisch: evidence = Beweis) und wissenschaftlich beweisen kann. Diese Wirksamkeit nennt man heute Efficacy, womit die Wirksamkeit einer Maßnahme unter den beschriebenen Versuchsbedingungen gemeint ist – im Gegensatz zur Wirkung, die unter Alltagsbedingungen einer Behandlung eintritt; diese wird Effectiveness genannt. Sie ist es dann auch, die für Sie als Patient relevant ist. Denn die Wahrscheinlichkeit ist gering, dass Ihr Therapeut, den Sie endlich gefunden haben, sein Verfahren und Sie den kontrollierbaren Bedingungen entsprechen.

„RCT" – Testergebnisse richtig verstehen

Wie bei allen Tests kann man die Ergebnisse nur verstehen, wenn man weiß, wie getestet wurde. In der medizinisch-klinischen Forschung sind sogenannte randomisierte kontrollierte Studien (RCT) der Goldstandard für den Beleg von Wirksamkeit und Sicherheit einer jeden Therapie. Psychotherapieverfahren auf dem Prüfstand einer wissenschaftlichen medizinischen Studie, die diesen Kriterien genügen wollen, müssen also quasi unter Laborbedingungen stattfinden. „Kontrolliert" wird dabei die Psychotherapie selbst, die Auswahl der Patienten und die Veränderung, die als Wirkung eintritt. Das heißt: Um die Wirkung einer Psychotherapie messen oder gar Vergleiche mit anderen Therapieformen anstellen zu können, muss der Psychotherapeut möglichst „messbar" und in definierten Schritten vorgehen. Er muss sich an Handbüchern, Manualen, orientieren und systematisch genauso wie seine Kollegen, die demselben Manual folgen, vorgehen.

Dies ist Voraussetzung dafür, dass die Therapie für alle Patienten, die nach dem Zufallsprinzip einer der Vergleichsgruppen

Die wichtigsten Ergebnisse der Psychotherapieforschung in aller Kürze: Die Wirksamkeit von Psychotherapie kann heute nicht mehr bezweifelt werden. Sie zeigt in ihrer Wirkung keine signifikanten Unterschiede zur Behandlung mit antidepressiven Medikamenten.

zugewiesen werden, gleich abläuft. Die „Verblindung" – weder Patienten noch Therapeuten wissen, was passiert – ist eine weitere Forderung an eine solche Goldstandard-Studie. Sie kann ganz offensichtlich bei einer Psychotherapiestudie nicht erfüllt werden.

Psychotherapie hilft!

Inzwischen gibt es eine Vielzahl von Einzelstudien und systematischen Übersichtsarbeiten (sogenannte Meta-Analysen, die die Ergebnisse vieler Einzelstudien auswerten). Und es wird weiter geforscht. Auf dem Prüfstand steht die Wirkung einer Psychotherapie im Vergleich zum Krankheitsverlauf von Patienten, die sich auf einer Warteliste befinden oder eine sogenannte „übliche", also unspezifische Therapie, zum Beispiel beim Hausarzt, erhalten. Natürlich wird die Psychotherapie in ihrer Wirkung auch mit einer medikamentösen Therapie verglichen, und zwar bei Patienten mit Depressionen aller Schweregrade.

Das Ergebnis: Psychotherapie ist in ihrer Wirkung inzwischen längst als eine der beiden wesentlichen Säulen der Behandlung depressiver Störungen anerkannt und im Vergleich mit einer medikamentösen Behandlung als gleichwertig nachgewiesen worden. Wie gut sie wirkt, hängt dabei vom Schweregrad der Depression, von der Ausprägung einzelner Symptome und ihrem bisherigen Verlauf und vor allem der Dauer ab. Psychotherapie hat ihre Wirkung besonders bei leichten bis mittelschweren Depressionen bewiesen. Sie wird aber inzwischen auch für schwer depressiv Erkrankte empfohlen. In der Regel ist für mittelschwer bis schwer depressiv Erkrankte eine Kombination aus medikamentöser und psychotherapeutischer Behandlung hilfreicher als eine sogenannte Monotherapie. Oft dient in solchen Fällen die medikamentöse Therapie als Vorbereitung und Ergänzung einer Psychotherapie.

Eine wesentliche Rolle spielt die Psychotherapie als langfristig stabilisierende und unterstützende Maßnahme außerdem in der Vorbeugung neuer depressiver Episoden (siehe „Rückfälle vermeiden – mit Psychotherapie", S. 287).

Was hilft am besten?

Schneller, besser, nachhaltiger – oder wirken alle Verfahren gleich gut?

Während Psychotherapie inzwischen als hilfreich und wirkungsvoll in der Behandlung von Depressionen allgemein anerkannt ist, stellen sich natürlich noch immer weitere Fragen, die vor allem von den Vertretern der einzelnen Psychotherapieschulen unterschiedlich beantwortet werden. Kurz gefasst geht es in dieser kontroversen Diskussion um zwei Fragen: Gelten die inzwischen allseits anerkannten Wirksamkeitsnachweise für alle Psychotherapierichtungen, Verfahren und Techniken? Und: Gibt es bessere und schlechtere?

Vergleichen – aber wie?

Auch zur Wirksamkeit einzelner Psychotherapieverfahren liegen inzwischen massenweise Studien vor. Untersucht werden konnten natürlich nur die Psychotherapieverfahren, die sich auch den geforderten Studienbedingungen unterworfen haben. Nicht alle Psychotherapeuten und Psychotherapieschulen haben sich gleichermaßen um solche wissenschaftlich kontrollierten Wirksamkeitsnachweise bemüht. Die meisten Effektivitätsstudien liegen für die kognitiv-verhaltenstherapeutischen Psychothera pien vor. Sie haben ihre Wirksamkeit im Sinne der Efficacy (siehe „Wie lässt sich der Therapieerfolg messen?", S. 130) in vielen kontrollierten Studien unter Beweis gestellt. Schwieriger war und ist dies für psychodynamische Verfahren, da sich unbewusste Kräfte, um die es ja in der psychoanalytischen Therapie geht, auf diese Weise kaum messen lassen.

Außerdem geht es vor allem in der klassischen Psychoanalyse auch nicht „nur" um die Beseitigung des Symptoms, dessen Verschwinden dann den Therapieerfolg ausmacht, sondern um die Bearbeitung der unbewussten Konflikte, die zu diesem Symptom geführt haben. Dem Wesen einer psychoanalytischen Psychotherapie widerspricht es im Grunde genommen auch, streng nach Manualen, die eine Vergleichbarkeit erst möglich machen, vorzugehen, da das Prinzip, dem Patienten und seinen Einfällen die Führung zu überlassen, dies eigentlich nicht zulässt.

Auch die zeitliche Dimension einer analytischen oder tiefenpsychologisch fundierten Langzeittherapie, die ja weit mehr Sitzungen als eine Verhaltenstherapie umfasst, ist bisher ein Hindernis gewesen, sie in Bezug auf ihre Wirksamkeit wissenschaftlich korrekt im Sinne der RCTs zu vergleichen. Wenn psychodynamische Verfahren untersucht wurden, handelte es sich deshalb bisher vor allem um Kurzzeit- oder Fokaltherapien.

Natürlich liegen für die neuen Verfahren noch weit weniger Studienergebnisse mit viel weniger Patienten vor als für die bereits etablierten.

Trotz dieser Einschränkungen haben sich Forscher vom Institut für Sozial- und Präventivmedizin (ISPM) der Universität Bern daran gemacht, fast 200 Studien mit über 15 000 depressiven Patienten zu durchforsten. In den Arbeiten, die sie auswerteten, waren die Ergebnisse von Wirksamkeitsstudien zu sieben unterschiedlichen psychotherapeutische Vorgehensweisen veröffentlicht worden.

Die Autoren unterschieden zwischen

- psychodynamischen Therapien, die alte, ungelöste Konflikte und Beziehungserfahrungen, die sich negativ auf die Gegenwart auswirken, bearbeiten,
- Verfahren, die sich auf die Lösung von als aktuell belastenderkannten Problemen fokussieren (problemlösungsorientierte Therapie),
- kognitiver Verhaltenstherapie, die an aktuellen negativen Gedanken und Denkfehlern ansetzt, um sie zu korrigieren,
- (verhaltensaktivierender) Verhaltenstherapie, in der der Patient lernt, aktiv zu werden, und angenehme Aktivitäten und Erfahrungen mit anderen als solche erkennt,
- verhaltenstherapeutischen Verfahren, in denen es darum geht, soziale Fertigkeiten einzuüben (Social Skills Training),
- interpersoneller Psychotherapie, die strukturiert an den gegenwärtigen Beziehungen ansetzt, um sie zu verbessern, und
- unterstützender Gesprächstherapie, in der der Patient sich im Gespräch angenommen und verstanden fühlt.

In ihrer Übersichtsarbeit kamen sie zu einem nicht besonders verblüffenden Ergebnis: Jede dieser Psychotherapien ist besser als keine (also verglichen mit der „Wirkung“ eines Platzes auf der Warteliste für einen Therapieplatz). Erstaunlich ist jedoch: Die Wirksamkeit der unterschiedlichen Therapieformen unterscheidet sich unabhängig von der Therapieschule wenig. Und: Die hilfreiche Wirkung tritt unabhängig davon ein, ob die Therapie individuell, in einer Gruppe oder durch ein Online-Programm mit persönlicher Betreuung stattfindet.

„Jede Psychotherapie ist besser als keine Psychotherapie“ – und was wirkt?

Da sich die Wirkung der einzelnen untersuchten Therapieverfahren in den bisher durchgeführten Studien nicht signifikant unterschied, suchte man nach den Gemeinsamkeiten. Denn die Wahrscheinlichkeit ist hoch, dass sie die entscheidenden Wirkfaktoren sind. Tatsächlich fand sich für die Therapien, die eine besonders gute Wirkung erzielten, eine Reihe gemeinsamer Merkmale:

- Wirksame Therapien orientieren sich am Patienten. Denn jeder Mensch bringt seine individuellen Eigenarten mit. Und: Sie nutzen seine Möglichkeiten, Fähigkeiten, Stärken – seine Ressourcen!
- Wirksame Therapien machen Probleme, die in der Therapie verändert werden sollen, dem Patienten unmittelbar erfahrbar. Das kann dadurch geschehen, dass gemeinsam reale Situationen aufgesucht oder reale Situationen hergestellt werden, oder dass sie in der Übertragung oder durch bestimmte Techniken (Exposition, Rollenspiel, Imaginationsübungen) aktualisiert und wiedererlebt werden.
- Wirksame Therapien fördern die Einsicht in diese Probleme und tragen zur Klärung problematischen Erlebens und Verhaltens bei.
- Wirksame Therapien fördern die Selbstreflexion und Introspektion des Patienten und leiten ihn an, sich selbst und die Gründe für sein Handeln besser zu verstehen und gegebenenfalls zu korrigieren.
- Wirksame Therapien unterstützen den Patienten bei der Bewältigung dieser Probleme und ermöglichen ihm positive Erfahrungen bei dieser Bewältigung.
- Wirksame Therapien stellen eine gute Beziehung zwischen Therapeut und Patient her.

Als wichtigstes Merkmal und Grundlage jeder guten Therapie gilt die Qualität der Beziehung zwischen Therapeut und Patient. Der Patient muss sich angenommen fühlen. Vertrauen, Motivation und Durchhaltevermögen in Verbindung mit wachsender Einsicht von Seiten des Patienten und Interesse, Wertschätzung, Einfühlungsvermögen und Akzeptanz von Seiten des Therapeuten sind wesentliche Wirkfaktoren.

„Versorgungsalltag"

Studie trifft Wirklichkeit – worauf muss ich achten?

Für Sie als Patient hat die Diskussion um den aktuellen wissenschaftlichen Stand oft weniger Relevanz. Denn ganz praktisch stellt sich auf der Suche nach einem Psychotherapieplatz die Frage nach dem „besseren" Verfahren gar nicht: Fast überall sind der Bedarf größer als das Angebot und die Wartelisten für einen Therapieplatz lang. Außerdem: Wenn das Praxisschild Ihren Psychotherapeuten als Therapeuten des jeweils getesteten Verfahrens ausweist, ist dies zwar ein wichtiger Hinweis. Dennoch ist letztlich nicht gesichert, dass er das in einer Wirksamkeitsstudie überprüfte Therapiemanual in seiner therapeutischen Praxis tatsächlich einsetzt. Denn die meisten Psychotherapeuten sind trotz der strengen Richtlinien inzwischen offen für Elemente aus anderen Verfahren und wenden sie auch in ihrem Praxisalltag an.

Worauf es ankommt

Was für Betroffene und Angehörige viel wichtiger ist als die „reine Lehre" eines Psychotherapieverfahrens: das Vertrauen des Patienten in das Verfahren und die Möglichkeit, selbst mitzuarbeiten. Nicht jedem liegt die abstinente Haltung des Psychoanalytikers. Viele brauchen den Blickkontakt, um sich angenommen zu fühlen. Auch die wirklich tiefgehende „Selbsterkenntnis", die durch eine Langzeitanalyse angestrebt wird, ist nicht jedermanns Sache. Manchen Menschen liegt eher die direktive Vorgehensweise eines Verhaltenstherapeuten, die ihm sagt, „wo es langgeht". Alles andere macht Angst. Es hat also keinen Sinn, einem depressiven Menschen eine Therapie vorzuschlagen, die er niemals für sich akzeptieren könnte, und noch weniger sinnvoll ist es, eine Psychotherapie bei einem Psychotherapeuten zu beginnen, der kein Vertrauen einflößt. Die persönliche Chemie muss stimmen.

Wie finde ich einen Psychotherapeuten?

Es gibt mehrere Möglichkeiten, einen Psychotherapeuten zu finden. Wenn Sie bereits in psychiatrischer oder hausärztlicher Behandlung sind, sprechen Sie mit Ihrem Arzt. Er sollte einen für Sie und „Ihre" Depression geeigneten Psychotherapeuten nennen können.

Wenn nicht, rufen Sie Ihre Krankenkasse an. Sie wird Ihnen eine Liste von Psychotherapeuten (mit Kassenzulassung) zusenden. Oder fragen Sie bei der für Sie zuständigen kassenärztlichen Vereinigung nach – viele unterhalten Vermittlungsstellen für Psychotherapie, bei denen Psychotherapeuten freie Therapieplätze melden.

Im Internet finden Sie auf der Seite www.psychotherapiesuche.de ebenfalls Adressen. Wichtig: Klären Sie Ausbildung, Methode, Erfahrung und Zulassung des infrage kommenden Therapeuten. Leider bieten auch sehr viele Vertreter von nicht anerkannten Außenseitermethoden im Netz ihre Dienste an.

Erkundigen Sie sich bei Bekannten und Freunden, ob diese einen Psychotherapeuten empfehlen können.

Haben Sie eine Adresse (möglichst in Ihrer Nähe – Sie werden viele Termine wahrnehmen müssen!) bekommen, rufen Sie einfach an und vereinbaren einen Termin. Ein Überweisungsschein ist nicht nötig – es sei denn, Sie nehmen an einem Hausarztmodell Ihrer Krankenkasse teil, dann muss Ihr Hausarzt Sie dorthin überweisen.

Egal, ob Sie privat oder gesetzlich versichert sind, Sie sollten vorher in jedem Fall die Kostenübernahme durch einen Anruf bei Ihrer Krankenkasse klären. Ein „Erstgespräch" beim Therapeuten kann aufwühlen, eine Beziehung ermöglichen, Vertrauen und erste Bindungen schaffen, Barrieren einreißen – wenn eine Fortführung dann allein an der Kostenübernahme scheitern sollte, kann dies sehr schmerzlich sein.

In aller Kürze: Tipps für Ihre Suche

- Machen Sie sich kundig über die einzelnen Verfahren. Welches spricht Sie an? Mit welchem können Sie augenblicklich wenig anfangen?
- Machen Sie sich kundig über die Ausbildung und Vorerfahrung des infrage kommenden Therapeuten. „Kurpfuscher", „Magier" und „Heiler", die es auf dem Psychomarkt leider zuhauf gibt, sind nichts für Sie!
- Holen Sie Empfehlungen ein, aber: Vertrauen Sie mehr auf Ihr eigenes Urteil und Ihr Gefühl. Der beste Therapeut Ihrer Freundin muss für Sie nicht unbedingt auch „passen".
- Und für Angehörige und Freunde von Betroffenen: Für jemanden, der depressiv ist, mögen diese Tipps nutzlos sein. Häufig reicht weder die Energie noch die Zuversicht, sie zu befolgen. Depres-

---

Probatorische Sitzungen, also die ersten fünf Sitzungen, dienen – wie es in der Fachsprache heißt – der Diagnostik, Indikationsstellung, der prognostischen Einschätzung, aber auch der Überprüfung, ob eine tragfähige Beziehung zustande kommen kann.

sive Menschen haben oft die Scheu, nachzuhaken, kritisch zu sein oder einfach „Nein“ zu sagen. Deshalb: Unterstützen Sie den Betroffenen bei der Suche, sprechen Sie mit ihm über die möglichen Therapieverfahren. Manchmal ist sogar Ihre Unterstützung bei der Anmeldung notwendig (stellen Sie gegebenenfalls dem Psychotherapeuten die wichtigen Fragen nach Ausbildung, Erfahrung, nach Vorgehensweise und Zielen der Therapie – viele depressive Menschen trauen sich das einfach nicht). Aber überfahren Sie den Patienten nicht. Es ist seine Psychotherapie!

Die Chemie muss stimmen

Weil die Beziehung zwischen Psychotherapeut und Patient ganz entscheidend zum Erfolg der Psychotherapie beiträgt, kann schon die Wahl des Therapeuten den Ausgang der Therapie bestimmen. Deshalb ist in den Richtlinien-Psychotherapien eine längere Eingangsphase vorgesehen, die unter anderem dazu dient, auszuprobieren, ob das Verhältnis zwischen Patient und zukünftigem Psychotherapeuten stimmt – und ob beide sich vorstellen können, miteinander zu arbeiten.

Das heißt: Das Erstgespräch und die folgenden fünf (oder, falls eine analytische Psychotherapie geplant ist, bis zu acht) Sitzungen, die sogenannten probatorischen Sitzungen, sind Probetermine. Sowohl der Psychotherapeut als auch Sie können und sollen ausprobieren. Der Psychotherapeut prüft, ob

- das Leiden, das Sie ihm schildern, eine psychische Störung ist, und wenn ja, welche,
- diese Störung mit psychotherapeutischen Mitteln zu behandeln ist,
- sein Psychotherapieverfahren das Mittel der Wahl ist,
- er den Eindruck hat, dass Sie von (s)einer Psychotherapie profitieren können, und
- Sie zusammenpassen.

Und Sie prüfen, ob

- Sie sich vorstellen können, eine Psychotherapie zu machen,
- Sie sich vorstellen können, bei diesem konkreten Psychotherapeuten eine Therapie zu machen,
- Sie sich vorstellen können, dass diese Psychotherapie bei diesem Psychotherapeuten Ihnen gut tun wird, und
- Sie zusammenpassen.

Checkliste

Passen wir zusammen?

Die letzte Entscheidung, ob diesen ersten Terminen weitere Sitzungen folgen werden, liegt bei Ihnen. Denn in den Probesitzungen können Sie ein Gespür dafür entwickeln, wie es Ihnen mit solchen Gesprächen geht, welchen Eindruck Sie von Ihrem Psychotherapeuten gewinnen können und wie es sich anfühlt, eine Psychotherapie zu machen. Bevor Sie sich entscheiden, müssen Sie sich folgende Fragen stellen:

- ☐ Hat der Psychotherapeut mich ernst genommen?
- ☐ Haben wir miteinander gesprochen oder er mit mir oder gar über mich?
- ☐ Ist er an mir interessiert? (Hat er mich beispielsweise angesehen oder nur auf seine Notizen gestarrt?)
- ☐ Ist er auf meine Fragen eingegangen, oder ist er ihnen eher ausgewichen?
- ☐ Stimmen die Ziele, die er für mich und meine Psychotherapie formuliert, mit meinen Hoffnungen und Zielen überein?
- ☐ Habe ich mich angenommen gefühlt?
- ☐ Fühle ich mich nach den ersten Gesprächen schon ein bisschen zuversichtlicher?

Wenn Sie diese Fragen mit Ja beantworten können, sind Sie bei Ihrem zukünftigen Psychotherapeuten gut aufgehoben. Dies ist eine Grundvoraussetzung dafür, dass die Psychotherapie hilfreich sein wird.

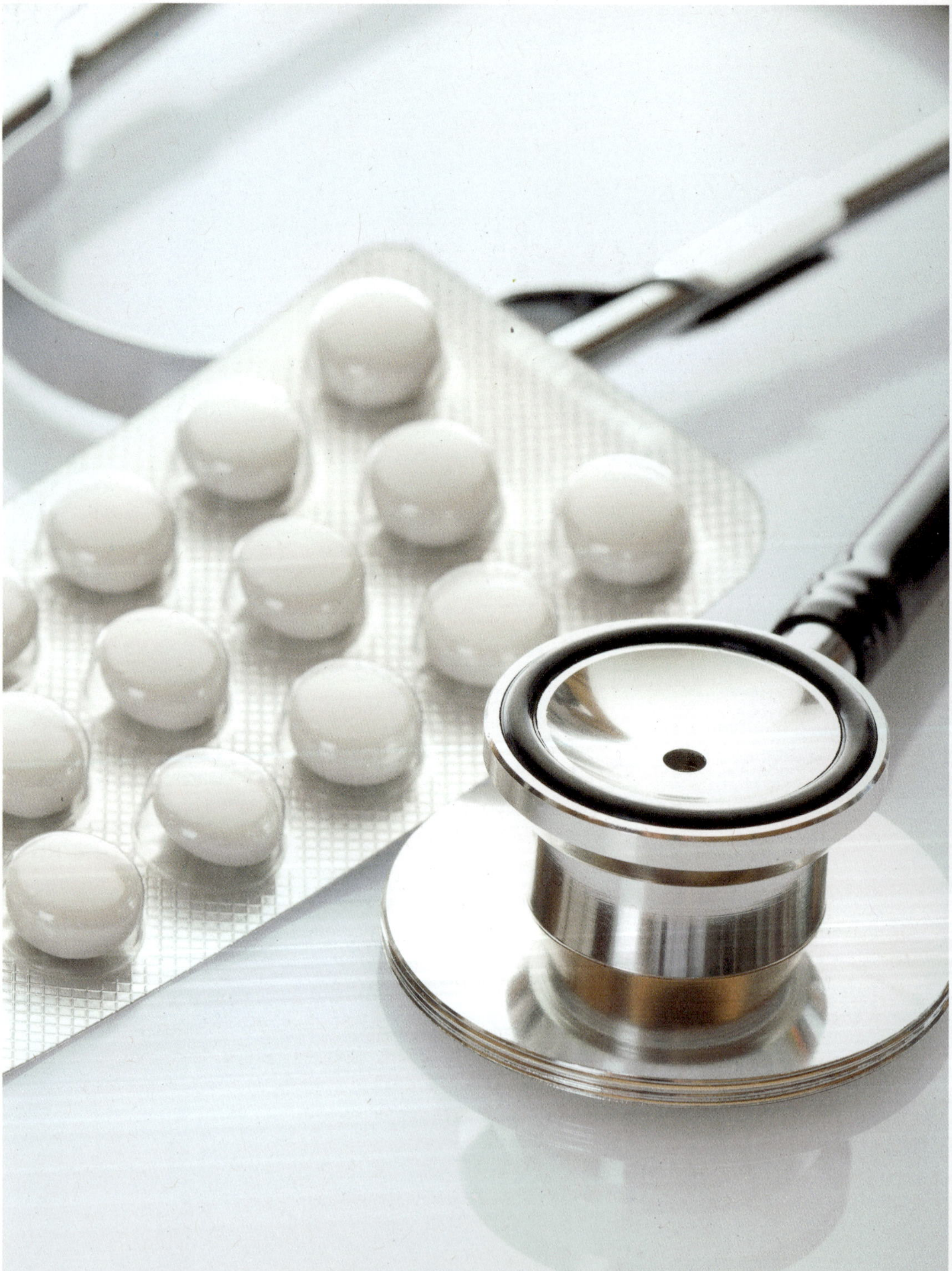

Körperliche Behandlung

Je mehr man über die biologischen Mechanismen bei der Entstehung einer depressiven Erkrankung weiß, desto effektiver können auch Medikamente und andere Behandlungsverfahren eingesetzt werden.

Neben psychologischen Behandlungsverfahren, also Gespräch, Beratung und Psychotherapie, bilden körperliche – somatische – Behandlungsverfahren die zweite entscheidende Säule der Depressionsbehandlung. Sie greifen direkt in das körperliche Geschehen der Depression ein.

Ganz vorne stehen hier Medikamente, vor allem Antidepressiva. Ohne sie sind die entscheidenden Therapieerfolge, wir wir sie heute verzeichnen können, nicht denkbar. Antidepressiva wirken dort, wo Botenstoffe fehlen, um die Kommunikation zwischen den Nervenzellen wieder sicherzustellen.

Dazu kommen einige weitere biologische Behandlungsverfahren wie die Lichttherapie, der Schlafentzug die transkranielle Magnetstimulation oder die Elektrokrampftherapie. Manche dieser Verfahren sind schon lang etablierte eigenständige Behandlungsmethoden, die auch für sich allein (also ohne gleichzeitige Medikamentengabe oder Psychotherapie) eingesetzt werden können, andere werden eher ergänzend angewandt.

Die Wahl des Verfahrens hängt auch hier von Schweregrad, Dauer sowie Symptomen und deren Ausprägung ab.

Antidepressiva

Wenn die Kommunikation im Gehirn wieder funktioniert, geht es aufwärts.

Mitte der 1950er-Jahre entdeckte ein amerikanischer Psychiater, dass ein Medikament, das eigentlich zur Tuberkulosebehandlung entwickelt worden war, bei depressiven Patienten eine deutliche Verbesserung ihrer Stimmung bewirkte. Fast zur selben Zeit wurde ein neues Medikament zur Behandlung der Schizophrenie erprobt, ohne aber die gewünschten Erfolge zu zeigen – bei depressiven Patienten kam es jedoch zu erstaunlichen Effekten, die sich in weiteren Untersuchungen bestätigten. Die ersten Antidepressiva wurden also zufällig entdeckt, lange bevor man ihre Wirkungsweise im Einzelnen verstand.

Erst Tierversuche zeigten: Das „Tuberkulosemittel" hemmt die Aktivität der Monoaminooxidase, eines Enzyms, dessen Aufgabe normalerweise der Abbau von Botenstoffen, den Neurotransmittern, ist. Durch diese Aktivitätshemmung werden weniger von diesen Botenstoffen abgebaut. Das heißt: Auch die uns schon bekannten Botenstoffe Serotonin und Noradrenalin stehen so im Gehirn in höheren Konzentrationen zur Verfügung. Der therapeutische Erfolg dieser Monoaminooxidasehemmer (MAO-Hemmer) besteht damit in der Erhöhung des Angebots an Botenstoffen. Bei dem anderen zufällig entdeckten Antidepressivum spielte allerdings ein ganz anderer Wirkmechanismus die entscheidende Rolle: Dieses Medikament hemmt nicht den Abbau der Botenstoffe wie ein MAO-Hemmer, sondern die Wiederaufnahme in die Nervenendigung, aus der sie zuvor abgegeben worden waren. Die Folge: Auch auf diese Weise steht der jeweilige Botenstoff an der Verbindungsstelle der Nervenzellen, den Synapsen, vermehrt zur Verfügung.

Wirkung und Nebenwirkung

Antidepressiva bewirken eine Verbesserung der depressiven Symptome und bringen sie nach und nach zum Verschwinden. Je nach Erscheinungsbild der Depression kann das aber auf ganz unterschiedliche Weise passieren. Nie ist dabei mit einem gleichzeitigen Verschwinden aller Beschwerden zu rechnen. Einmal bessern sich zuerst Angst und Schlafstörungen, ein andermal spürt der Patient vielleicht zuerst eine Stimmungsaufhellung oder eine Besserung des Antriebs. Oder der Appetit nimmt wieder zu und eine in der Depression aufgetretene Gewichtsabnahme korrigiert sich wieder auf das ursprüngliche Gewichtsniveau (was von manchen Patienten dann als Gewichtszunahme erlebt wird). Ein anderer spürt womöglich zuerst ein Nachlassen von innerer Unruhe und Anspannung.

Die Mehrzahl der Patienten verspürt kaum oder nur geringe Nebenwirkungen der Antidepressiva.

Die Besserung verläuft langsam. Bei den allermeisten Antidepressiva ist mit einem Wirkungseintritt nicht vor Ablauf von drei bis fünf Wochen zu rechnen. In der Regel lässt sich der Erfolg auch erst dann beurteilen. Erste Hinweise auf eine Besserung zeigen sich jedoch meist früher: Patienten schildern zum Beispiel schon in den ersten zehn Tagen der Einnahme, dass sie besser schlafen, sich entspannter fühlen, dass die innere Unruhe vorbei ist, die gefühlsmäßigen Tagesschwankungen weniger geworden sind. Dies sind positive Hinweise, dass mit einer weiteren Besserung zu rechnen ist.

Trotzdem muss immer wieder betont werden, dass Antidepressiva nicht wie eine Kopfschmerztablette innerhalb einer Stunde wirken. Betroffene und Ärzte brauchen Geduld, Geduld und nochmals Geduld. Dies fällt oft umso schwerer, weil viele depressive Menschen erst sehr spät Hilfe suchen, häufig nachdem sie schon Wochen oder Monate unter ihrer Depression gelitten haben. Sich nach Behandlungsbeginn dann nochmals zu gedulden ist nicht einfach. Aber es gibt keine Alternative.

Gelegentlich ist es in einer solchen Situation notwendig, bis zur ersten spürbaren Wirkung der Antidepressiva zusätzlich andere, eher beruhigende Medikamente einzunehmen, um die quälende Unruhe und die Schlafstörungen erst einmal auf diese Weise zu bessern.

Was die unerwünschten Wirkungen angeht: Die Mehrzahl der Patienten verspürt kaum oder nur geringe Nebenwirkungen der Antidepressiva. Wenn sie dann doch auftreten, sind sie meist nicht gefährlich, oftmals nur vorübergehend (wie zum Beispiel Mundtrockenheit) und erfordern keine weiteren Maßnahmen. Der Körper gewöhnt sich entweder an sie oder gleicht mit Gegenreaktionen aus. Einige wenige unerwünschte Wirkungen müssen beobachtet werden, das heißt, Sie sollten auf sie achten und Ihrem Arzt davon berichten oder gegebenenfalls vorsorglich Kontrolluntersuchungen durchführen lassen. In ganz seltenen Fällen treten unerwünschte Wirkungen auf, die sofortige ärztliche Hilfe nötig machen. Wir haben im Folgenden die möglichen Nebenwirkungen der verschiedenen Wirkstoffe geordnet, so dass Sie besser einschätzen können, welche Maßnahmen jeweils nötig sind.

Antidepressiva ohne unerwünschte (Neben-)Wirkungen?

Ein Problem fast aller Medikamente ist, dass sie nicht nur dort wirken, wo sie wirken sollen, sondern auch in Bereichen, wo es gar nicht erwünscht ist. Diese unerwünschten Wirkungen, die in den Beipackzetteln genannt werden, lassen nicht wenige Patienten die Behandlung abbrechen – und damit letztlich den Therapieerfolg gefährden. Deswegen ist die Entwicklung nebenwirkungsarmer Medikamente ein wesentliches Ziel der Forschung.

Inzwischen sind einige Wirkstoffe auf dem Markt, die zum Teil tatsächlich weniger und andere als die bislang typischen unerwünschten Wirkungen (wie zum Beispiel Mundtrockenheit oder Probleme beim Wasserlassen) zeigen. In den letzten Jahren wurden vor allem diese neueren Antidepressiva von der Pharmaindustrie vermarktet – doch auch hier haben wir gelernt: Es ist nicht alles Gold, was glänzt! Denn auch bei diesen als nebenwirkungsarm beworbenen Antidepressiva hat sich leider bestätigt, was grundsätzlich für alle Medikamente gelten kann: Manche (allerdings eher seltene) Nebenwirkungen werden erst nach jahrzehntelangem Einsatz eines Medikamentes bekannt, weil in die klinischen Studien, die zur Zulassung führen, nur vergleichsweise wenige Patienten einbezogen werden.

→ Antidepressiva und Botenstoffe

Die meisten Funktionen unseres Körpers laufen ohne unser Zutun ab, sind also autonom: sei es die Regulation des Herzschlags, der Atmung, der Körpertemperatur oder des Stoffwechsels. All diese elementaren Körperfunktionen werden vom vegetativen Nervensystem gesteuert, ohne dass wir einen Gedanken darauf verschwenden müssen. Auch dieses autonome Nervensystem hat seine Botenstoffe, und da Medikamente nicht nur wirken, wo sie wirken sollen, können sich Antidepressiva, die die Botenstoffe des vegetativen Nervensystems beeinflussen, auch auf dieses auswirken und dort unerwünschte Folgen hervorrufen.

Symptom der Krankheit oder „Nebenwirkung"?

Wie können Sie oder Ihr Arzt unterscheiden, ob es sich bei Beschwereden um ein Symptom Ihrer Depression oder um eine Medikamentenwirkung handelt? Die Verminderung des sexuellen Verlangens oder Erektionsstörungen sind beispielsweise bei Betroffenen ausgesprochen häufig. Sicher: Wenn diese Störungen erstmals nach Einnahme des Medikaments auftreten, ist es wahrscheinlich, dass sie eine unerwünschte Wirkung eben dieses Mittels darstellen. Es kann aber auch sein, dass das Medikament noch gar nicht wirkt, sondern vielmehr ein neues Symptom der Depression zu den anderen Symptomen hinzugekommen ist und sich wie die anderen während der Therapie langsam bessern wird. In vielen Fällen ist es daher ratsam, Geduld zu haben und leichtere unerwünschte Wirkungen, die Sie in Ihrem Wohlbefinden nicht massiv beeinträchtigen, hinzunehmen. Es ist nicht sinnvoll, das Medikament häufig zu wechseln, weil all diese Medikamente eine gewisse Zeit benötigen – Richtwert drei bis fünf Wochen –, um ihre Wirkung entfalten zu können. Diese Zeit sollten Sie durchstehen.

Wechselwirkungen mit anderen Medikamenten

Mit einer Vielzahl anderer Medikamente bestehen Wechselwirkungen. Diese kommen häufig dadurch zustande, dass der Abbau sowohl des Antidepressivums als auch des anderen eingenommenen Medikaments durch die Leber verzögert stattfindet – die Leber hat dann einfach „zu viel zu tun". Dadurch können die Konzentrationen der Wirkstoffe beider Medikamente ansteigen, durch den verzögerten Abbau ist dann mehr als notwendig vorhanden – die Gefahr der unerwünschten Wirkungen steigt.

Eine andere Form der Wechselwirkung läuft genau umgekehrt ab: Die Leber wird durch ein bereits verordnetes Medikament auf Touren gebracht und baut das Antidepressivum und vielleicht auch andere Medikamente, die Sie einnehmen müssen, nun beschleunigt ab. Dies hat zur Folge, dass die Konzentration im Blut zu niedrig ist und eigentlich eine höhere Dosis genommen werden müsste, um die gewünschte antidepressive Wirkung zu erzielen.

Aus diesem Grund ist es wichtig, dass Sie jeden Arzt, der Ihnen ein Medikament verordnet, über alle weiteren Medikamente, die Sie einnehmen, auf dem Laufenden halten. Nur so ist es möglich, die oft komplizierten Wechselwirkungen zu berücksichtigen.

▶ Im Hilfoteil ab Seite 302 können Sie sich zu den unerwünschten Wirkungen der vorgestellten Medikamente informieren. Noch ausführlichere Informationen zu Anwendung, Gegenanzeigen und unerwünschten Wirkungen finden Sie gegen eine geringe Gebühr auf unserer Homepage. Unter www.medikamente-im-test.de können Sie dort gezielt nach dem Medikament, das Ihnen verordnet wurde, suchen.

Die wichtigsten Medikamente und ihre Wirkweise

Verschiedene Wirkmechanismen – ein gemeinsames Ziel.

Nach heutigem Erkenntnisstand gibt es im Wesentlichen zwei Botenstoffe, die an der Depressionsentstehung beteiligt sind: Noradrenalin und Serotonin (siehe „Die (Neuro-)Biologie …", S. 53). Auch dem Botenstoff Dopamin werden depressionslösende Eigenschaften zugeschrieben. Die meisten Antidepressiva wirken auf diese Stoffe, entweder indem sie ihren Abbau oder ihre Wiederaufnahme hemmen. Sie greifen direkt an der „Kommunikationsstelle" der Nervenzellen, dem synaptischen Spalt, an und erhöhen dort die Konzentration und damit die Wirkung der körpereigenen Botenstoffe. Die meisten Antidepressiva lassen sich nach ihrem biochemischen Wirkmechanismus oder ihrer chemischen Struktur unterscheiden. Der Wirkmechanismus erklärt sowohl die positive Wirkung der Medikamente auf Menschen mit Depressionen als auch ihre wesentlichen unerwünschten Nebenwirkungen.

Die nachfolgende Übersicht enthält nur die wichtigsten Wirkstoffe. Es besteht kein Anspruch auf Vollständigkeit. Einige Arzneimittel erwähnen wir vor allem deswegen nicht, weil sie angesichts der Vielzahl der therapeutischen Möglichkeiten in der Ver-

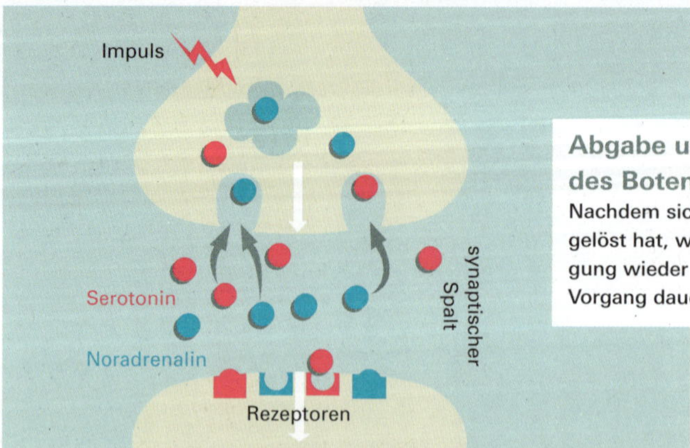

Abgabe und Wiederaufnahme des Botenstoffes
Nachdem sich der Botenstoff vom Rezeptor gelöst hat, wird er in die abgebende Endigung wieder aufgenommen. Der gesamte Vorgang dauert nur wenige Millisekunden.

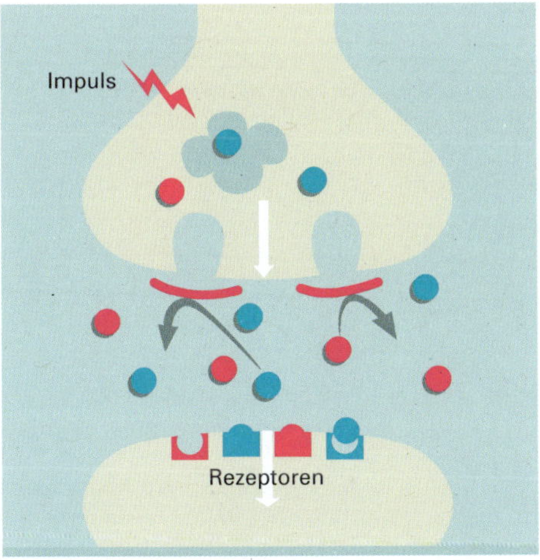

Monoaminooxidasehemmung
Die Monoaminooxidase baut den Botenstoff im Inneren der Zelle ab. Wird dieser Vorgang gehemmt, kann mehr Botenstoff zum synaptischen Spalt befördert und dort ausgeschüttet werden.

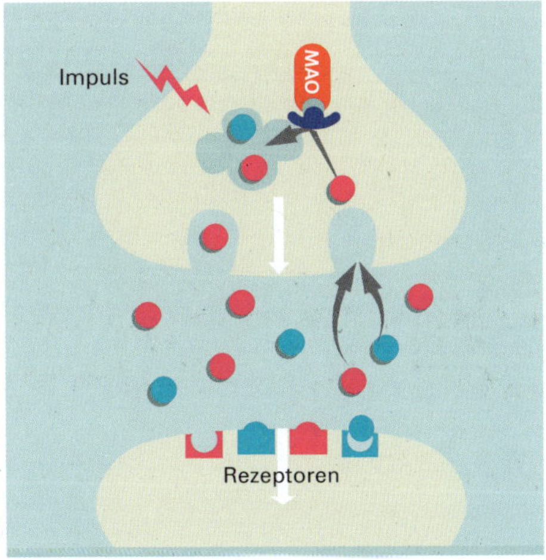

Die Wiederaufnahmehemmung des Botenstoffes
Die Wiederaufnahme des Botenstoffes in die abgebende (obere) Nervenzelle wird gehemmt; im synaptischen Spalt erhöht sich das Angebot an Botenstoffen.

ordnungspraxis keine wesentliche Rolle mehr spielen und deswegen entbehrlich sind.

Trizyklische Antidepressiva

Der Name erklärt sich aus der chemischen Struktur des Moleküls, aus dem diese Medikamente bestehen: Sie ähnelt der Anordnung von drei ringförmigen Bausteinen. Trizyklische Antidepressiva gehören zu den am längsten in der klinischen Praxis eingeführten Wirkstoffen. Imipramin beispielsweise ist seit 1957 und Amitriptylin fast ebenso lange für die Behandlung depressiver Störungen fest etabliert. Sie sind immer noch der Goldstandard der medikamentösen Depressionsbehandlung: Alle neueren Medikamente müssen sich an ihrer nachgewiesenen antidepressiven Wirkung messen lassen. Für viele Psychiater sind sie immer noch oder wieder die erste Wahl, gerade weil ihre zuverlässige Wirksamkeit wiederholt bestätigt werden konnte. Ein Antidepressivum aus dieser Gruppe (Maprotilin) weist vier dieser „Ringe“ auf (man nennt es daher tetrazyklisch); das Wirkprinzip ähnelt aber dem der Trizyklika, weswegen wir es auch an dieser Stelle besprechen.

Die meisten trizyklischen Antidepressiva wirken auf mehrere Botenstoffe des Gehirns, auf mehrere Transmittersysteme, vor allem auf Serotonin und Noradrenalin, aber auch auf Azetylcholin, Histamin und andere. Die Wirkung auf andere Botenstoffe als Noradrenalin und Serotonin ist zum Teil für die unerwünschten Wirkungen dieser Wirkstoffgruppe verantwortlich.

Je nachdem, welche Symptome im Vordergrund stehen und behandelt werden sollen, können Trizyklika ausgewählt werden, die mehr antriebssteigernd (Nortriptylin-Typ, siehe Checkliste „Aktivitätssteigernd oder beruhigend?", S. 164) oder antriebsdämpfend und angstlösend (Amitriptylin-Typ, siehe Checkliste „Aktivitätssteigernd ...", S. 164) wirken. Bei den Substanzen vom Amitriptylin-Typ kann die dämpfende Eigenschaft durch die Einnahme der Gesamtdosis am Abend als schlafanstoßendes Mittel genutzt werden.

Trizyklische Antidepressiva

Die wichtigsten Wirkstoffe und ihre Dosierung

Wirkstoff / Tägliche Dosierung bei ambulanter Behandlung	**Handelsname (Beispiele)**
Amitriptylin bis 150 mg	Amineurin, Amitriptylin beta, Amitriptylin-CT, Amitriptylin dura, Amitriptylin-neuraxpharm, Saroten, Syneudon
Amitriptylinoxid bis 180 mg	Amioxid-neuraxpharm
Clomipramin 100 bis 150 mg	Anafranil, Clomipramin-neuraxpharm
Doxepin bis 225 mg	Aponal, Doneurin, Doxepin 1 A Pharma, Doxepin dura, Doxepin-neuraxpharm, Doxepin-ratiopharm, Mareen
Imipramin bis 225 mg	Imipramin-neuraxpharm
Maprotilin bis 150 mg	Maprotilin-neuraxpharm, Maprotilin-ratiopharm
Nortriptylin bis 150 mg	Nortrilen
Trimipramin bis 225 mg	Stangyl, Trimineurin, Trimipramin 1 A Pharma, Trimipramin AL, Trimipramin-neuraxpharm

Die angegebenen Dosierungen sind die Höchstdosen unter ambulanten Behandlungsbedingungen. Diese können bei stationärer Behandlung unter enger klinischer Beobachtung überschritten werden. Für ältere Patienten kann im Einzelfall eine geringere Dosierung schon ausreichend sein.

Selektive Serotonin-Wiederaufnahmehemmer (SSRI)

Die ersten SSRIs wurden in Europa gegen Ende der 1980er-Jahre eingeführt. Sie führen selektiv zu einer Hemmung der Serotonin-Wiederaufnahme an den Kontaktstellen der Nervenzellen. Dadurch steht der Botenstoff Serotonin in höherer Konzentration zur Verfügung. Diese Medikamente wirken also gezielt auf das serotonerge Neurotransmittersystem.

Ihre Wirksamkeit wurde im Vergleich mit den Trizyklika – besonders in der Anfangsphase der Markteinführung – angezweifelt. Die SSRI konnten sich aber als Medikamente der ersten Wahl in der Depressionsbehandlung etablieren. Die breite klinische Erfahrung mit dieser Wirkstoffgruppe zeigt, dass sie auch zur Behandlung schwerer Depressionen geeignet sind. Der Grund dafür, dass sie bei manchen Menschen nicht oder nicht ausreichend wirken, liegt offenbar darin, dass sie anders als die Trizyklika bevorzugt nur einen Botenstoff, also ein Transmittersystem, ansprechen. Als Alternative kommen bei Patienten, die nicht auf SSRI ansprechen, Trizyklika oder auch Venlafaxin oder Duloxetin infrage.

Ein wesentlicher Vorteil der SSRI sind die schwächer ausgeprägten und im Vergleich zu den trizyklischen Antidepressiva andersartigen Nebenwirkungen. Da diese Wirkstoffe gezielt im serotonergen System wirken, beeinflussen sie andere Botenstoffe praktisch überhaupt nicht oder nur wenig. Dies hat ein recht einheitliches Nebenwirkungsspektrum zur Folge. Die Wirkstoffe unterscheiden sich vor allem in der Bindungskraft an den Serotonin-Bindungsstellen des Gehirns und darin, wie lange sie oder ihre Stoffwechselprodukte im Organismus verbleiben. Dies kann bei einer Therapieumstellung einen zeitlichen Sicherheitsabstand nötig machen, um unerwünschte Wechselwirkungen mit anderen Medikamenten zu vermeiden.

Gleichwohl wurden bei längerer Beobachtungszeit einige mögliche Nebenwirkungen immer deutlicher: Galten die Serotonin-Wiederaufnahmehemmer lange als die idealen Medikamente für Patienten mit Herzerkrankungen, so musste dies in letzter Zeit revidiert werden: Beispielsweise musste für das Antidepressivum Citalopram nach über zehnjähriger Anwendung die empfohlene Höchstdosis von 60 auf 40 Milligramm gesenkt werden, weil dieser Wirkstoff dosisabhängig Herzrhythmusstörungen verursachen kann. Auch wurde vor einem Einsatz bei Patienten mit Herzerkrankungen gewarnt. Vor einer Behandlung mit diesem Medikament sollten also immer ein EKG geschrieben und die Mineralsalze im Blut bestimmt werden. Bei Patienten mit Herzrhythmusstörungen und anderen Herzerkrankungen ist große Vorsicht geboten wie auch bei Betroffenen mit Nierenfunktionsstörungen.

Dies scheint nach den sich jetzt häufenden Berichten auch für die Wirkstoffe Fluo-

Serotonin-Wiederaufnahmehemmer

Die wichtigsten Wirkstoffe und ihre Dosierung

Wirkstoff / Tägliche Dosierung bei ambulanter Behandlung	**Handelsname (Beispiele)**
Citalopram 20 bis 40 mg	Citalopram 1 A Pharma, Citalopram AL, Citalopram BASICS, Citalopram-biomo, Citalopram dura, Citalopram Heumann, Citalopram HEXAL, Citalopram-neuraxpharm, Citalopram-ratiopharm, Citalopram STADA
Escitalopram 5 bis 20 mg	Cipralex
Fluoxetin 20 bis 40 mg	Fluoxetin 1 A Pharma, Fluoxetin AL, Fluoxetin beta, Fluoxetin HEXAL, Fluoxetin-neuraxpharm, Fluoxetin-ratiopharm
Paroxetin 20 bis 40 mg	Paroxat, Paroxetin 1 A Pharma, Paroxetin AL, Paroxetin beta, Paroxetin-neuraxpharm, Paroxetin-ratiopharm
Sertralin 50 bis 200 mg	Sertralin 1 A Pharma, Sertralin AL, Sertralin beta, Sertralin-biomo, Sertralin dura, Sertralin HEXAL, Sertralin Hormosan, Sertralin-neuraxpharm, Sertralin-ratiopharm, Zoloft

Die angegebenen Dosierungen sind die Höchstdosen unter ambulanten Behandlungsbedingungen. Diese können bei stationärer Behandlung unter enger klinischer Beobachtung überschritten werden. Für ältere Patienten kann im Einzelfall eine geringere Dosierung schon ausreichend sein.

xetin, Paroxetin, Venlafaxin und Mirtazapin zu gelten. Auch während der Behandlung mit diesen Antidepressiva sollten die Elektrolyte (die Mineralstoffe im Blut) und das EKG kontrolliert werden.

Auch die Auswirkungen der SSRI auf die Blutgerinnung kommen zunehmend in den Fokus des wissenschaftlichen Interesses: Die SSRI können die Wirkung der Blutplättchen, die für unsere Blutgerinnung elementar sind, beeinflussen und im Einzelfall die Blutungsgefahr erhöhen. Dies gilt besonders für Patienten, die schon einmal eine Blutung des Verdauungstraktes, etwa eine Magenblutung, erleiden mussten, oder für Patienten, deren Blutplättchenanzahl und -funktion geschädigt wurden, etwa durch eine Chemotherapie oder eine andere medikamentöse Behandlung.

→ Auch der Stoffwechsel spielt eine Rolle

Der Abbau der Antidepressiva, ihre Verstoffwechslung, ist genetisch bedingt unterschiedlich. Das heißt vereinfacht ausgedrückt: Manche Menschen verstoffwechseln Arzneimittel sehr viel schneller als andere. Bei ihnen können mit den üblichen Dosierungen oft keine befriedigenden Medikamentenspiegel im Blut aufgebaut werden. Bei anderen Menschen wiederum sind diese Stoffwechselvorgänge erheblich verlangsamt, dann genügen schon kleine Dosierungen (der verschiedensten Medikamente), um zum Teil heftige unerwünschte Arzneimittelwirkungen hervorzurufen.

Gesteuert wird dieser Abbau von einem Enzymsystem in der Leber, dem sogenannten Cytochrom P 450. Im Einzelfall kann es sinnvoll sein, diesen Cytochromstatus untersuchen zu lassen, also festzustellen, ob ein Patient ein schneller oder langsamer „Medikamentenverstoffwechsler" ist. Die Untersuchung ist mittlerweile in einigen labormedizinischen Praxen und Instituten etabliert.

MAO-Hemmer

MAO-Hemmer hemmen die Monoaminooxidase, ein Enzym, das für den Abbau von Botenstoffen im Gehirn verantwortlich ist. Auf diese Weise sorgen sie dafür, dass die Konzentration der Botenstoffe ansteigt. Die unerwünschten Wirkungen dieser Gruppe sind recht gering. Gelegentlich wird über leichte Übelkeit, Mundtrockenheit, Angst, Schlafstörungen und leichte Verdauungsbeschwerden berichtet.

Allerdings war bei den MAO-Hemmern der ersten Generation ein wichtiger Punkt zu beachten: Die Patienten mussten eine strenge Diätregel befolgen. Auf keinen Fall durften sie Nahrungsmittel zu sich nehmen, die den Eiweißstoff Tyramin enthalten, das heißt beispielsweise keine vollreifen Käse, keine Salzheringe und Sardellen und keinen Rotwein. Andernfalls konnte es zu schwerwiegenden Kreislaufkomplikationen mit bedrohlichem Blutdruckanstieg kommen.

Neben dieser Form der nebenwirkungsreichen MAO-Hemmer gibt es mit Moclobemid einen MAO-Hemmer, bei dem dies nicht oder nur sehr abgeschwächt auftritt, sofern er in therapeutisch angemessener

MAO-Hemmer

Die wichtigsten Wirkstoffe und ihre Dosierung

Wirkstoff / Tägliche Dosierung bei ambulanter Behandlung	Handelsname (Beispiele)
Moclobemid 300 bis 600 mg	Moclobemid 1 A Pharma, Moclobemid-ratiopharm
Tranylcypromin 5 bis 20 mg	Jatrosom

Die angegebenen Dosierungen sind die Höchstdosen unter ambulanten Behandlungsbedingungen. Diese können bei stationärer Behandlung unter enger klinischer Beobachtung überschritten werden. Für ältere Patienten kann im Einzelfall eine geringere Dosierung schon ausreichend sein.

Dosierung verschrieben wird. Auch müssen Sie sich bei diesen neueren MAO-Hemmern bei Tagesdosierungen bis 600 Milligramm nicht an die genannten Diätvorschriften halten. Sie sollten allerdings auf Nahrungsmittel mit sehr hohem Tyramingehalt, wie überreife Käsesorten, verzichten.

Besonders geeignet ist der Wirkstoff Moclobemid bei Depressionen mit starker Angstkomponente und für die Behandlung älterer Patienten.

Unbedingt einhalten sollten Sie die Diätvorschriften hingegen, wenn Sie ein Medikament mit dem Wirkstoff Tranylcypromin nehmen müssen. Tranylcypromin wird vor allem bei Depressionen mit schwerer Antriebshemmung eine gute Wirkung zugeschrieben.

Agomelatin

Mit Agomelatin steht der Depressionsbehandlung ein Wirkstoff zur Verfügung, der sich nicht primär in den Umsatz der bekannten Neurotransmitter Noradrenalin, Dopamin oder Serotonin einmischt. Vielmehr bindet er sich wegen seiner chemischen Ähnlichkeit zu Melatonin – einem Neurotransmitter, der für die Regulation unserer biologischen Rhythmen, unserer inneren Uhr, zuständig ist – primär an den Melatonin-Rezeptor. Vermittelt darüber wirkt das Medikament auch in Richtung einer Erhöhung des Angebotes an Serotonin und Noradrenalin in den bei Depression betroffenen Hirnarealen.

Agomelatin ist in Europa seit 2009 zugelassen und wird wegen des vergleichsweise guten Nebenwirkungsprofils mittlerweile recht breit eingesetzt. Besonders sexuelle

Funktionsstörungen und Gewichtszunahme sind äußerst selten.

Agomelatin scheint besonders gut geeignet bei Patienten mit starken Schlafstörungen und ausgeprägten Tagesschwankungen. Die Standarddosis sind 25 Milligramm beim Zubettgehen (eine Tablette), falls nötig kann im Einzelfall die Dosis auf 50 Milligramm gesteigert werden. Für Patienten mit Leberschädigungen oder Leberfunktionsstörungen ist das Medikament nicht geeignet. Vor der Behandlung sollten die Leberwerte kontrolliert werden, sie dürfen nicht erhöht sein und müssen während der Behandlungsdauer regelmäßig kontrolliert werden.

Bupropion

Bupropion (Elontril) ist ein Antidepressivum, das die Wiederaufnahme von Noradrenalin und vor allem von Dopamin hemmt. Die Wiederaufnahmehemmung von Dopamin ist ein neuer Wirkansatz. Die Substanz wirkt antriebssteigernd und scheint bei ausgeprägt antriebsgehemmten Patienten Vorteile zu bieten. Die sexuellen Funktionen werden nicht beeinträchtigt, die Substanz macht nicht müde und führt anders als manche anderen Antidepressiva in der Regel nicht zu einer Gewichtszunahme.

Duloxetin

Dieses Antidepressivum hemmt sowohl die Wiederaufnahme von Serotonin wie von Noradrenalin, und dies relativ ausgeglichen, das heißt Noradrenalin und Serotonin stehen der Nervenzelle in etwa gleicher Menge wieder verstärkt zur Verfügung. Deswegen wird es auch als „duales" Antidepressivum bezeichnet. Diese Eigenschaften teilt es mit einigen viel älteren Wirkstoffen aus der Gruppe der trizyklischen Antidepressiva. In puncto Sicherheit und Verträglichkeit ähnelt es weitgehend den SSRI. Hinsichtlich möglicher Herzrhythmusstörungen liegen aber nur einige Einzelfallberichte vor. Nach derzeitigem Wissensstand scheint es anders als bei den SSRI kein erhöhtes Risiko zu geben. Im Gegensatz zu anderen Antidepressiva macht Duloxetin weniger häufig müde und ist besonders bei Patienten mit Antriebshemmung geeignet. Zur Anwendung bei Patienten unter 18 Jahren und über 65 Jahren liegen nur wenige Daten vor. Raucher benötigen höhere Dosierungen, weil sie den Wirkstoff schneller abbauen.

Mirtazapin

Dieser Wirkstoff stimuliert indirekt sowohl die Freigabe von Serotonin als auch von Noradrenalin. Er ist schlafanregend, beruhigend und angstlösend. Diese Wirkung tritt recht rasch schon innerhalb der ersten Behandlungstage ein und damit schneller als bei den Serotonin-Wiederaufnahmehemmern oder Venlafaxin. Die Substanz wird daher gern bei depressiven Patienten mit starken Schlafstörungen und Angstsymptomen verordnet. Mirtazapin verursacht fast keine sexuellen Funktionsstörungen und wirkt sich auf das Herz nicht nachteilig aus.

Weitere Antidepressiva und ihre Dosierung

Wirkstoff / Tägliche Dosierung bei ambulanter Behandlung	Handelsname (Beispiele)
Agomelatin 25 mg	Valdoxan
Bupropion 150 mg	Elontril
Duloxetin 60 mg	Cymbalta
Mirtazapin 15 bis 45 mg	Mirtazapin 1 A Pharma, Mirtazapin AbZ, Mirtazapin Actavis, Mirtazapin AL, Mirtazapin dura, Mirtazapin Heumann, Mirtazapin Hormosan, Mirtazapin-neuraxpharm, Mirtazapin-ratiopharm, Mirtazapin STADA, Mirta TAD
Venlafaxin 75 bis 375 mg	Venlafaxin 1 A Pharma, Venlafaxin AAA Pharma, Venlafaxin AbZ, Venlafaxin AL, Venlafaxin-CT, Venlafaxin Heumann, Venlafaxin-neuraxpharm, Venlafaxin-ratiopharm, Venlafaxin TAD, Venlafaxin Winthrop

Die angegebenen Dosierungen sind die Höchstdosen unter ambulanten Behandlungsbedingungen. Diese können bei stationärer Behandlung unter enger klinischer Beobachtung überschritten werden. Für ältere Patienten kann im Einzelfall eine geringere Dosierung schon ausreichend sein.

Venlafaxin

Dieses Antidepressivum hemmt sowohl die Wiederaufnahme von Serotonin wie auch von Noradrenalin. Man nimmt an, dass es in niedrigeren Dosierungen vorwiegend auf die Serotonin-Wiederaufnahme wirkt und in höheren Dosierungen über die dann einsetzende Hemmung der Noradrenalin-Rückaufnahme auch das Angebot an Noradrenalin im synaptischen Spalt verbessert. Von Venlafaxin steht auch ein Retardpräparat mit verzögerter Wirkstofffreisetzung zur Verfügung, das weniger ausgeprägte unerwünschte Arzneimittelwirkungen aufweist. Der Einsatz ist auch bei älteren Patienten möglich.

Pflanzliche Arzneimittel gegen Depressionen

Viele Menschen bevorzugen pflanzliche Arzneimittel, die gemeinhin als „natürliche" Alternative gelten.

Tatsächlich hat die Pflanzenwelt außerordentlich viele Wirkstoffe vorzuweisen, die auf das zentrale Nervensystem des Menschen wirken. Rauschmittel wie Opium, Kokain und Haschisch werden alle aus Pflanzen gewonnen. Auch das Koffein der Kaffeebohne oder das Nikotin der Tabakpflanze sind gute Beispiele. Beide Stoffe wirken nicht nur auf das Herz-Kreislauf-System, sondern beeinflussen auch Funktionen im Gehirn, indem sie die Freisetzung von einigen Botenstoffen des Nervensystems anregen. Warum also nicht auch in der Depressionsbehandlung pflanzliche Mittel einsetzen, denen eine günstige Beeinflussung der Stimmung nachgesagt wird?

Derzeit ist Johanniskrautextrakt allerdings das einzige pflanzliche Arzneimittel, das im engeren Sinne als antidepressiv wirkend anzusehen ist. Wissenschaftlich abgesichert ist diese Wirkung von Johanniskrautextrakt bei leichten bis mittelschweren Depressionen.

Wie wirkt Johanniskraut?

Johanniskraut enthält eine Mischung von ätherischen Ölen, die unter anderem das für die antidepressive Wirkung möglicherweise mitverantwortliche Hyperforin beinhaltet. Dies ist wiederum ein Gemisch verschiedener Inhaltsstoffe. Welcher von diesen über welchen Wirkmechanismus für die antidepressive Wirkung verantwortlich ist, ist noch nicht geklärt. Als wahrscheinlich gilt zurzeit, dass Hyperforin unter anderem die Wiederaufnahme von Serotonin hemmt und die Serotonin-Rezeptoren selbst beeinflusst. Eine MAO-Hemmung (siehe „MAO-Hemmer", S. 151) wird ebenfalls diskutiert. Das heißt, dass auch diese Mittel Einfluss auf die Botenstoffe des Nervensystems nehmen.

Die tägliche Dosis bei ambulanter Therapie sollte nicht unter 900 Milligramm Extrakt liegen, es sind auch wesentlich höhere Dosierungen bis 1800 Milligramm üblich.

Auch hier: Keine Wirkung ohne Nebenwirkung

Oft besteht bei Patienten, häufig aber auch bei Ärzten, gerade gegenüber pflanzlichen Heilmitteln eine fast magische Erwartungshaltung. Diese scheint es zu verbieten, pflanzliche Arzneimittel derselben kriti-

Wie bei anderen Medikamenten auch, bedarf die Behandlung mit Johanniskraut immer der Überprüfung und gegebenenfalls der Abänderung und vor allem wie bei jeder Depressionstherapie der Begleitung durch Gespräch, Beratung oder Psychotherapie.

schen Prüfung hinsichtlich erwünschter und unerwünschter Wirkungen zu unterziehen, wie es für synthetische Medikamente getan wird. Doch auch die Einnahme von rein pflanzlichen Heilmitteln oder Medikamenten muss sorgfältig überwacht werden.

Durch Johanniskraut können einige Arzneimittel schwächer wirken.

Auch Johanniskraut zeigt Wirkungen und Nebenwirkungen. So kann es beispielsweise zu Übelkeit kommen und, bei höheren Dosierungen, zu einer erhöhten Empfindlichkeit der Haut gegenüber Sonnenlicht. Diese Hautreaktionen können schwerwiegend sein und eine dermatologische Behandlung erforderlich machen.

Beachtet werden müssen auch hier die möglichen Wechselwirkungen mit anderen Medikamenten. Wenn Johanniskraut mit chemischen Antidepressiva kombiniert wird, kann es Übelkeit, Erbrechen, Angst und Ruhelosigkeit auslösen. Eine bereits bestehende Verwirrtheit kann sich verstärken. Bei Frauen, die mit der Antibabypille verhüten, können Zwischenblutungen auftreten. Möglicherweise verhütet die Pille auch nicht mehr sicher, wenn Sie gleichzeitig Johanniskrautpräparate nehmen.

Durch Johanniskraut können einige Arzneimittel schwächer wirken. Zu ihnen gehören die Antidepressiva Amitriptylin und Nortriptylin, das Herzmittel Digoxin, die blutverdünnenden Mittel Phenprocoumon und Warfarin, das Asthmamittel Theophyllin sowie Indinavir, ein Aidsmittel, und Ciclosporin, das bei Organtransplantationen eingesetzt wird. Diese Wechselwirkungen müssen berücksichtigt werden, damit die Behandlung dieser schweren Krankheiten nicht beeinträchtigt wird. Insgesamt ist eine Behandlung mit Johanniskrautpräparaten nicht zu empfehlen.

Neuroleptika

Neuroleptika oder Antipsychotika sind Medikamente, die bevorzugt bei der Behandlung von schizophrenen oder auch organisch bedingten Psychosen verwendet werden.

Neuroleptika werden vor allem bei Psychosen eingesetzt, sie zeigen aber auch gute Erfolge bei der Behandlung einer wahnhaften Depression. Ziel der Neuroleptikabehandlung einer wahnhaften Depression (siehe „Ich kann nicht fassen, was ich gedacht habe…", S. 41) ist es, die Wahngedanken zum Verschwinden zu bringen. Neuroleptika oder Antipsychotika bewirken dies auf ähnliche Weise wie Antidepressiva: Sie beeinflussen ebenfalls (andere) Botenstoffe des Gehirns. Psychiater sprechen auch von einer „Zweizügeltherapie": Das Neuroleptikum wird dabei kombiniert mit einem Antidepressivum so lange gegeben, bis die wahnhaft ausgestalteten depressiven Gedanken verschwunden sind. Erst danach kann auf die weitere Gabe des Neuroleptikums verzichtet und der Patient ausschließlich mit einem Antidepressivum weiterbehandelt werden.

In aller Regel dauert diese Behandlung aber höchstens einige Tage bis wenige Wochen. Auch zur Dämpfung einer oft unerträglichen Unruhe bei den agitierten Depressionen können Neuroleptika mit dämpfender Wirkkomponente für einen meist kurzen Zeitraum von einigen Tagen notwendig und sinnvoll sein. Für diese Neuroleptikabehandlung stehen eine ganze Reihe von Medikamenten zur Verfügung, beispielsweise ältere Wirkstoffe wie Haloperidol, Perazin, Fluphenazin oder Flupentixol. Daneben konnten sich in den letzten Jahren nebenwirkungsärmere neuere Antipsychotika etablieren, u. a. Amisulpirid, Clozapin, Olanzapin, Quetiapin, Risperidon. Sie weisen ein deutlich besseres Verhältnis von erwünschten zu unerwünschten Wirkungen auf, weshalb sie meist auch im Rahmen der Depressionsbehandlung vorzuziehen sind.

Das Neuroleptikum Quetiapin ist seit Ende 2010 explizit durch das Bundesinstitut für Arzneimittel und Medizinprodukte für die Behandlung depressiver Störungen als Zusatzbehandlung zugelassen worden. Ebenso wie etwa die Lithiumsalze (siehe „Lithium", S. 282) kann es zur sogenannten Augmentations- oder Verstärkungstherapie eingesetzt werden, wenn auf eine Behandlung mit einem Antidepressivum nur eine unzureichende Besserung eintritt.

Benzodiazepine – Beruhigungsmittel

Gut gegen Unruhe und Angst. Aber Vorsicht: Suchtgefahr!

Gelegentlich müssen bei der Behandlung einer Depression auch Präparate verordnet werden, die ihr Hauptanwendungsgebiet bei anderen Störungen haben. Insbesondere sind hier Beruhigungsmittel (die Tranquilizer) vom Benzodiazepintyp zu nennen. Aber Vorsicht: Diese Medikamente sind keineswegs für die Dauerbehandlung einer depressiven Störung geeignet. Sie können eingesetzt werden, um zu Beginn einer Behandlung mit Antidepressiva zur Linderung und Besserung von Angst, Unruhe und Schlafstörungen beizutragen.

> **Bei der Einnahme von Tranquilizern besteht eine nicht zu unterschätzende Gefahr der Abhängigkeitsentwicklung, wenn sie kontinuierlich eingenommen werden.**

Diese häufig quälenden Symptome haben die Patienten meist schon über Wochen ertragen, bevor sie sich entschließen konnten, professionelle Hilfe in Anspruch zu nehmen. Die Erwartungen gegenüber der begonnenen Behandlung sind oft groß. Aber: Auch die beste antidepressive Medikation erfordert Geduld.

In solchen Situationen kann sich Ihr Psychiater dann entschließen, Ihnen ein Beruhigungsmittel dieses Typs zu verordnen. Bei der Einnahme von Tranquilizern besteht aber eine nicht zu unterschätzende Gefahr der Abhängigkeitsentwicklung, wenn sie kontinuierlich eingenommen werden. Gleichwohl haben diese Medikamente vor allem in der Akutbehandlung schwerer Depressionen ihren festen Platz.

Die wichtigsten Beruhigungsmittel vom Benzodiazepintyp

Die Liste der Handelsnamen dieser Beruhigungsmittel würde sehr lang werden, denn es gibt Generika (Nachahmerpräparate) von zahlreichen verschiedenen Herstellern. Am häufigsten werden Mittel mit den Wirkstoffen Diazepam (zum Beispiel Valium oder Diazepam-Generika), Oxazepam (zum Beispiel Adumbran oder Oxazepam-Generika) oder Lorazepam (zum Beispiel Tavor oder Lorazepam-Generika) eingesetzt.

Wegen der erheblichen Suchtgefahr sollten Benzodiazepine im Rahmen der Depressionsbehandlung grundsätzlich nur zu Beginn der Therapie nicht länger als zwei bis drei Wochen eingenommen werden.

Sucht und Abhängigkeit

Benzodiazepine wirken schlafanregend, lösen Angst und innere Unruhe, einige entspannen auch verspannte Muskeln. Eigentlich ganz schön, könnte man meinen. Doch der Teufel steckt im Detail. Je länger diese Mittel eingenommen werden, desto häufiger führen sie zur Gewöhnung und schließlich zur Abhängigkeit. Eine Abhängigkeit entwickelt sich schon bei niedriger Dosierung nach zwei bis drei Monaten. Einige Patienten erhöhen aber die Dosierung, um die Wirkung zu erhalten.

Wenn Sie diese Mittel über längere Zeit eingenommen haben, dürfen Sie nie abrupt mit der Einnahme aufhören, sonst kommt es zu heftigen Entzugserscheinungen – ein Anzeichen dafür, dass eine Abhängigkeit besteht. Das heißt: ganz langsam und unter Kontrolle eines erfahrenen Arztes über Wochen und Monate herunterdosieren . Sprechen Sie Ihren Arzt darauf an, wenn er Ihnen diese Mittel länger als zwei bis drei Wochen verordnet! Sie dürfen solche Mittel auch nicht einnehmen, wenn Sie schon einmal unter Abhängigkeitsproblemen gelitten haben.

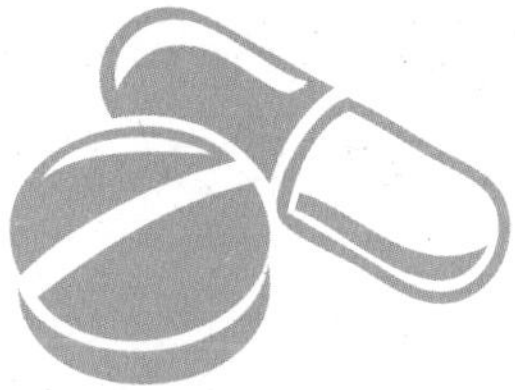

HÄTTEN SIE'S GEWUSST?

Der bekannteste Vertreter der Benzodiazepine ist Diazepam, besser unter dem Handelsnamen **Valium** bekannt.

Seit Markteinführung 1963 wurde das Medikament massenhaft verordnet, bis sich immer deutlicher herausstellte, dass es ein erhebliches Abhängigkeitspotenzial hat.

Die Rolling Stones widmeten den Benzodiazepinen mit **„Mother's Little Helper"** einen eigenen Song: Mother needs something today to calm her down ... She goes running for the shelter of a mother's little helper, and it helps her on her way, gets her through her busy day

„Psychodrogen?“ Zehn Fragen zu Antidepressiva

Vorbehalte gegen Psychopharmaka gibt es zuhauf – aber sie sind nicht berechtigt.

Die medikamentöse Therapie einer Depression gilt heute als eine sichere und effektive Behandlungsmethode. Dennoch sind Vorbehalte gegenüber Antidepressiva weit verbreitet. Viele Menschen können sich nicht vorstellen, ein Medikament zu nehmen, das seelische Vorgänge beeinflusst. Sie befürchten, dadurch nur ruhiggestellt zu werden, eine unnatürliche chemische Zwangsjacke verpasst zu bekommen und ihre Eigenständigkeit zu verlieren. Ebenso häufig sind Ängste vor einer Persönlichkeitsänderung durch das Medikament – so als würden vom Arzt Rauschdrogen empfohlen. Diese Vorurteile werden zusätzlich von Medienberichten geschürt, in denen häufig von Antidepressiva als „Psychodrogen“ oder „Glückspillen“ gesprochen wird.

Häufig gestellte Fragen zu Antidepressiva

1 Machen Antidepressiva abhängig?
Nein. Antidepressiva sind keine Tranquilizer. Diese allerdings können tatsächlich abhängig machen, wenn sie zu lange eingenommen werden. Beim Absetzen kommt es dann zu Entzugserscheinungen. Bei Antidepressiva ist dies nicht so. Sie haben kein Abhängigkeitspotenzial. Ihr Absetzen führt auch nicht zu Entzugserscheinungen. Beim Absetzen einiger Antidepressiva werden aber nach langer Einnahme Absetzerscheinungen beobachtet, zum Beispiel Angst, Schwindel und Kopfschmerzen. Daher sollte ein Absetzen langsam ausschleichend, wie eigentlich bei allen Psychopharmaka, erfolgen.

2 Machen Antidepressiva „high“?
Nein. In der Depression ist die antriebssteigernde Wirkung dieser Mittel erwünscht. Die Erfahrung hat gezeigt: Bei Menschen, die nicht depressiv sind, wirken Antidepressiva nicht antriebssteigernd, auch wenn das in der Laienpresse immer wieder behauptet und oft genug auch angepriesen wird.

3 Verändert sich mein Gefühlsleben, wenn ich Antidepressiva nehme?
Nein. Durch die Behandlung mit Antidepressiva werden Sie lediglich wieder die Gefühle erleben können, die Sie vor Ihrer Depression erlebt haben. Es ist

die Depression, die Ihre emotionale Schwankungsbreite einschränkt, und nicht das Medikament! Sie können sich also unter antidepressiver Medikation genauso oft traurig fühlen, wie Sie auch Freude empfinden können. Sie werden ärgerlich und fröhlich sein können – genauso wie früher vor Ihrer Erkrankung.

4 **Was ist mit meiner Sexualität?** Die Einnahme von Antidepressiva kann zu Störungen in der Sexualität führen. Ejakulationsstörungen und Impotenz kommen bei den trizyklischen Mitteln vor, verzögerte oder verringerte Intensität von sexuellem Verlangen, Erregung oder Orgasmus bei der Behandlung mit Serotonin-Wiederaufnahmehemmern.

Da sexuelle Funktionsstörungen aber auch durch die Depression ausgelöst sein können, kann es schwierig sein herauszufinden, ob es sich um eine unerwünschte Arzneimittelwirkung oder ein Symptom der Krankheit handelt. Sprechen Sie in jedem Fall mit Ihrem Arzt darüber, wenn Sie unter solchen Funktionsstörungen leiden.

5 **Was ist, wenn ich schwanger werde?** Bei einem Kinderwunsch sollten Sie mit Ihrem Arzt sorgfältig besprechen, ob die Medikation unterbrochen werden kann. Anders ist dies, wenn eine Frau schwanger wird, die unter einer schweren Depression leidet und selbsttötungsgefährdet ist. In diesem Fall muss eine Unterbrechung der antidepressiven Medikation sehr sorgfältig mit dem Risiko einer unbehandelten depressiven Störung abgewogen werden. Dies ist immer eine Einzelfallentscheidung, die Sie auf jeden Fall mit Ihrem Psychiater und Ihrem Frauenarzt besprechen müssen. Mittlerweile gibt es gesichertes Wissen, welche Antidepressiva in Schwangerschaft und Stillzeit für Mutter und Kind ungefährlich sind.

6 **Werde ich dick?** Vielleicht. Bei manchen Antidepressiva wie den Trizyklika oder Mirtazapin ist dies unter Umständen möglich. Einige Serotonin-Wiederaufnahmehemmer sind hier günstiger zu bewerten. Wie dies bei Ihnen sein wird, lässt sich aber nicht vorhersagen. Sollten Sie zunehmen, dürfen Sie auf keinen Fall die Mittel ohne Rücksprache mit Ihrem Arzt absetzen, sondern sollten mit ihm gemeinsam Alternativen besprechen. Das Absetzen kann den Therapieerfolg gefährden!

7 **Muss ich meine Lebensgewohnheiten ändern, wenn ich ständig diese Medikamente nehme?** Das kommt darauf an. Einige Antidepressiva verlangen eine Umstellung der Ernährung, zum Beispiel einige MAO-Hemmer (siehe „MAO-Hemmer“, S. 151). Bei den meisten Medikamenten ist beim gleichzeitigen Genuss von Alkohol Vor-

sicht geboten. Die ärztliche Erfahrung zeigt, dass völlige Abstinenz in unserer Gesellschaft recht schwierig sein kann. Deshalb die folgenden Ratschläge: Vermeiden Sie unter allen Umständen exzessives Trinken. Finden Sie vorsichtig für sich heraus, wie Alkohol bei Ihnen wirkt, wenn Sie während der antidepressiven Behandlung geringe Mengen zu sich nehmen. Die Devise sollte aber eigentlich sein: Alkohol schadet, und Sie sollten darauf verzichten. Er verbietet sich dann gänzlich, wenn der Beipackzettel Ihres Medikaments einen Warnhinweis enthält. Bei einigen neueren Antidepressiva gibt es kein derartiges explizites Verbot. Aber auch bei ihnen gilt: Setzen Sie sich niemals ans Steuer, wenn Sie Alkohol konsumiert haben!

Im Übrigen sollten Sie daran denken, dass Alkohol an sich depressiv machen kann, besonders wenn man ihn kontinuierlich über Jahre trinkt. Sie müssen diese Frage auf jeden Fall mit Ihrem Arzt besprechen. Dabei sollten Sie ehrlich über Ihre Trinkgewohnheiten, auch in Ihrer Vorgeschichte, sprechen.

8 **Muss ich ab jetzt immer Medikamente nehmen?** Nein. Bei einer Ersterkrankung, die eine Behandlung mit Medikamenten erforderlich macht, empfehlen die meisten Psychiater einen Zeitraum von rund sechs Monaten als minimale Behandlungsdauer. Anders stellt sich dies bei Patienten mit wiederkehrenden Depressionen dar. Hier können die Zeiträume sehr viel länger bemessen sein.

9 **Und wenn das Medikament nicht wirkt? Werden an mir neue Mittel probiert?** Ihr Arzt sieht es Ihnen nicht an, ob Sie beispielsweise mehr von einer Medikation profitieren werden, die in das Serotonin- oder in das Noradrenalinsystem eingreift. Sein endgültiger Behandlungsplan hängt also vom Erfolg oder Misserfolg des Medikaments ab, mit dem begonnen wird. Es kann also tatsächlich notwendig werden, während einer Behandlung den Wirkstoff zu wechseln oder eine Kombination mit einem zusätzlichen Medikament zu erwägen.

10 **Können Antidepressiva Selbsttötungsabsichten auslösen?** Nein. Die hier aufgeführten Antidepressiva verstärken nicht den Wunsch, sich selbst zu töten, und lösen ihn auch nicht aus. Aber Vorsicht: Eine schwere typische Depression geht häufig mit Gedanken an Selbsttötung einher. Der Selbsttötungsversuch oder gar die Selbsttötung wird jedoch – glücklicherweise – meist durch die depressive Antriebshemmung verhindert.

Antidepressive Medikamente können nun bewirken, dass sich am Anfang der Therapie der Antrieb eines Patienten bereits verbessert hat, die Gedanken aber noch depressiv sind und die Selbsttötungsabsicht weiter besteht. Dies ist immer eine möglicherweise gefährliche Situation, weil die depressive Antriebshemmung wegfällt, die den Betroffenen letztlich vor der Selbsttötung schützt. Bessert sich nur der Antrieb, halten die Gedanken an Selbsttötung aber an, kann es nötig sein, den Patienten noch so lange mit einem Tranquilizer zu behandeln, bis ihn seine depressiven Gedanken nicht mehr zur Selbsttötung drängen. Auf diese Zusammenhänge sollten auch die Behandler und betreuenden Personen hingewiesen werden.

Welches Medikament für wen?

Nicht jedes Medikament ist für jeden Patienten geeignet.

Mittlerweile haben die Fachgesellschaften der Psychiater verschiedene Empfehlungen und Leitlinien (siehe „Leitlinien", S. 99) für die medikamentöse Depressionsbehandlung erarbeitet, die sich in Details unterscheiden, aber eine wesentliche Gemeinsamkeit aufweisen: Alle diese Leitlinien sehen eine rational begründete Abfolge der einzelnen Schritte vor. In welcher Zeit soll die Wirkdosis erreicht werden? Wie wird der Therapieerfolg ermittelt? Welche begleitenden Maßnahmen kommen zum Einsatz? In diesen Empfehlungen ist auch festgelegt, nach welcher Zeit zu einem Medikament einer anderen Wirkstoffklasse gewechselt werden sollte, wenn die Therapie keinen Erfolg zeigt.

Wichtig ist, dass Ihr Arzt einen solchen rationalen Plan verfolgt; dabei ist es weniger wichtig, ob er Ihre Behandlung etwa mit einem Serotonin-Wiederaufnahmehemmer beginnt und bei einem Nicht-Ansprechen dann auf ein trizyklisches Antidepressivum umsetzt oder umgekehrt. Leider passiert es immer noch zu häufig, dass Ärzte auf ein Medikament derselben Wirkstoffklasse umstellen, was nur in relativ seltenen Fällen einmal sinnvoll sein kann. Die Geduld der Patienten wird dabei unnötig strapaziert, kostbare Zeit kann verloren gehen.

Checkliste

Aktivitätssteigernd oder beruhigend?

Aktivitätssteigernde Antidepressiva sind beispielsweise:

- ☐ Bupropion
- ☐ Clomipramin
- ☐ Imipramin
- ☐ Moclobemid
- ☐ Nortriptylin
- ☐ Paroxetin

Beruhigend sind beispielsweise:

- ☐ Agomelatin
- ☐ Amitriptylin(oxid)
- ☐ Doxepin
- ☐ Maprotilin
- ☐ Mirtazapin
- ☐ Paroxetin
- ☐ Trimipramin

Wichtige Fragen

Bevor ein individueller Behandlungsplan erstellt werden kann, müssen einige grundsätzliche Fragen geklärt werden.

1. **Soll das Medikament eher beruhigend oder eher antriebssteigernd wirken?** Viele Psychiater folgen bei der Erstverordnung eines Antidepressivums noch dieser Einteilung, besonders wenn es um eine rasche Besserung von starken Schlafstörungen oder ausgeprägter innerer Unruhe geht.
2. **Welcher Botenstoff soll bevorzugt ersetzt werden?** Bei einer Depression kann ein Mangel an Serotonin oder Noradrenalin bestehen. Um welchen dieser Botenstoffe es geht, ist jedoch im Vorfeld einer Behandlung nicht zu erkennen. Möglicherweise entschließt sich Ihr Arzt, Ihre antidepressive Behandlung mit einem „Breitbandantidepressivum" wie Amitriptylin oder Doxepin zu beginnen. Erleben Sie nicht innerhalb von etwa drei bis sechs Wochen eine spürbare Besserung einzelner Symptome, sollte er die Entscheidung treffen, einen Botenstoff gezielt zu verstärken.
   So kann entweder ein Medikament zum Zuge kommen, das die Serotoninwirkung verstärkt, wie etwa Sertralin oder Citalopram, oder aber ein Medikament, das die Noradrenalinwirkung verstärkt, wie beispielsweise Nortriptylin. Hier gilt wieder: Bessert sich Ihr Zu-

stand nicht innerhalb von etwa drei bis fünf, maximal sechs Wochen, muss der jeweils andere Botenstoff mithilfe eines Antidepressivums verstärkt oder auf einen MAO-Hemmer umgestellt werden. Daneben gibt es noch Möglichkeiten, Sie zusätzlich mit der Gabe von Lithiumsalzen oder Quetiapin zu behandeln sowie mit Medikamenten, die ihr Hauptanwendungsgebiet in der Epilepsietherapie haben und stimmungsstabilisierend wirken, oder mit Schilddrüsenhormonen.

3. **Bestehen Unverträglichkeiten gegenüber einer bestimmten Wirkstoffgruppe?** Unverträglichkeiten oder bestehende körperliche Störungen können die Verordnung bestimmter Antidepressiva ausschließen.

Wichtige Untersuchungen

Um solche Unverträglichkeiten abzuklären, sind vor Beginn einer Behandlung mit Antidepressiva einige Untersuchungen nötig.

- **Augenärztliche Untersuchung**
  Bei Patienten, die das 40. Lebensjahr vollendet haben, sollte eine Messung des Augeninnendrucks erfolgen. Ist dieser erhöht, kann sich der grüne Star ausbilden, bei dem der Sehnerv durch den ständig erhöhten Druck geschädigt wird. Bei Patienten mit einem engen Kammerwinkel im Auge können vor allem die trizyklischen Antidepressiva diesen Augeninnendruck erhöhen.
- **EKG (Elektrokardiogramm)**
  Manche Antidepressiva beeinflussen die Reizleitung des Herzens. Herzrhythmusstörungen können die Folge sein. Besonders bei Vorerkrankungen des Herzens, erhöhtem Blutdruck und bei älteren Patienten ist vor einer Behandlung mit Antidepressiva ein EKG erforderlich. Während der antidepressiven Behandlung können Kontrollen notwendig werden, auch wenn bei der Erstuntersuchung ein normaler Befund vorlag.
- **EEG (Elektroenzephalogramm)**
  Das EEG, das die Hirnströme, die bioelektrische Aktivität unseres Gehirns, misst, soll eine organische Funktionsstörung des Gehirns oder eine verstärkte Bereitschaft für epileptische Anfälle ausschließen. Bei einer erhöhten Anfallsbereitschaft scheiden einige Antidepressiva, etwa Bupropion, aus, weil sie diese Bereitschaft erhöhen können.
- **Computertomographie des Kopfes (CCT) oder Magnetresonanztomographie (MRT)**
  Besteht der Verdacht, dass eine organischen Ursache einer Depression vorliegt, und bei fast allen Depressionen älterer Menschen ist es notwendig, eine Veränderung der Hirngewebsstruktur auszuschließen, wie sie beispielsweise durch Alterungsprozesse, Durchblutungsstörungen oder entzündliche Vorgänge ausgelöst wird. Zu diesem Zweck werden heute die Computertomogra-

phie oder die Magnetresonanztomographie als Routineuntersuchung durchgeführt. Dabei wird der Schädel von Röntgenstrahlen kreisförmig durchleuchtet. Ein Computer errechnet aus den einzelnen Signalen ein Röntgenbild: Das Gehirn kann damit wie in Scheiben geschnitten auf dem Bildschirm gezeigt werden.
Die Magnetresonanztomographie (oder Kernspintomographie) funktioniert ähnlich. Bei ihr werden die Röntgenstrahlen durch ein Magnetfeld ersetzt. Sie verursacht keine Strahlenbelastung. Meist genügt eine der beiden Methoden. Für psychiatrische Fragestellungen ist in der Regel die Magnetresonanztomographie vorzuziehen. Bei beiden Untersuchungen kann es notwendig werden, spezielle Kontrastmittel als Kurzinfusion während der Untersuchung zu verabreichen. Der Röntgenarzt wird Sie darüber aufklären.

→ Laboruntersuchungen

Nicht nur wegen bestehender innerer Erkrankungen, wie Hormonstörungen – insbesondere der Schilddrüse – oder Herz-Kreislauf-Erkrankungen, sind für die Diagnose Blut- und Serumuntersuchungen je nach Einzelfall notwendig. Auch vor Beginn einer Behandlung mit Antidepressiva müssen verschiedene Laborwerte erhoben werden, aus denen man beispielsweise auf die Leber- und Nierenfunktion Rückschlüsse ziehen kann. Im Verlauf der Therapie sind dann einige dieser Laboruntersuchungen regelmäßig zu wiederholen, um unerwünschte Wirkungen einzelner Medikamente rechtzeitig zu erkennen und gegenzusteuern. Auch während einer erfolgreichen Behandlung kann im Einzelfall die Kontrolle der Medikamentenspiegel im Blut sinnvoll sein. Dies gilt vor allem für Patienten, die ihre Medikamente besonders schnell oder besonders langsam abbauen.

Andere biologische Behandlungsverfahren

Nicht nur Medikamente erweisen sich bei einer Depression durchaus als wirksam.

Mittlerweile gibt es einige weitere Behandlungsverfahren, die nachweislich mit Erfolg eingesetzt werden können. Dies gilt besonders für die biologischen Verfahren, die wie Medikamente die Funktionsweise der neuronalen Strukturen unseres Gehirns verändern.

Lichttherapie

Die Wirkung von Licht auf Stimmung und Antrieb ist uns allen geläufig. Wer kennt nicht die bleierne Müdigkeit, die sich an einem düsteren, regennassen Novembertag einstellt? Und wer kennt nicht die schwungvoll optimistische Stimmung an einem sonnenklaren Frühsommermorgen?

Viele Menschen erleben auch die stimmungsverändernde Wirkung des Lichtes, wenn sie im Winter einen Urlaub im Süden verbringen oder im Skiurlaub eine Woche strahlenden Sonnenschein haben. Schon in den 1920er-Jahren bezogen Ärzte elektrisches Licht wegen dieses bekannten positiven Effekts systematisch in die Behandlung von depressiven Störungen ein.

Warum Licht depressionslösend wirkt, ist bis heute nicht eindeutig geklärt. Es gibt verschiedene Erklärungsmodelle, die sich zum Teil auf die in der Depression gestörten inneren Rhythmen beziehen.

Wem hilft Lichttherapie?

Das Hauptanwendungsgebiet ist die saisonal abhängige Depression oder „Winterdepression", eine Unterform depressiver Erkrankungen, die eng an die Jahreszeit gebunden ist (siehe „Saisonal abhängige Depression – die Winterdepression", S. 81). Das heißt: Sie hilft den Menschen, die besonders in den Monaten Oktober bis März eine deutliche Verschlechterung ihres Befindens erleben und depressiv werden. Zu dieser Stimmungsveränderung kommen weitere Symptome, die für andere Formen der Depression eher untypisch sind: Heißhunger, vor allem auf kohlenhydrathaltige Nahrungsmittel, und ein übergroßes Schlafbedürfnis.

Inzwischen konnte man auch eine (leichte) positive Wirkung bei anderen Depressionen, also bei solchen, die nicht jahreszeitlich bedingt sind, nachweisen.

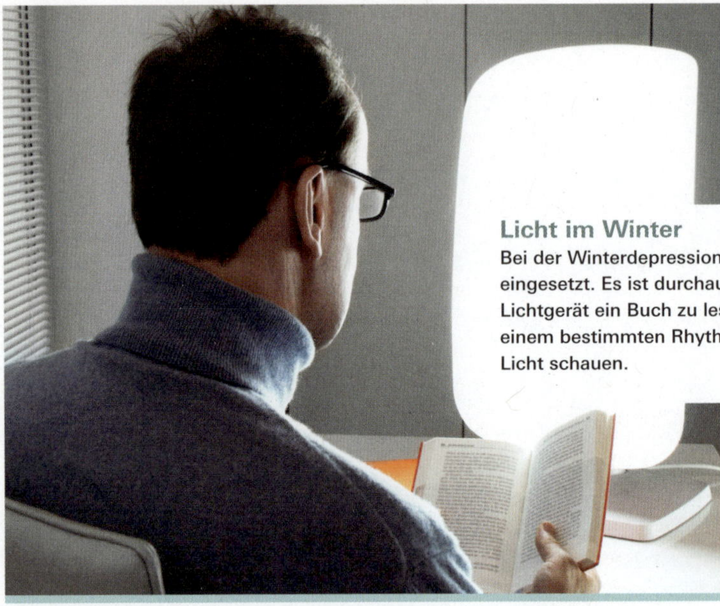

Licht im Winter
Bei der Winterdepression wird oft Lichttherapie eingesetzt. Es ist durchaus möglich, vor dem Lichtgerät ein Buch zu lesen, wenn Sie dabei in einem bestimmten Rhythmus direkt in das helle Licht schauen.

Wie wird die Lichttherapie durchgeführt?

Die Behandlung mit Licht ist denkbar einfach. In der Netzhaut unseres Auges befinden sich Lichtrezeptoren, über die bei Belichtung die Ausschüttung von Botenstoffen und Hormonen stimuliert wird und die dann die Regulation innerer Rhythmen steuern. Diese „Belichtung", die normalerweise durch Tageslicht geschieht, übernehmen bei der Behandlung einer „Winterdepression" spezielle Lichtgeräte.

Konkret sieht diese Behandlung so aus, dass der Patient täglich über einen bestimmten Zeitraum abhängig von der Stärke des Lichts dicht vor einer ausreichend hellen Lichtquelle sitzt, die (weißes) Licht in einer Intensität von mindestens 2500 Lux erzeugt (zum Vergleich: In Innenräumen haben wir meist Lichtstärken von 300 bis 500 Lux, ein hell erleuchtetes Büro bringt es auf 500 bis 1000 Lux). Empfohlen werden heute besondere Lichtgeräte, die zwischen 2500 und 10000 Lux erzeugen, wobei der ultraviolette und der infrarote Lichtanteil herausgefiltert werden.

Wichtig ist, dass die Rezeptoren in der Netzhaut auch angesprochen werden. Das heißt: Das Auge muss sich nahe genug am Lichtschirm befinden. Der Abstand zwischen Auge und Lichtquelle sollte deshalb bei den eingeführten Lichttherapiegeräten etwa 50 bis 80 cm betragen. Dass die Augen geöffnet sein müssen und durch keine Sonnenbrille geschützt sein dürfen, versteht sich von selbst.

Begonnen wird meist mit einer Lichtstärke von 10000 Lux für etwa eine halbe Stunde kurz nach dem Aufwachen. Nach dieser ersten Phase, die etwa zwei bis vier Wochen dauert, folgt die Erhaltungsphase, für die weniger Lux benötigt werden.

Da die Symptome einer Winterdepression nach Absetzen der Therapie leider sehr schnell wiederkommen, wird empfohlen, die Lichttherapie während der Wintermona-

Die Lichttherapie kann andere Behandlungsformen wie Psychotherapie und/oder Medikamente sinnvoll ergänzen. Damit sie ihre Wirkung entfaltet, ist es wichtig, dass Sie den richtigen Abstand zum Gerät einhalten. Dieser ist abhängig vom Gerätetyp. Beachten Sie also die Anleitung des Herstellers.

te durchgängig fortzuführen. Wenn es sich um technisch einwandfreie Beleuchtungsquellen handelt, sind kaum unerwünschte Wirkungen zu beobachten. Manche Patienten berichten über gesteigerten Tränenfluss und Reizungen am Auge. Auch trockene Augen und Schleimhäute können gelegentlich vorkommen. Sehr selten kommt es zu Überaktivität und Gereiztheit, die jedoch noch Symptom der Depression sein können. Die unerwünschten Wirkungen treten jedoch nur vorübergehend auf, verringern sich mit Abnahme der Lichtdosis oder verschwinden ganz.

Schlafentzug – Wachtherapie

Oft sind es gerade Schlafstörungen, zum Beispiel Ein- und Durchschlafstörungen oder das typische Früherwachen ohne äußeren Anlass, die depressive Menschen am hartnäckigsten quälen. Die depressive Schlafstörung führt schnell zu weiterer psychischer Überanstrengung und zu körperlicher Erschöpfung, was wieder auf die Stimmung schlägt, energielos und antriebsarm macht. Umso mehr mag es verwundern, wenn der Entzug des Nachtschlafs als wirksame Methode in der Depressionsbehandlung empfohlen wird. Viele Patienten fühlen sich deshalb missverstanden, wenn ihr Arzt von einer Schlafentzugstherapie spricht. Ist nicht ein gesunder Schlaf die Basis jeder Erholung?

Wem hilft Schlafentzug?

Der ungestörte Schlaf eines Gesunden wird nach dem Einschlafen zunehmend tiefer. Dabei werden vier verschiedene Schlafstadien durchlaufen. Die letzte dieser Phasen ist der Tiefschlaf, auf den dann die erste REM-Episode folgt. REM-Schlaf heißt: Rapid-Eye-Movement-Schlaf, womit angezeigt wird, dass sich während dieser Phase die Augen des Schlafenden rasch bewegen.

Ein Schlafzyklus besteht aus einer Abfolge von meist vier Non-REM-Schlafepisoden und einer REM-Schlafepisode. Diese Abfolge tritt pro Nacht vier- bis sechsmal in Abständen von etwa 90 Minuten auf.

Bei depressiven Menschen ist dieser regelmäßige Ablauf gestört:

1. Die erste REM-Phase stellt sich früher ein als bei Menschen, die nicht depressiv sind.

2. Der REM-Schlaf verschiebt sich mehr in die erste Nachthälfte.
3. Die Tiefschlafphasen verringern sich.
4. Der Schlaf verliert seine Kontinuität, es kommt zu häufigem nächtlichen Erwachen und zu Früherwachen.

Als besonders wirksam hat sich der Schlafentzug bei Patienten erwiesen, die ausgesprochen stark unter diesen Veränderungen des Schlafes und ausgeprägten Tagesschwankungen der Stimmung, dem „Morgentief" mit einer Aufhellung am Nachmittag oder Abend leiden. Auch bei Patienten, bei denen die erste REM-Phase nach dem Einschlafen schneller auftritt als sonst üblich, ist Schlafentzug hilfreich. Da seine Wirkung sofort eintritt, wird er vor allem dann als Heilmethode eingesetzt, wenn eine schnelle (auch kurzfristige) Besserung notwendig ist.

Verzichten auf einen Schlafentzug als Behandlungsmöglichkeit sollten Patienten mit manischen Zuständen (siehe „Bipolare Störungen ...", S. 75). Auch bei selbsttötungsgefährdeten Patienten kann Vorsicht geboten sein, weil durch den Schlafentzug diese Gefährdung über die eintretende Aktivitätssteigerung verstärkt werden kann.

Wie wirkt Schlafentzug?

Paradoxerweise scheint der Schlaf bei depressiven Menschen eine depressionsverstärkende Wirkung zu haben. Es gibt Hinweise, dass besonders die Schlafzyklen in den Morgenstunden depressionsverstärkend sind. Beim Schlafentzug wird die Wirkung einzelner Schlafstadien unterbrochen (ein Effekt, den auch manche Antidepressiva haben, die ebenfalls einzelne Schlafzyklen und vor allem den REM-Schlaf unterdrücken). Außerdem kann – so vermutet man heute – der Schlafentzug die gestörte Schlafregulation günstig beeinflussen. Andere Erklärungsmodelle geben eine veränderte Ausschüttung von Botenstoffen und Hormonen, die sich beim Schlafentzug beobachten lässt, als Wirkmechanismus dieser Behandlung an.

Wie wird der Schlafentzug durchgeführt?

Schlafentzug bedeutet, einfach eine ganze Nacht lang gar nicht zu schlafen und den darauffolgenden Tag bis zur gewohnten Schlafenszeit wach zu bleiben. Doch es ist gar nicht so leicht, eine Nacht „durchzumachen". In Kliniken wird der Schlafentzug deshalb meist in Gruppen durchgeführt, die sich mit den verschiedensten gemeinsamen Aktivitäten (Gesellschaftsspielen, Kochgruppen, Nachtspaziergängen) die Nacht um die Ohren schlagen.

Eine etwas abgemilderte Form ist der partielle Schlafentzug. Dabei wird der Schlaf in der zweiten Nachthälfte, also ab etwa ein Uhr, entzogen. Bei manchen Patienten, die bevorzugt in den frühen Morgenstunden intensive REM-Phasen haben, zeigt sich das als fast ebenso wirkungsvoll. Deshalb führen manche Kliniken nur noch einen partiellen Schlafentzug durch.

Hat sich der Schlafentzug mindestens ein bis zweimal als wirksam erwiesen, sollte er – meist einmal wöchentlich – wiederholt werden, da sein antidepressiver Effekt leider nicht anhaltend ist.

→ Schlafentzug als Selbsthilfe?

Im deutschsprachigen Raum wird der Schlafentzug in vielen psychiatrischen Kliniken zur Depressionsbehandlung eingesetzt. Die meisten Patienten lernen den Schlafentzug also im Rahmen einer stationären Behandlung kennen. Wenn die individuelle Wirkung dieser Behandlung einmal bekannt ist, spricht nichts dagegen, Schlafentzug auch zu Hause einzusetzen. Die ersten Versuche sollten Sie allerdings nur in Absprache mit Ihrem Psychiater durchführen. Später setzen Sie selbst das Verfahren ein, wenn Sie es brauchen, oder auch regelmäßig. Aber denken Sie daran: Sie müssen wirklich wach bleiben. Sogar wenige Minuten Schlaf, beispielsweise ein kurzes Einnicken vor dem Fernsehapparat, könnten die angestrebte Wirkung zunichtemachen.

Die Schlafphasenverschiebung

Die Schlafphasenverschiebung oder Schlafphasenverlagerung ist eine besondere Form des Schlafentzugs. Das bedeutet: Auf eine oder zwei „ganz normale" Nächte (für den Depressiven heißt dies oft: Nächte mit der „ganz normalen" Schlafstörung) folgt eine Nacht Schlafentzug. Am folgenden Tag beginnt die Schlafperiode dann um 16 Uhr und dauert bis Mitternacht. Nach dieser halb durchwachten Nacht beginnt die Schlafperiode eine Stunde später als am Vortag, also um 17 Uhr. Dies verschiebt sich nun so lange jeweils um eine Stunde, bis die gewohnte Einschlafzeit um 22 oder 23 Uhr wieder erreicht ist. Wichtig ist, dass die Patienten wie beim einfachen Schlafentzug in den nächtlichen Wachphasen nicht sich selbst überlassen sind. Eine Verlagerung der Schlafphasen nach einem Schlafentzug kann den positiven Effekt der Schlafentzugsbehandlung stabilisieren. Allerdings ist die Schlafphasenverlagerung relativ aufwendig. Deshalb wird sie nur in einigen Kliniken angeboten, die einen Behandlungsschwerpunkt für Depressionen (siehe „Depressionsstationen", S. 199) haben.

Repetitive transkranielle Magnetstimulation

In einigen Universitätskliniken und in immer mehr Versorgungskliniken und Praxen wird die transkranielle Magnetstimulation zunehmend bei der Behandlung depressiver Patienten eingesetzt. Bei dieser Methode wird ein kleines Areal der vorderen linken Hirnhälfte einem starken Magnetfeld ausgesetzt. Die magnetische Energie ist hoch, vergleichbar der eines Kernspintomographen. Dieses Verfahren – ursprünglich für die neurophysiologische Diagnostik etwa von bestimmten Bewegungsstörungen entwickelt – erwies sich in ersten Studien auch zur Behandlung von Depressionen als hilfreich, sogar bei manchen Patienten, bei denen alle anderen Behandlungsversuche fehlgeschlagen waren.

Anfänglich nahm man an, dass die Magnetstimulation eine Alternative zur Elektrokrampftherapie sein könnte. Mittlerweile weiß man aber, dass diese Methode in erster Linie bei jüngeren Patienten mit leichten bis mittelschweren Depressionen und chronischer depressiver Verstimmung (Dysthymia) wirkt – anders als die Elektrokrampfbehandlung, die sich besonders gut bei einer therapieresistenten Depression im höheren Lebensalter eignet.

Die überwiegende Zahl der Studien belegt die Wirksamkeit und gute Verträglichkeit der Magnetstimulation.

Die Wirkung kommt wahrscheinlich über die Normalisierung des Stoffwechsels in einem kleinen Gebiet der präfrontalen Hirnrinde zustande; während der Depression ist die Stoffwechselaktivität dort verringert. Durch die Magnetstimulation werden in diesem Teil des Gehirns auch der Sauerstoffgehalt und der Glukosestoffwechsel erhöht. Man nimmt an, dass durch die magnetische Reizung vermehrt Botenstoffe ausgeschüttet werden. Die überwiegende Zahl von klinischen Studien belegt ihre Wirksamkeit und eine gute Verträglichkeit.

Bei einer ambulanten Behandlung muss im Einzelfall die Kostenübernahme durch die Krankenkasse abgeklärt werden.

Wie wird die Magnetstimulation durchgeführt?

Bei der repetitiven transkraniellen Magnetstimulation wird zunächst über der motorischen Hirnrinde (den Hirnarealen, die unsere Bewegungen „steuern“) ein Punkt gesucht, bei dessen Stimulation es mithilfe magnetischer Energie zu leichten und schmerzlosen Zuckungen im rechten Daumen kommt.

Die Magnetstimulation wirkt in erster Linie bei jüngeren Patienten mit leichter bis mittelschwerer Depression – anders als die Elektrokonvulsive Therapie (EKT), die sich vor allem bei älteren Patienten mit einer schweren Depression als effektiv erwiesen hat.

Ausgehend von diesem Punkt wird der Reizpunkt für die Stimulation ausgemessen und markiert. Anschließend wird dort die Reizspule ausgerichtet. Die Stimulation besteht aus Serien von Mehrfachreizen von 5 bis 20 Einzelreizen pro Sekunde. Jede Therapiesitzung umfasst 20 bis 40 solcher Serien. An 14 bis 21 Tagen wird täglich eine Sitzung durchgeführt. Allerdings gibt es noch keine allgemeinen Richtlinien für die Magnetstimulation; die Methode ist bislang noch ein Heilversuch. Die Magnetstimulation hat gegenüber der EKT den großen Vorteil, dass keine Narkose nötig ist. Sie gilt als nicht invasiv und bereitet keinerlei Schmerzen.

Elektrokonvulsive Therapie (EKT)

Kaum eine andere psychiatrische Behandlungsform hatte in der Vergangenheit in der Öffentlichkeit ein schlechteres Image als die Elektrokonvulsive Therapie oder Elektrokrampftherapie. Sie ist aber unverzichtbar für die wirksame Behandlung lebensbedrohlicher und schwerer Depressionen, auch im höheren Lebensalter.

Wie wirkt die EKT?

Der genaue Wirkmechanismus ist bislang noch nicht hinreichend erforscht. Durch die EKT werden folgende Veränderungen erreicht: Die Hirndurchblutung, die bei einer schweren Depression vermindert sein kann, wird verstärkt, was möglicherweise antidepressiv wirkt. Es zeigt sich eine größere Freisetzung körpereigener Eiweißstoffe (Neuropeptide) im Gehirn, denen beruhigende Wirkungen zugeschrieben werden. Dies erklärt auch die gute Wirksamkeit dieser Behandlung bei manischen Zustandsbildern. Einige Hormone werden vermehrt ausgeschüttet. Auch die Dichte der Rezeptoren im Gehirn für einige an der Depression beteiligte Botenstoffe erhöht sich. Einige Botenstoffe werden verstärkt freigesetzt. Sehr wahrscheinlich wird man die antidepressive Wirkung dieser Behandlungsmethode nicht auf einen einzelnen dieser Faktoren zurückführen können, sondern eher auf ein Zusammenspiel all der genannten Wirkmechanismen – und wahrscheinlich auch noch auf einige bislang unbekannte.

Wann sollte eine EKT ins Auge gefasst werden?

Nicht bei allen Unterformen depressiver Erkrankungen kann eine Elektrokrampftherapie eingesetzt werden. Sie ist jedoch nach den vorliegenden wissenschaftlichen Ergebnissen als die erfolgreichste Behandlung schwerer typischer Depressionen (siehe „Major Depression", S. 75) bei Erwachsenen anzusehen. Sie wird vor allem dann eingesetzt, wenn zuvor andere Behandlungsoptionen (also zum Beispiel auch Medikamente verschiedener Wirkstoffgruppen) versagt haben – das heißt bei Depressionen, die sich bisher als therapieresistent, also vermeintlich unbehandelbar gezeigt haben. Auch wenn für die Behandlung mit möglicherweise hilfreichen Medikamenten zu große

Risiken bestehen, kommt sie häufig zum Einsatz. Das kann der Fall sein, wenn beispielsweise bekannt ist, dass bei früheren Einsätzen sehr ernste Nebenwirkungen auftraten, oder wenn zu befürchten ist, dass diese aufgrund von Vor- und Miterkrankungen auftreten könnten. Besonders wirksam ist die Methode bei einer therapieresistenten Depression im höheren Lebensalter.

Zudem hat sich die EKT als schnell wirksam bei schweren Depressionen erwiesen, innerhalb derer auch psychotische Symptome, also Wahnvorstellungen (siehe „Ich kann nicht fassen, was ich gedacht habe ...", S. 41), auftreten. Hier wird die EKT angewendet, wenn die Depression und ihre Symptome – zum Beispiel Nahrungsverweigerung und Suizidalität– lebensgefährlich zu werden drohen.

Ein weiterer Grund für eine EKT können positive Vorerfahrungen sein: Wenn ein Patient in der Vergangenheit gute Erfahrungen mit dieser Behandlungsmethode gemacht hat, kann es gut sein, dass er sie wieder wünscht. Verzichtet werden sollte hingegen auf eine EKT, wenn der Patient vor kurzem einen Herzinfarkt erlitten hat. Auch andere Vorerkrankungen schließen eine EKT aus. Dazu gehören: Herzklappenschäden, schwere Herzrhythmusstörungen, koronare Herzerkrankung, gravierender Bluthochdruck, fortgeschrittene Herzschwäche sowie eine zurückliegende Hirnblutung oder Thrombose, Blutgerinnungsstörungen oder eine Netzhautablösung.

Wie wird die EKT durchgeführt?

Die EKT ist eine Behandlung mit elektrischem Strom. Im Wesentlichen besteht sie darin, dass bestimmte Hirnareale mit elektrischem Strom durchflutet werden, was einen Krampfanfall auslöst. Das Ganze passiert unter Vollnarkose und ist für den Patienten schmerzfrei. Aufgrund der Medikamente, die der Patient wie bei jeder Operation im Vorfeld einnimmt, kommt es nicht zu den für einen Krampfanfall typischen rhythmischen Zuckungen der Muskulatur. Die EKT wird normalerweise stationär in einer Serie von sechs bis zwölf Behandlungen im Abstand von zwei bis drei Tagen durchgeführt.

Eine EKT wird vor allem bei sehr schweren Depressionen angewandt, die chronisch geworden oder bisher therapieresistent sind. Daher ist leider auch nicht zu erwarten, dass sie „ein für alle Mal" wirkt. Rückfälle sind – auch nach gutem ersten Erfolg – zu erwarten.

Und andere Stimulationsverfahren?

Auch in der Laienpresse finden sich immer wieder reißerische Hinweise auf neue invasive Stimulationsverfahren. Zu nennen sind hier die tiefe Hirnstimulation und die Vagusstimulation.

Bei der Vagusstimulation, die mit großem Erfolg bei der Behandlung von Epilepsie-Patienten eingesetzt wurde, wird unter dem Schlüsselbein ein Stimulator implantiert. Von dort läuft ein Draht in die Halsregion, wo eine Elektrode am Nervus vagus, einem sogenannten Hirnnerv, angelegt wird. Der Stimulator stimuliert diesen Hirnnerven regelmäßig, und die Versprechung war, dass hier bei therapieresistenten Depressionspatienten dauerhaft eine Besserung zu erzielen ist. Leider hat sich dies bislang nicht wirklich bewahrheitet.

Auch bei der tiefen Hirnstimulation, die aus der Behandlung von Parkinson-Patienten kommt, vermutete man Erfolge in der Behandlung von therapieresistenten Depressionen. Bei dieser Methode wird eine Elektrode in bestimmte Hirnregionen vorgeschoben, die dann dauerhaft elektrisch stimuliert werden.

Beide Verfahren sind invasiv, extrem aufwendig und konnten bislang nicht den gewünschten Erfolg zeitigen. Es handelt sich allenfalls um experimentelle Behandlungen, die im Einzelfall sicherlich Erfolg zeigen konnten, in der Routinebehandlung von depressiven Patienten aber keine wirkliche Option darstellen.

Anders verhält es sich bei der transkraniellen Gleichstromstimulation: Dabei werden Elektroden auf die Kopfhaut geklebt, die einen schwachen und kaum spürbaren Gleichstrom abgeben. Diese Behandlung ist ebenfalls noch als experimentell anzusehen, sie wird derzeit an einigen Universitäten erprobt. Die vorliegenden Daten gestatten keinesfalls, hier schon eine Empfehlung für diese Behandlungsform abzugeben. Erste Hinweise für ihre Wirksamkeit gehen in die Richtung, dass es sich wahrscheinlich um eine zusätzliche ergänzende Therapie handeln wird.

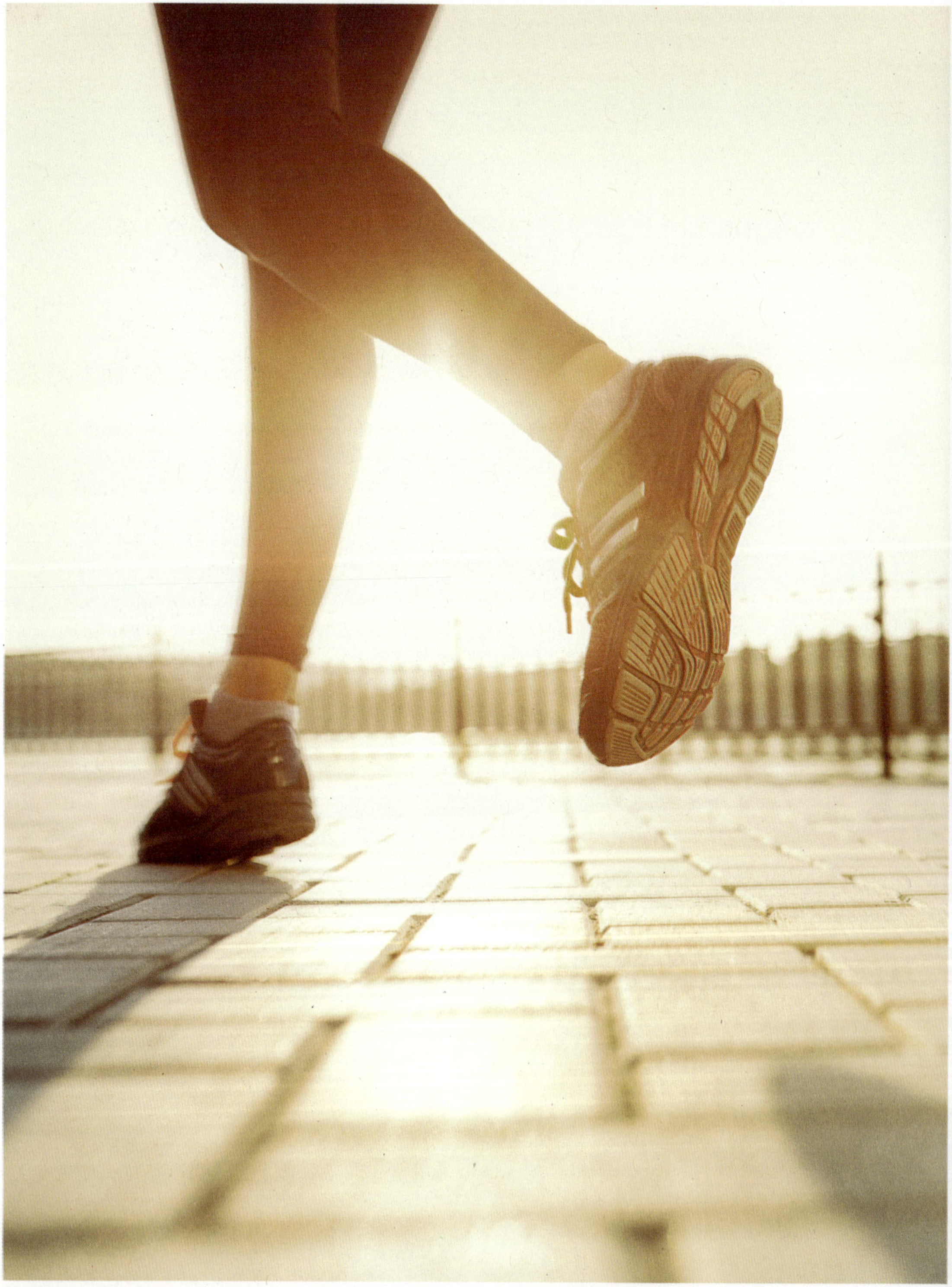

Was (vielleicht) sonst noch hilft

Depressionen führen die Liste der Erkrankungen an, zu deren Besserung komplementäre oder alternative Heilmethoden (CAM) eingesetzt werden. Viele versprechen schnelle Heilung. Aber bleiben Sie kritisch!

Je häufiger eine Erkrankung ist und je stärker der Wunsch der Patienten nach Alternativen zu den oft nebenwirkungsbelasteten Arzneimitteln oder langwierigen Psychotherapien, desto mehr Therapieangebote werden Sie im nicht schulmedizinischen Bereich vorfinden. Manche haben inzwischen als Ergänzung ihren Platz in der sogenannten Schulmedizin gefunden. Es werden aber auch zahlreiche Verfahren beworben, für die jegliche wissenschaftliche Absicherung fehlt. Dies gilt auch für die Depression. Kaum eine komplementäre oder „alternative" Heilmethode, die sich nicht auch für depressive Patienten zuständig erklärt. Die wenigsten dieser Heilmethoden mussten sich den strengen Prüfkriterien stellen, wie sie etwa bei der Zulassung eines neuen Medikaments gelten. Aufgrund unterschiedlicher Krankheitsmodelle, Diagnosen und Patientengruppen stellt sich bei einigen auch die Frage, ob sich die Regeln und Forderungen der RCT (siehe „RCT ...", S. 131) überhaupt auf jede alternative oder komplementärmedizinische Methode anwenden lassen. Deshalb: Die beobachteten und beschriebenen erwünschten und mögliche unerwünschte Wirkungen sind meist nicht eindeutig und ausreichend im Sinn der Evidence Based Medicine (siehe „Wie lässt sich der Therapieerfolg messen?", S. 130) belegt. Wissenschaft-

Sogenannte alternative Verfahren und Methoden unterliegen nie den strengen Regeln der Überprüfung, denen sich medikamentöse und psychotherapeutische Behandlungsverfahren in Studien unterwerfen müssen. Deshalb sind Aussagen über „geprüfte" Wirksamkeit mit Vorsicht zu genießen.

liche Daten existieren nur wenige, vor allem wurden für viele dieser Methoden keine Untersuchungen mit ausreichenden Patientenzahlen durchgeführt, was notwendig ist, um eine klare Aussage treffen zu können.

Komplementär – nie alternativ!

Die sogenannte CAM (Komplementär- und Alternativmedizin) schließt eine kaum überschaubare Anzahl von Methoden und Behandlungskonzepten ein, die sich, wie der Name schon sagt, entweder als Ergänzung zur eigentlichen Therapie einer bestimmten Krankheit oder als Alternative zur sogenannten Schulmedizin – besser: zur wissenschaftlich begründeten Medizin – verstehen. Komplementär- und Alternativmedizin schließt also auch sogenannte paramedizinische Heilverfahren ein, die definitionsgemäß auf Weltbildern beruhen, die den Erkenntnissen der modernen wissenschaftlich fundierten Medizin widersprechen. Sie finden hier aber auch Sporttherapie, Ernährungsmedizin und Entspannungsverfahren, Meditation und verschiedene kreativtherapeutische Methoden, also zum Beispiel Mal-, Kunst-, Musik- und Tanztherapie, wie sie inzwischen im Angebot vieler Kliniken zu finden sind.

Daneben gibt es noch Verfahren und Methoden, die aus ganz unterschiedlichen medizinphilosophischen Gesamtkonzepten stammen, wie zum Beispiel der Homöopathie, Anthroposophie oder der Traditionellen Chinesischen Medizin (TCM). In der langen Reihe finden sich auch überlieferte naturheilkundliche Verfahren mit Pflanzenextrakten oder physikalische Anwendungen und traditionell religiöse und spirituelle oder esoterische individuelle Heilrituale.

Mehrere Übersichtsstudien über die Wirkung der verschiedensten komplementären und/oder alternativen Heilmethoden von Akupunktur bis Yoga (insgesamt wurden 55 verschiedene alternative Verfahren untersucht) liegen inzwischen vor. Leider konnte nur für ganz wenige ein auch nur bescheidener Therapieeffekt bei der Depression gezeigt werden. Oft sind es gerade die Therapien mit besonders einleuchtenden und manchmal hochwissenschaftlich klingenden Erklärungsmodellen, die besonders kritisch betrachtet werden müssen, da sie mit ungesicherten oder wissenschaftlich nicht haltbaren oder gar widerlegten Therapiekonzepten aufwarten.

Bleiben Sie kritisch!

Um nicht missverstanden zu werden: Die genannten oder auch andere Verfahren aus der komplementären und/oder alternativen Medizin können im Einzelfall durchaus unterstützend im Sinne einer ergänzenden Therapie wirken. Aber: Misstrauen Sie allen Helfern und Therapeuten, die Ihnen eine dieser Methoden als alleinig hilfreich empfehlen! Für diese Aussage gibt es keinerlei wissenschaftliche Daten. Auch in der Depressionsbehandlung sind viele Scharlatane unterwegs, die einzig und allein das Ziel haben, „Profit" aus Ihrer Krankheit schlagen zu wollen. Der Weg aus der Depression kann lang und beschwerlich sein. Neben Medikamenten und Psychotherapie können zusätzliche – komplementäre – Behandlungen helfen, jedoch immer nur in Ergänzung zu den genannten etablierten Therapieverfahren. Als solche haben sie längst auch Eingang in den Behandlungsalltag in Kliniken und in die Empfehlungen von Ärzten und Psychotherapeuten gefunden. Betrachten Sie sie als begleitende und unterstützende Maßnahmen, die depressive Patienten „für sich selbst" tun können.

Sogenannte Alternative Therapien – auch das sagt bereits der Name – werden nicht zusätzlich zu, sondern anstelle einer wissenschaftlich fundierten Depressionsbehandlung angeboten. Hier besteht die Gefahr, dass Patienten nicht nur um viel Geld, sondern auch um Heilungs- und sinnvolle Behandlungschancen gebracht werden.

→ Kampfbegriff Schulmedizin

Der Begriff „Schulmedizin" wurde vor mehr als 100 Jahren von Homöopathen und Naturheilkundlern als Kampfbegriff geprägt. Besser wäre deshalb der Begriff „wissenschaftlich orientierte Medizin" zur Bezeichnung des vermeintlichen oder tatsächlichen Gegenpols der Komplementär- und Alternativmedizin.

Vorsicht ist geboten

Es gibt einiges, auf das Sie achten sollten, wenn Sie sich für eine alternative Behandlungsmethode entscheiden möchten. Sie sollten hellhörig werden, wenn

- **Sie sich rasch entscheiden** oder nicht mit Ihrem behandelnden Arzt oder Psychotherapeuten über die zusätzliche Therapie sprechen sollen,
- **Ihnen die Zielsetzung**, Dauer und Heilungsaussichten der alternativen Therapie nicht erklärt werden,
- **Sie keine Auskunft darüber bekommen**, wofür oder wogegen Sie dieses oder jenes Heilmittel einnehmen sollen,
- **Ihnen Angst gemacht** wird oder
- **Ihnen durch die Therapie hohe Kosten** entstehen.

Bewegung und Sport als Therapie?

Körperliches Training gilt als Allheilmittel – aber auch für Menschen, die unter einer Depression leiden?

Sport ist gesund, das weiß jeder. Die WHO empfiehlt ihn deshalb im Sinne einer wiederholten und strukturierten körperlichen Aktivität zur Erhaltung und Verbesserung der körperlichen Fitness ausdrücklich für alle gesunden Personen. Zu den geeigneten Sportarten zählen sowohl Ausdauertraining als auch Kraft-, Gleichgewichts- und Koordinationsübungen. Als am wirkungsvollsten in Bezug auf die Erhaltung und Besserung der Gesundheit gilt eine Kombination von allen. Optimal sei – so heißt es – ein Ausdauertraining für mindestens 30 Minuten an fünf Tagen pro Woche oder intensives Training für mindestens 20 Minuten an drei Tagen die Woche. Was aber brauchen depressive Menschen? Hilft Sport auch gegen Depressionen?

Sport tut gut

Vor allem Ausdauersportler wie Langstreckenläufer kennen sie: die stimmungsaufhellende, euphorisierende Wirkung ihrer sportlichen Aktivität. Diese erklärt man sich heute unter anderem mit der Ausschüttung von Endorphinen. Das sind, wie Serotonin oder Noradrenalin, körpereigene Botenstoffe, Neurotransmitter. Sie ähneln dem Morphium und machen „high". Kein Wunder also, dass man sie gerne für die Behandlung einer Depression nutzen würde. Viele Ärzte empfehlen ihren depressiven Patienten daher körperliche Betätigung und Sport. Mittlerweile kann als gesichert gelten, dass sich dies nicht nur über die Wirkung der Endorphine, die erst bei langen Ausdauerleistungen ausgeschüttet werden, sondern auch über einen Einfluss der körperlichen Betätigung auf den Serotonin-Stoffwechsel erklären lässt.

Wenn Sie also bisher Sport getrieben haben: Machen Sie unbedingt weiter, auch wenn Sie es sich wegen Ihrer Depression nicht vorstellen können! Wenn Sie hingegen bisher ein Bewegungsmuffel waren: Nehmen Sie die Angebote der Krankenkassen oder auch Kliniken wahr, die zum Beispiel regelmäßiges Laufen als Therapie anbieten. Dabei trainieren speziell ausgebildete Lauftherapeuten gerade diese „Unsportlichen" in mehrwöchigen Kursen auf der Grundlage medizinischer Erkenntnisse und erprobter pädagogisch-psychologischer Methoden mit dem Ziel, den Läufern neben der direkten gesundheitsfördernden körperlichen Wirkung auch neue Erfahrungen zu ermöglichen. Gerade für depressive Menschen ist es ganz besonders wichtig zu merken: Ich schaffe es! Ich bin zu etwas in der Lage, was ich mir nie zugetraut hätte. Ein Tipp: Behalten Sie nach Abklingen der Depression die körperliche Aktivität bei.

→ Nicht nur Laufen ...

Welche Art von Sport nun wirklich antidepressiv wirkt oder wirken könnte, ist bisher jedoch noch unklar. Ist es tatsächlich das „ausdauernde" Laufen, doch eher Krafttraining oder vielleicht „fernöstliche Bewegung" wie Thai Chi oder Qigong, die körperliche und geistige (mentale) Aktivität verknüpft? Oder ist es Tanz, der zusätzlich ein soziales Element integriert? Auch die Frage, wie lang die antidepressive Wirkung anhält, ist bisher noch nicht beantwortet. Während der Aktivität selbst jedoch bessert sich die Stimmung. Dies gilt – und so weit reichen die Empfehlungen – für alle strukturierten und angeleiteten Arten körperlicher Aktivität. Es ist also nicht so wichtig, welche Art körperlicher Aktivität Sie betreiben, sondern dass sie regelmäßig und am besten in der Gruppe stattfindet.

Sich aufraffen mit Hilfe von anderen

Wer schon immer sportlich aktiv war, ist besser dran. Ihm wird es wahrscheinlich leichter fallen, trotz der depressiven Niedergeschlagenheit und Antriebslosigkeit den guten Rat seines Arztes zu befolgen und einfach weiterzumachen. Für alle anderen depressiven Menschen ist es jedoch ausgesprochen schwer, sich zu aktivieren, selbst wenn Freunde und Angehörige sie zu ihrem Glück zwingen wollen, sie ermuntern oder sogar mitmachen.

Viele depressive Menschen brauchen die Unterstützung eines Bewegungstherapeuten, der ihnen hilft, die depressive Antriebslosigkeit, das Gefühl der Sinnlosigkeit, die Müdigkeit und Lethargie zu überwinden. In der Bewegungstherapie lernen sie nach und nach wieder, Freude an der Bewegung zu empfinden und ihren eigenen Körper wieder wahrzunehmen. In vielen Kliniken, die schwerpunktmäßig depressive Störungen behandeln, gehören sportliche Aktivitäten unverzichtbar zum Behandlungsplan.

Ein weiterer Vorzug sportlicher Betätigung ist übrigens, dass sich ein Teil der körperlichen Symptome – wie beispielsweise die in der Depression sehr häufige Verstopfung – ohne zusätzliche Medikamente bessert.

Entspannung

Depression ist eine Stresskrankheit – und gegen Stress hilft Entspannung.

Anspannung, Engegefühle, Atemnot und Herzrasen sind nur einige der körperlichen Symptome, über die depressive Menschen klagen. Auch Angst, Schlaflosigkeit, innere Unruhe und das Gefühl, wie unter Strom zu stehen, können bei einer Depression auftreten.

Gegen dieses Beschwerden wird heute eine Reihe von Techniken und Verfahren eingesetzt, die derzeit auch auf ihre antidepressive Wirksamkeit überprüft werden. Für einige liegen inzwischen erste Studien vor, die ihre Wirksamkeit mit anderen psychotherapeutischen Techniken vergleichen. Bisher gibt es immer noch zu wenig wissenschaftliche Belege, um sie wirklich als „antidepressive Therapie" einstufen zu können. Bei leichten bis mittelschweren Depressionen wirken sie jedoch durchaus symptomlindernd, weshalb sie heute auch zum therapeutischen Alltag für depressive Patienten in Kliniken gehören. Das Problem zu Hause: Oft fällt es depressiven Menschen schwer, sich zu motivieren, eine neue „Technik" zu lernen und zu üben. Denn das muss man! Und man muss Geduld haben, bis erste Erfolge – mehr Ruhe und Entspannung – eintreten.

Progressive Muskelentspannung und autogenes Training

Von den zahlreichen Entspannungsverfahren, die heute zur Unterstützung in der Behandlung von Depressionen empfohlen werden, sind die progressive Muskelentspannung nach E. Jacobson – bekannt auch als Jacobson-Entspannungstraining, progressive Muskelrelaxation (PMR) oder Tiefenmuskel-Entspannungstraining – und das Autogene Training nach I.H. Schultz die bekanntesten. Beim Autogenen Training kann durch „trainierte" Selbstsuggestion ein entspannter Zustand erreicht werden. Das Ziel sind eine Entspannung der Muskulatur, eine Erweiterung der oberflächlichen Hautgefäße und im weiteren Verlauf auch eine Verlangsamung von Herzfrequenz und Atmung. Wärme- und Schweregefühle und ein Zustand tiefer Ruhe sind die Folge.

Die progressive Muskelentspannung baut dagegen darauf auf, dass die Muskulatur durch einen bewusst gesteuerten Wechsel von An- und Entspannung eine Entspannungsreaktion erlernt und diese zur allgemeinen Entspannung führt.

Mit dem Beispiel der ersten Übung, die Sie hier rechts finden, können wir Ihnen nur einen Vorgeschmack geben. Die PMR setzt den Wechsel von starker Anspannung zur Entspannung für alle Muskelgruppen fort. Ihre Wirkung setzt wie die jeder Entspannungs„übung“ Übung voraus. Also üben Sie regelmäßig, um wirklich eine intensive Entspannung zu erleben.

Probieren Sie es aus! Suchen Sie sich einen ruhigen, warmen, nicht zu hellen Ort. Sorgen Sie dafür, dass nichts – auch kein Handy – Sie stören wird. Legen Sie sich bequem auf den Boden oder setzen Sie sich so entspannt, wie es Ihnen in diesem Moment möglich ist, in den Schneidersitz.

In der Gruppe fällt es leichter

Zwar können Autogenes Training und PMR mithilfe von CDs, die im Buchhandel oder im Internet erhältlich sind, erlernt werden. Besser sind jedoch Kurse – nicht nur, weil sich ohne kompetente persönliche Anleitung möglicherweise Fehler einschleichen können. Ein wichtiger (Neben-)Effekt eines Entspannungskurses sind feststehende – verpflichtende – Termine und das Miteinander in einer Gruppe: Beides kann Depressiven helfen, nicht in ihrer sozialen Isolation zu verharren, in die sie aufgrund ihrer Erkrankung möglicherweise geraten sind. Ihre Krankenkasse, die im Fall einer Verordnung die Kosten übernimmt, kann Ihnen Adressen von Ärzten und Psychotherapeuten nennen, die eine entsprechende Ausbildung haben. Auch einige Krankenkassen, Volkshochschulen und Familienbildungsstätten bieten solche Kurse an.

Übung

Anspannen – Lockerlassen: die erste Übung

- ☐ **Atmen Sie** einige Male tief in den Bauch ein. Spüren Sie die erste Entspannung?
- ☐ **Dann ballen Sie beide Hände zu Fäusten** – so fest Sie können. Das kann sogar schmerzhaft sein. Spannen Sie Ihre Oberarmmuskeln und halten Sie diese Spannung für einige Sekunden.
- ☐ **Dann lassen Sie los!** Vergessen Sie dabei keine Ihrer Muskeln – die der Finger, der Hände, der Arme. Spüren Sie, wie die Spannung abfällt?
- ☐ **Konzentrieren Sie sich** auf diese Empfindung!
- ☐ **Lassen Sie Ihre leicht gebeugten Finger,** Ihre offenen Hände und Ihre Arme zur Seite fallen!
- ☐ **Atmen Sie ruhig und tief weiter** – ein und aus, ein und aus ... und spüren Sie die Wärme und Schwere, die mit dem Gefühl der Entspannung einhergehen.

Fernöstliche Heilkunst gegen Depression

Fernöstliche Spiritualität boomt seit Jahren auch in Deutschland. Wirkt sie antidepressiv?

Eine Vielzahl verschiedener Techniken, die ihre Wurzeln in China und Indien haben und dort seit Jahrtausenden als spirituelle Übungen praktiziert werden, wird bei uns heute auch im medizinischen Bereich eingesetzt. In ihrer „westlichen" Anwendung sind sie allerdings losgelöst von ihren spirituellen Wurzeln und haben ihre religiöse Bedeutung verloren. Als Angebot von Krankenkassen, Volkshochschulen, Bildungsvereinen in Kliniken und Kurzentren werden sie meist wegen ihrer wohltuenden und stressreduzierenden Wirkung praktiziert. Können sie auch depressive Symptome lindern?

Meditation

Meditation wird heute in erster Linie zur Entspannung eingesetzt. Die meisten Meditationstechniken entstammen fernöstlichen Traditionen wie zum Beispiel die Vipassana-Meditation, Meditationsübungen aus dem Zen-Buddhismus und Mantra-Techniken. Am bekanntesten ist die Mantra-Meditation, bei der bestimmte Silben, Wörter oder Wortfolgen (das Mantra) immer und immer wieder wiederholt werden. Das ständige Wiederholen fokussiert das Denken und hilft, Distanz zu gewinnen zu den depressiven Gedanken und den körperlichen Symptomen wie Unruhe und Verspannungen. Eine Mantra-Meditation wird oft kombiniert mit weiteren Meditationsformen, zum Beispiel dem Yoga oder einer Atem-Meditation, einer buddhistischen Meditationsübung. Aus der Vipassana-Meditation stammt der Begriff der Achtsamkeit, von dem man heutzutage immer öfter hört (siehe „Neue Verfahren: Bewährtes kombinieren", S. 129).

> **Die entspannende, stressreduzierende Wirkung von Meditation ist nachgewiesen.**

Er beschreibt eine Haltung, bei der es darum geht, dem gegenwärtigen Moment bewusst Aufmerksamkeit zu schenken, also ganz im Augenblick zu sein. Allen diesen

Übungen gemeinsam ist das Ziel, Versenkung zu erreichen, um loslassen zu können und sich vom Außen zu distanzieren. Ihre entspannende, stressreduzierende Wirkung ist nachgewiesen und wird heute in eigens entwickelten Programmen zur Anwendung gebracht. Diese werden teilweise gezielt als komplementäre Therapie leichter und mittelschwerer Depressionen eingesetzt. Vor allem aber werden sie zur Vorbeugung neuer depressiver Episoden angewendet.

Meditative Bewegung

Viele Kliniken bieten als Formen der Bewegungstherapie zur Behandlung von Depressionen auch fernöstliche Bewegungsübungen an, vor allem Tai Chi, Qigong und Yoga. Damit haben diese Praktiken in der stationären Behandlung ihre medizinischen Weihen als komplementäre Hilfen zur Überwindung der Depression erhalten. Da entsprechende Kurse – ganz unabhängig von ihrer Bedeutung für depressive Menschen – heute überall (in Sportvereinen, Kirchengemeinden, Bildungseinrichtungen, Rehakliniken, privaten Instituten usw.) angeboten werden, können sie auch im Behandlungsplan einer ambulanten Therapie ihren Platz finden. Natürlich wurden weder das indische Yoga noch Tai Chi und Qigong – beide aus China – als Therapieform „erfunden". In ihrer dreitausendjährigen Geschichte – so weit zurück reicht die Tradition des Yoga – ging es um spirituelle Erleuchtung oder, wie beim Qigong, um die Teilhabe an der alles durchdringenden Energie (Qi) beziehungsweise Tai Chi, der „höchsten Energie". Alle drei sind meditative Übungen, die Haltung und Bewegung des Körpers mit einbeziehen und deren gesundheitsfördernde Wirkung auf diese Verbindung von Körper und Geist zurückgeführt wird.

Diese ist zumindest für die am häufigsten praktizierte Form, das Hatha Yoga, bei der eine bestimmte Körperhaltung (Asanas), Atmung (Pranayama) und Meditation (Dhyana) kombiniert sind, inzwischen auch bestätigt. Es gibt überdies Studien, die Yoga als antidepressives Verfahren mit anderen antidepressiven Behandlungsmöglichkeiten vergleichen. Effekte auf das Neurotransmittersystem in Form einer Erhöhung unter anderen des Serotonin-Spiegels sind mittlerweile gut dokumentiert. Geringeres Stresserleben, mehr Zufriedenheit und Selbstbewusstsein und eine verbesserte

---

Meditation erfordert Konzentrationsfähigkeit und Durchhaltevermögen. Menschen, die schwer depressiv sind, sind damit oft überfordert.

Selbstkontrolle werden als Wirkung beschrieben. Ob Yoga allein antidepressiv wirkt – bei wem, bei welcher Depression und welchem Schweregrad –, blieb aber bisher offen.

Regelmäßiges Yoga kann deshalb sinnvoll als zusätzliches Verfahren zu Medikamenten oder Psychotherapie eingesetzt werden, die Wirkung der jeweiligen Hauptbehandlung wird dadurch verstärkt. Erste (kleine) Studien lassen auch bei Qigong und Tai Chi die Vermutung zu, dass sie bei der Verringerung und Besserung depressiver Symptome helfen. Vermutet wird, dass auch hier der soziale Faktor, die Aktivität in der Gruppe, zur Wirkung beiträgt: Wer an einem Yoga-Kurs teilnimmt, profitiert von dem Setting, also von der Art und Weise, wie diese Kurse angeboten werden: Regelmäßige Termine, die wahrgenommen werden müssen, helfen dabei, den Tag zu strukturieren, und das Üben in der Gruppe zwingt zum sozialen Miteinander.

Akupunktur

Rund 30 methodisch anerkannte wissenschaftliche Untersuchungen zu einer möglichen Rolle der Akupunktur in der Depressionsbehandlung wurden bereits publiziert. Eines lässt sich aus dieser großen Bandbreite an Studien ganz klar ableiten: Die Behandlung mit Akupunktur kann Antidepressiva nicht ersetzen. In einigen Untersuchungen lässt sich allenfalls ein schwacher zusätzlicher Behandlungseffekt erkennen. Ähnlich wie bei der Schmerztherapie gibt es aber auch Untersuchungen, die keinen Unterschied zwischen der „echten" Akupunktur, bei der die Nadeln an die aus der chinesischen Medizin überlieferten Punkte gesetzt werden, und einer „Scheinakupunktur", bei der die Nadeln an beliebige Punkte des Körpers gestochen werden, erkennen. Wahrscheinlich spielen psychologische Faktoren (Zuwendung, Aufmerksamkeit, intensive Kommunikation), wie wir sie auch von der „Wirksamkeit" von Scheinmedikamenten in der Depressionsbehandlung kennen, hier eine entscheidende Rolle.

Homöopathie

„Gegen jede Krankheit helfen Globuli!" – Wirklich?

Homöopathie (griechisch: homoios = gleich, ähnlich, pathos = Leiden) ist die wohl bekannteste „paramedizinische" (griechisch: para = neben, also „neben der Medizin") Therapierichtung mit der weltweit größten Verbreitung. Vor über 200 Jahren von dem deutschen Arzt Samuel Hahnemann erfunden, ist sie der Prototyp der Alternativmedizin mit einem milliardenschweren Umsatz. Über keine andere wird unter Medizinern, Patienten und in der Medienöffentlichkeit so sehr gestritten. Ihr Vorteil: Sie ist sanft und sicher, nebenwirkungsarm und wird der heutzutage weit verbreiteten schulmedizinkritischen Haltung in vielerlei Hinsicht gerecht. Es gibt bisher jedoch keinerlei naturwissenschaftlich plausible Erklärung ihrer postulierten Wirksamkeit.

Wie die Mittel entwickelt werden

Ein wesentlicher Prozess bei der Herstellung homöopathischer Mittel ist die Potenzierung. Eigentlich handelt es sich dabei um Verdünnung, die aber die Wirkung „potenzieren" soll. Sogenannte D-Potenzen werden bei jedem Schritt im Verhältnis 1:10 verdünnt, C-Potenzen im Verhältnis 1:100 und Q-Potenzen 1:50 000, so lange bis sich – so die Kritik – bei einer chemischen Analyse kein einziges Molekül der Ausgangssubstanz mehr nachweisen lässt.

Arzneimittelprüfung

Eine Überprüfung homöopathischer Mittel erfolgt nicht wie bei klinischen Studien in der evidenz-basierten Medizin (siehe „Wie lässt sich der Therapieerfolg messen?", S. 130), bei der für die Wirkung eines Medikaments gegen eine bestimmte Krankheit und deren Symptome ein Beweis geliefert werden muss.

Bei einer homöopathischen „Arzneimittelprüfung" wird nicht das Medikament an sich geprüft. Untersucht wird stattdessen die Wirkung unverdünnter Ausgangssubstanzen bei gesunden Menschen (in der Regel Homöopathen oder angehende Homöopathen), die alle Veränderungen, die sie nach der Einnahme an sich beobachten, notieren. Diese von der Testperson selbst wahrgenommenen Veränderungen werden in der Folge als kennzeichnend für die Wirkung der jeweiligen Substanz begriffen.

Nach dem von der Homöopathie postulierten Ähnlichkeitsgesetz wirkt sie dann potenziert genau gegen diese Beschwerden und Befindlichkeitsveränderungen, die sie bei dem gesunden Prüfer ausgelöst hat.

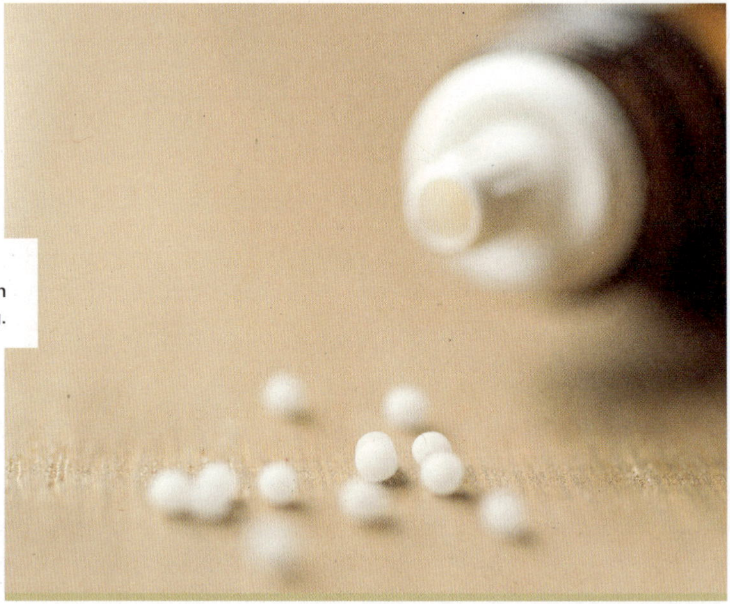

Globuli
Teure Zuckerkügelchen mit fraglicher Wirkung.

Die Studienlage

Vergleichsstudien, die eine homöopathische Behandlung einer Behandlung mit Placebos oder mit einem „schulmedizinischen" Medikament gegenüberstellen, wurden bisher kaum vorgelegt. Der Grund dafür ist die Tatsache, dass innerhalb des „homöopathischen Denkgebäudes" eine andere Krankheitsklassifikation herrscht als die sonst bei Studien vorausgesetzte und international angewendete (siehe „Depression ist nicht gleich Depression", S. 71).

Zudem ist die Wahl der Behandlung – wenn sie denn tatsächlich den homöopathischen Regeln folgt – streng individualisiert. Deshalb lassen sich auch die jeweiligen Behandlungsergebnisse kaum vergleichen. Die meisten der Studien, auf die sich Homöopathen berufen, sind entweder zu klein oder enthalten systematische Fehler – einen sogenannten Bias –, der möglicherweise zu einer Überschätzung der Wirkung führt.

Im Jahr 2014 wurde eine große Übersichtsarbeit erstellt, eine sogenannte Metaanalyse, die die existierenden Untersuchungen auswertete. Den Autoren dieser Analyse lagen nach Durchsicht aller Studien und Übersichtsarbeiten, die für sich in Anspruch nehmen, den Kriterien der RCTs zu genügen, ganze 32 Studien zu den unterschiedlichsten Krankheitsbildern vor, die überhaupt aussagekräftig genug waren, um als Grundlage für eine wissenschaftliche Aussage in Betracht zu kommen. Von diesen 32 Studien mussten wiederum 29 aussortiert werden, da auch dort ein Bias nicht ausgeschlossen werden konnte.

Unter den restlichen drei Studien befindet sich nun tatsächlich eine Untersuchung, die die Wirkung einer individualisierten homöopathische Therapie mit C-Potenzen in alkoholischer Lösung zur täglichen Einnahme mit der von Fluoxetin (siehe „Selektive Serotonin-Wiederaufnahmehemmer (SSRI)", S. 149) und Scheinmedikamenten vergleicht. Untersucht wurden dabei mexikanische Frauen, die in den Wechseljahren unter einer mittleren bis schweren Episoden-Depression litten.

Für die Wirksamkeit „antidepressiver Globuli", die Sie sich selbst verordnen und kaufen, liegen keinerlei belastbare Daten vor.

Das Ergebnis: Fluoxetin und das homöopathische Medikament bessern vergleichbar gut die Symptome im Unterschied zu den Placebos, die nur zu einer kleinen Verbesserung führten. Der Schluss: Die untersuchte Therapie auf der Basis einer individualisierten homöopathischen Arzneifindung weist einen kleinen, aber spezifischen Therapieeffekt bei einer Depression in den Wechseljahren auf.

Für Therapien anderer Depressionen liegen leider keine belastbaren Daten vor. Das gilt auch für die Wirksamkeit „antidepressiver" Globuli, die Sie sich selbst verordnen und kaufen. Hierbei kommen Sie zudem auch nicht in den Genuss des langen intensiven „homöopathischen Erstgesprächs" – vergleichbar mit dem bei einer Psychotherapie oder mit einer guten Basis-Psychotherapie in der Hausarzt- oder Psychiaterpraxis (siehe „Basispsychotherapie", S. 108) –, dessen antidepressive Wirkung bekannt ist. Fazit: Es besteht weiterer Forschungsbedarf.

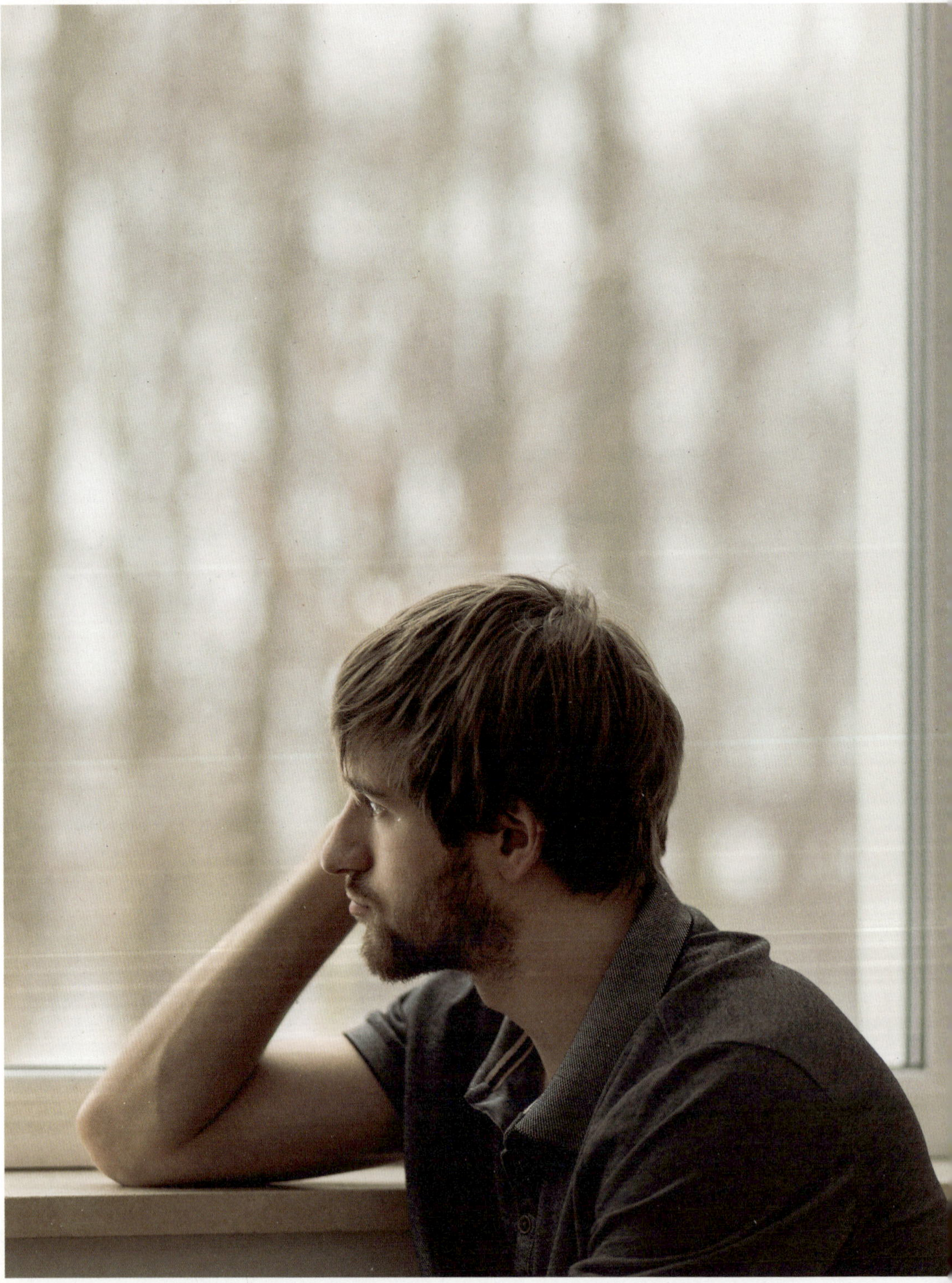

Wann muss ich in die Klinik?

Eine stationäre Behandlung leistet das, was ambulant nicht möglich ist. Dringend notwendig ist sie, wenn die Gefahr der Selbsttötung so groß ist, dass der Betroffene vor sich selbst – oder besser: diesem Symptom seiner Depression – geschützt werden muss.

In der Regel können Depressionen ambulant behandelt werden. Das heißt: Fast alle Behandlungsoptionen, von denen Sie bisher gelesen haben, werden von niedergelassenen Nervenärzten, Psychiatern und Psychotherapeuten, die den weitaus größten Teil der depressiven Patienten versorgen, angeboten. Meist haben sie auch den gewünschten Erfolg, sodass weitergehende Maßnahmen nicht notwendig sind. Manchmal ist ein Klinikaufenthalt jedoch unumgänglich – ob in der psychiatrischen Abteilung eines Allgemeinkrankenhauses oder in einer psychiatrischen Klinik.

Leider sind alte Vorurteile über „die Psychiatrie" immer noch verbreitet – dabei ist eine psychiatrische Behandlung in der Klinik nichts anderes als jede andere stationäre Behandlung. Es kann gute Gründe geben, warum ein Klinikaufenthalt die richtige Entscheidung ist. Sie haben in den vorigen Kapiteln von Behandlungsmöglichkeiten gelesen, die nur in einer Klinik möglich sind. Es kann also durchaus sein, dass sich die spezielle Form der Behandlung, die gerade jetzt für Sie die richtige wäre, in der Praxis eines niedergelassenen Arztes nicht durchführen lässt. Das kann etwa Schlafentzug, Schlafphasenverlagerung, Infusionsbehandlung mit Antidepressiva und Elektrokrampftherapie betreffen. Diese Behandlungen sind oft – zumindest zu Beginn der

Checkliste

Entscheidungshilfen

Die stationäre Behandlung in einer Klinik sollte ins Auge gefasst werden, wenn bei einer schweren Depression

- ☐ nach längstenfalls sechs bis zehn Wochen ambulanter Behandlung keinerlei Besserung oder sogar eine Verschlechterung eingetreten ist,
- ☐ auch unterschiedliche ambulante Behandlungsversuche bisher ohne Erfolg blieben,
- ☐ jetzt anstehende Behandlungsoptionen ambulant nicht verfügbar sind,
- ☐ Angehörige und Betroffene „nicht mehr können",
- ☐ sich der körperliche Zustand des Patienten immer weiter verschlechtert.

Unabdingbar ist sie, wenn unabweisbare Selbsttötungsgedanken und -fantasien auftauchen, der Patient Selbsttötungsabsichten äußert oder gar einen ersten Versuch unternommen hat.

Behandlung – nur in einem stationären Behandlungsrahmen anwendbar. Wenn Ihr Therapeut eine dieser Behandlungsformen für erforderlich hält, kann er Ihnen eine Klinikeinweisung vorschlagen. Er wird eine Klinik seines Vertrauens haben, von der er weiß, dass dort Depressionsbehandlungen professionell durchgeführt werden.

Ein weiterer Grund für die Wahl einer stationären Behandlung kann sein, dass Sie in der Klinik ganz unterschiedliche Therapieangebote wahrnehmen können. Man spricht von einem multimodalen Angebot. Zum Standardangebot einer psychiatrischen Klinik oder psychiatrischen Station gehören neben der notwendigen Behandlung mit Antidepressiva und psychotherapeutischen Einzelgesprächen regelmäßige Gruppengespräche beziehungsweise Gruppentherapie, Sport und Bewegungstherapie, Ergotherapie, Kunst- und Musiktherapie und psychoedukative Programme.

Eine stationäre Behandlung ist auch sinnvoll oder gar notwendig, wenn verschiedene ambulante Behandlungsansätze über mehrere Wochen ohne den gewünschten Erfolg bleiben, oder aber wenn der Betroffene immer tiefer in der Depression versinkt, wenn das Gefühl der Hilflosigkeit, die Angst und Anspannung so groß werden, dass der Alltag zu Hause unerträglich wird. Ein Klinikaufenthalt kann nun die äußere Struktur bieten, die Halt gibt. Schwer depressiv Erkrankte erleben es auch als hilfreich, wenn sie die Verantwortung für sich und die Organisation ihres Alltags abgeben können.

Gemeinsam entscheiden

Ob eine stationäre Behandlung sinnvoll oder gar notwendig ist, liegt im Ermessen des Arztes. Die Entscheidung dafür oder dagegen ist aber immer eine gemeinsame Entscheidung von Arzt und Patient. Sie können zum Beispiel verabreden, noch zwei Wochen abzuwarten. Vielleicht überlegen Sie (als Patient oder als Angehöriger), sich einige Kliniken zunächst anzusehen, bevor Sie eine Entscheidung treffen. Zwar vergeht so oft kostbare Zeit, bevor eine wirkungsvolle Behandlung beginnt, doch der Vorschlag einer Klinikeinweisung macht vielen Patienten erst einmal Angst, sodass sie einige Tage brauchen, bis der Entschluss für eine stationäre Behandlung reifen kann.

Bei all diesen Überlegungen gibt es aber eine strikte Ausnahme: Unbedingt notwendig ist die Einweisung in eine Klinik, wenn die Verzweiflung des Patienten so groß ist, dass ihm die Selbsttötung als einziger Ausweg erscheint. Manchmal muss die Einweisung in eine Klinik sogar gegen den Willen des Patienten geschehen – wenn er aufgrund seiner Erkrankung nicht mehr in der Lage ist, die richtige Entscheidung zu treffen. Sein Arzt oder Therapeut muss ihm diese Last dann abnehmen.

Suizidalität – Gefahr im Verzug

Bei schweren Depressionen können Gedanken an Selbsttötung und entsprechende Handlungen ganz in den Vordergrund treten. Suizidfantasien begleiten viele depressive Menschen.

Der Versuch, sich selbst zu töten, ist immer das Ergebnis einer als ausweglos erlebten Situation. Wenn alles sinnlos scheint, das Leid unerträglich geworden ist, kann der Tod wie eine Befreiung wirken, als einzige Alternative zu einem nicht mehr erträglichen Leben erscheinen. Lässt sich daraus schlussfolgern, dass ein Selbsttötungsversuch oder eine Selbsttötung nur die logische Konsequenz und vielleicht so-

10 bis 15 Prozent der an einer schweren chronischen Depression Erkrankten töten sich laut Deutscher Depressionshilfe tatsächlich, wenn sie nicht rechtzeitig und effektiv behandelt werden.

gar die einzig sinnvolle Entscheidung ist? Zieht ein Mensch in diesem Fall nicht einen richtigen Schluss aus der Bilanz seiner individuellen Situation?

Dieser Ansatz ist gefährlich. Von Laien wird die Selbsttötung gern als etwas Bewusstes, als Ausdruck der Freiheit eines Menschen, als „Freitod" gesehen. Dem ist jedoch nicht so: Selbsttötungen sind höchst selten das Ergebnis einer freien Entscheidung. Die Gründe, die dem depressiv Erkrankten den Tod als letzte Möglichkeit vortäuschen, sind Symptome der Erkrankung. Die Situation ist nicht ausweglos, hoffnungslos, sinnlos, die zunächst so rational und vernünftig wirkende Bilanz ist falsch! Bei den meisten aller versuchten oder ausgeführten Selbsttötungen ist der Wunsch, sich selbst zu töten, das Symptom einer Depression. Und wie alle Symptome einer Depression wird auch dieses mit dem Abklingen der Depression vergehen.

Selbsttötung als Symptom der Depression

Viele Symptome der Depression führen geradewegs in Selbsttötungsgedanken. Denn Gefühle der Ausweglosigkeit, der Hoffnungslosigkeit, der Sinnlosigkeit, der Verzweiflung, der Selbstverachtung, der Einsamkeit, die unerträgliche Anspannung, verbunden mit der Unfähigkeit, auf andere zuzugehen, sich aus der Selbstisolation zu befreien, gehören als typische Merkmale zur Depression.

Die eigene Lebenssituation so zu interpretieren, sie als unerträglichen und nicht zu bewältigenden Stress zu erleben, sich selbst zu verachten, zu verzweifeln: all dies ist Folge einer (behandelbaren) Erkrankung.

Die Gedanken an Selbsttötung werden vorbei sein, sobald die depressive Phase abgeklungen ist. Die Gründe, die sie so plausibel erscheinen ließen, gibt es dann ebenfalls nicht mehr. Dies bestätigen alle, die einen Selbsttötungsversuch in der Depression überlebt haben.

→ Ein Beispiel:

Karl Kulitza: „Während einer Depression kann die Seele völlig verrückt spielen. Aus dieser Not heraus kann der Wunsch entstehen, das eigene Leben zu beenden. Schwer depressiv erkrankte Menschen leiden zu viel, einige von ihnen halten es einfach nicht mehr aus. In Einzelfällen wird auch die seelische Widerstandskraft weniger, je länger die Erkrankung anhält. Obwohl ich mit dieser ‚Todessehnsucht' lange vertraut war, bin ich auch heute noch der Meinung, dass ich nicht in den Tod gehen wollte. Ich wollte nur nicht mehr leben."

Es muss gehandelt werden!

Die Selbsttötungsabsichten eines Menschen, der an einer Depression erkrankt ist, markieren den Punkt, an dem ein Klinikaufenthalt unumgänglich wird. Etwa 5 Prozent aller Erkrankten werden stationär behandelt. Angehörige müssen erkennen, dass sie das Risiko einer drohenden Selbsttötung nicht mittragen können. Sie sind überfordert, weil ihnen die Erfahrung im Umgang mit Menschen, die nicht mehr leben möchten, und die notwendige Neutralität fehlen.

Und manchmal gibt es dann nur eine Entscheidung: Andere – die Angehörigen, der Arzt – müssen dem depressiven Menschen in dieser schweren Phase seiner Krankheit die Verantwortung für sein Leben aus der Hand nehmen und auf diese Weise versuchen, seine Gefährdung möglichst gering zu halten und es ihm unmöglich zu machen, sich umzubringen. Das ist oft sehr schwierig und mit schweren Konflikten verbunden, doch ein depressiver Mensch wird dafür nach dem Abklingen der Depression dankbar sein!

Alarmsignale – die Gefahr rechtzeitig erkennen

Es ist schwierig zu erkennen, wer tatsächlich akut in Gefahr ist, und manchmal bahnt sich der Wunsch, dem Leben ein Ende zu setzen, langsam an. Nicht selten tauchen Gedanken an den Tod für den Patienten wie für seinen Therapeuten und seine Umgebung auch überraschend und erschreckend auf. Deshalb muss bei der psychiatrischen Untersuchung depressiver Menschen die Frage der Selbsttötung eine zentrale Rolle spielen. Immer wieder wird Ihr Arzt oder Psychotherapeut auf diese Problematik zu sprechen kommen, weil er aus Erfahrung weiß, wie plötzlich solche Gedanken in einem depressiven Menschen entstehen können. Ihre Aufgabe ist es – auch wenn Sie diese Fragen als lästig empfinden –, immer ehrlich zu sich und Ihrem Arzt oder Therapeuten zu sein.

Auch wenn Gedanken an eine Selbsttötung nicht automatisch die tatsächliche Selbsttötung einschließen, bedeuten sie dennoch größte Gefahr!

Der Wunsch, sich umzubringen, macht Angst. Ein schwer depressiver Mensch kämpft meist dagegen an, versucht, an et-

Checkliste

Selbsttötung: Die wichtigsten Alarmsignale

Depressive Menschen sind dann in Gefahr, wenn

- ☐ sie von Gefühlen der Hoffnungslosigkeit, Sinnlosigkeit, Selbstverachtung überwältigt werden. Für Angehörige: Achten Sie auf Sätze wie: „Es hat doch alles keinen Sinn", „Wen interessiert es, ob ich noch da bin" oder „Ich kann nicht mehr".
- ☐ sie sich ganz von Angehörigen, Freunden und bisher noch möglichen Aktivitäten zurückziehen.
- ☐ sie davon sprechen, mit allem Schluss zu machen, oder von den Möglichkeiten, die dafür infrage kommen. Für Angehörige: Glauben Sie nicht den oft zitierten Unsinn: Wenn einer von Selbsttötung spricht, tut er es nicht!
- ☐ sie plötzlich zu selbstzerstörerischen, selbstgefährdenden Handlungen – wie riskantem Autofahren, Drogenmissbrauch – neigen.
- ☐ sie beginnen, geliebte oder für sie bedeutungsvolle Gegenstände – wie etwa den Ring der Mutter – zu verschenken oder Vermögens- und Erbschaftsregelungen zu treffen.
- ☐ sich ihr Verhalten unvermutet ändert. Oft zeigt sich die Gefährdung schwer depressiver Patienten an einer scheinbaren Besserung ihrer Depression. Sie erscheinen auf einmal ausgeglichener, sind aktiver und wirken vielleicht wie befreit.
- ☐ ihr Alkoholkonsum steigt. Viele depressive Menschen trinken mehr. Was als eine Art Selbstheilungsversuch begann, verstärkt die Depression und setzt Hemmschwellen herab. Auch die, sich selbst zu töten!
- ☐ sie sich mit jemandem identifizieren, der sich selbst getötet hat (siehe „Werther-Effekt", S. 197).
- ☐ sie exakte Pläne offenbaren, wie man sein Leben am sichersten, besten, schnellsten beenden kann.
- ☐ sie einen oder mehrere Selbsttötungsversuche hinter sich haben.

was anderes zu denken, und merkt dann doch, dass er nichts gegen diese düsteren Gedanken tun kann, dass er ihnen hilflos ausgeliefert ist. Und leider ist es dann oft nicht weit bis zur versuchten oder gar zur „erfolgreichen" Selbsttötung. Auch wenn Gedanken an eine Selbsttötung nicht automatisch und in jedem Fall die tatsächliche Selbsttötung einschließen, bedeuten sie dennoch größte Gefahr!

→ Werther-Effekt

Suizidalität steckt manchmal an. Experten sprechen vom Werther- oder Kurt-Cobain-Effekt: Immer wieder fühlen sich schwer depressiv Erkrankte etwa über reißerische Berichterstattungen zu Suizidhandlungen ermutigt, ihren Suizidgedanken einen Suizidversuch folgen zu lassen.

Offenheit ist die erste Pflicht der Angehörigen

Wie spreche ich mit meinem depressiven Angehörigen, Freund, Kollegen, wenn ich ihn in Gefahr sehe?

- Reden Sie nicht um den heißen Brei herum: Sprechen Sie Ihre Befürchtung offen aus. Auch Angehörige machen wie professionelle Helfer die Erfahrung, dass Betroffene dankbar sind, wenn das Thema Selbsttötung ganz offen angesprochen wird. In der Depression sind sie selbst nicht dazu in der Lage, spontan ihre eigenen festgefahrenen Gedanken auch noch zu äußern.
- Werden Sie dabei allerdings nicht anklagend („Wie kannst du nur auf solche Gedanken kommen, wo wir uns alle doch so um dich bemühen?! Wie kannst du nur daran denken, uns allein zu lassen?!").
- Wenn Ihr Angehöriger bis jetzt noch nicht in fachgerechter Behandlung ist: Spätestens jetzt braucht er professionelle Hilfe. Vertreten Sie dies ihm gegenüber offen und deutlich.
- Stellen Sie aktiv den Kontakt zu einem niedergelassenen Psychiater, einer Klinikambulanz oder einer Kriseninterventionseinrichtung her. Letztere sind Einrichtungen an Kliniken, die sich speziell um akut selbsttötungsgefährdete Patienten kümmern. Die Telefonseelsorge (bundesweit unter 0800/1110111) kann Ihnen eine Adresse in Ihrer Nähe nennen.

In der Klinik

Die Entscheidung für eine stationäre Behandlung ist gefallen. So geht es jetzt weiter.

Aufgrund mangelnder Therapiemöglichkeiten wurden viele psychisch Kranke noch vor wenigen Jahrzehnten zum Teil über Jahre vom Alltagsleben ferngehalten und in psychiatrischen Krankenhäusern untergebracht, die irgendwo meist in landschaftlich schöner Umgebung im vorletzten Jahrhundert errichtet worden waren. Noch vor wenigen Jahrzehnten betrug die durchschnittliche Liegedauer in einem solchen psychiatrischen Krankenhaus rund 300 Tage! Wie für viele andere psychische Erkrankungen gab es auch für schwer depressive Patienten noch keine effektiven Möglichkeiten der Behandlung. Sie waren gezwungen, mit ihren Ärzten das Abklingen der depressiven Phase abzuwarten. Der Aufenthalt im Krankenhaus bewahrte sie vor ihren Selbsttötungsimpulsen, allenfalls standen Medikamente zur Beruhigung zur Verfügung.

Heute verbringen Patienten in psychiatrischen Abteilungen oder Krankenhäusern oft nur einige Wochen. Die stationäre psychiatrische Versorgung findet mittlerweile immer häufiger in psychiatrischen Abteilungen an Allgemeinkrankenhäusern statt. Dies hat erheblich zum Abbau von Ängsten beigetragen. Depressiv Erkrankte, die sich stationär behandeln lassen, werden nicht „weggesperrt" oder wie Aussätzige behandelt – ihr Klinikaufenthalt ist nichts anderes als eben ein Klinikaufenthalt.

Was erwartet mich im Krankenhaus?

Jede Krankenhausaufnahme – bei welcher Erkrankung auch immer – kann ängstigen: Was kommt auf mich zu? In welche Mühle gerate ich? Einige allgemeine Informationen sollen Ihnen helfen, im Falle eines stationären Klinikaufenthalts Schwellenängste abzubauen.

Zunächst wird – sofern dies nicht schon ambulant geschehen ist – die notwendige diagnostische Abklärung durchgeführt. Es werden also all die beschriebenen Untersuchungen oder ein Teil davon zum Ausschluss einer körperlichen Ursache wie auch zur Vorbereitung der antidepressiven Behandlung vorgenommen (siehe „Die körperliche Untersuchung", S. 94). Dies nimmt ungefähr zwei bis drei Tage in Anspruch. Daneben finden Gespräche mit Arzt und Pflegepersonal statt. Ein individueller Behandlungsplan wird erstellt, der neben der antidepressiven Medikation noch andere Therapien wie Gruppentherapie, Beschäftigungs-, Gestalt- und Musiktherapie bis hin zu Bewegungs- und Entspannungstherapien enthält. Es finden regelmäßige Gespräche mit dem behandelnden Arzt, gegebenenfalls auch mit dem beteiligten Psychologen statt. In der Regel wird die Familie des Patienten einbezogen.

Ergänzt wird dieses Programm durch Therapieformen, die zu Hause schwer zu realisieren sind, zum Beispiel Schlafentzug oder Schlafphasenverlagerung.

... und wie lange muss ich bleiben?

Da Sie deshalb stationär aufgenommen werden, weil es unter ambulanten Bedingungen nicht zum gewünschten Behandlungserfolg kam oder Sie unter einer schweren Depression leiden, müssen Sie auch im Krankenhaus etwas Geduld aufbringen. Wunderheilungen sind auch dort nicht möglich.

In einer Studie wurde die Behandlungsdauer für Patienten mit einer typischen Depression in verschiedenen Krankenhaustypen untersucht: in einer Universitätsklinik, einem Fachkrankenhaus und in einer psychiatrischen Abteilung an einem Allgemeinkrankenhaus. Das Ergebnis: Eine stationäre Depressionsbehandlung dauerte in den verschiedensten Krankenhäusern durchschnittlich fünfeinhalb Wochen. Dabei war erstaunlich: Die durchschnittliche Behandlungsdauer unterschied sich in den verschiedenen Kliniken kaum.

Psychiatrische Abteilungen im Allgemeinkrankenhaus

Die Zeit, in der Menschen mit psychischen Störungen in großen Nervenkliniken weitab von der Umgebung, aus der sie kamen, behandelt wurden, gehört (in zunehmendem Maße) der Vergangenheit an. Immer mehr psychiatrische Abteilungen werden heute an den bestehenden Allgemeinkrankenhäusern eingerichtet. Die stationäre Behandlung kann so in Wohnortnähe erfolgen, zudem erleichtert die Nähe zur Allgemeinmedizin es den behandelnden Psychiatern, körperliche Ursachen der seelischen Störung zu erkennen und gegebenenfalls zu behandeln, weil ein Allgemeinkrankenhaus in aller Regel über weitreichende diagnostische Möglichkeiten verfügt. Dies kommt dem Patienten zugute: Alle diagnostischen Einrichtungen sind unter einem Dach, das bedeutet kurze Wege und oft eine Verkürzung der stationären Behandlungszeit.

Depressionsstationen

Seit rund dreißig Jahren gibt es an psychiatrischen Fachkrankenhäusern und Fachabteilungen spezielle Depressionsstationen. Das sind Behandlungseinrichtungen, in denen auf die Erfordernisse eines depressiven Patienten in ganz besonderer Weise eingegangen werden kann, weil das gesamte Behandlungsangebot der Station, von der Schulung des Pflegeteams bis hin zu speziellen psychotherapeutischen Angeboten, darauf ausgerichtet ist. Die Idee einer sol-

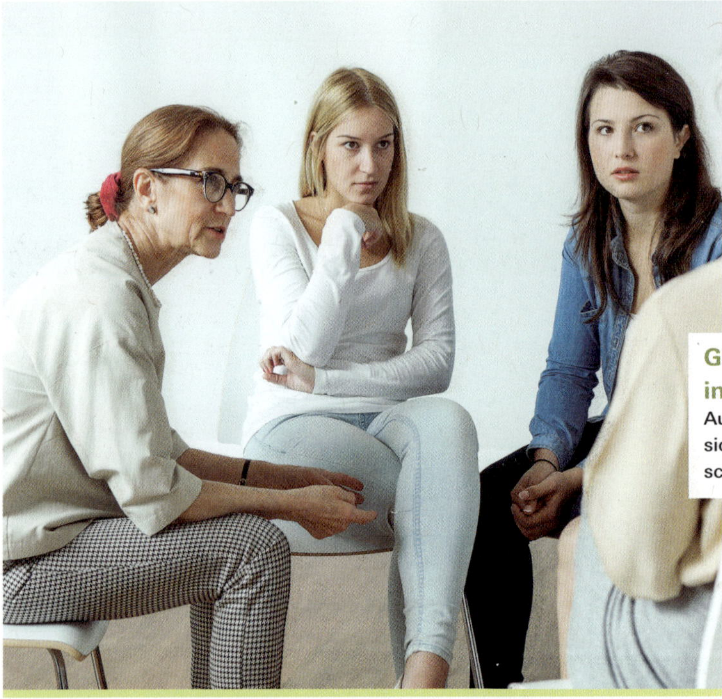

Gruppentherapie in der Klinik
Auch schwere Depressionen sind kein Einzelschicksal.

chen Spezialstation für depressive Patienten ist es, ihnen die Erfahrung zu vermitteln, dass sie nicht an einem Einzelschicksal leiden, und alle Behandlungsmöglichkeiten zu bündeln.

Mittlerweile gibt es in Deutschland fast 100 derartig spezialisierte Stationen. Sie erreichen bei den dort behandelten Patienten eine hohe Akzeptanz, wie Umfragen bestätigen konnten. Laufend entstehen neue derartig spezialisierte Behandlungseinrichtungen.

▶ Ein aktuelles Verzeichnis der Depressionsstationen in Deutschland finden Sie im Internet unter www.deutsche-depressionshilfe.de im Bereich „Betroffene und Angehörige" unter „Klinikadressen".

Wenn es wieder aufwärts geht

Die endgültige Entlassung aus dem Krankenhaus setzt eine Vorbereitungsphase voraus.

Ein schwer depressiver Mensch, der einige Zeit in der Klinik verbracht hat und möglicherweise bereits davor lange Zeit nicht mehr in der Lage gewesen ist, aktiv und selbstständig sein Leben so wie vor der Erkrankung zu führen, braucht Zeit, um sich wieder im Alltag zurechtzufinden. Patienten, die sich auf dem Weg der Besserung befinden, werden, wenn dies als sinnvoll und notwendig erkannt worden ist, deshalb nicht einfach von heute auf morgen entlassen.

Vorbereitung in der Klinik

Sogenannte Rehabilitationsangebote, die schon in der Klinik beginnen, dienen dazu, den Wiedereinstieg in den familiären und beruflichen Alltag zu erleichtern. Belastungserprobungen schon im Krankenhaus (zum Beispiel als Büro- oder Haushaltstraining) oder außerhalb (Arbeitserprobung im Beruf noch von der Klinik aus) gehören ebenso dazu wie eine schrittweise Erprobung des Lebens in den eigenen vier Wänden. Wochenendurlaube oder Tagesbeurlaubungen nach Hause zeigen, wie belastbar Sie geworden sind, was Sie sich zumuten können und mit welchem Stress Sie „draußen“ rechnen müssen.

Ein erster Schritt kann zum Beispiel ein Nachmittag zu Hause sein, gefolgt von einem ganzen Tag und dann einem ganzen Wochenende in der eigenen Wohnung mit all dem, was dazugehört – sei es die Organisation des Alltags, der Trubel in der Familie oder die Einsamkeit, weil es tatsächlich keinen gibt, der sich kümmert. Nach einer mehr oder weniger langen Auszeit in der Klinik kann das sonst Alltägliche eine Belastung sein, die nur schrittweise erträglich ist. Was genau belastet und wie damit jetzt, nach überstandener Depression, vielleicht besser umgegangen werden kann als in den Zeiten der Krankheit, ist dann jeweils Thema der therapeutischen und sozialtherapeutischen Gespräche, die die Rehabilitation begleiten.

„Reha-Kliniken" auch für psychische Erkrankungen

In Deutschland gibt es so viele psychosomatische Rehabilitationsbetten wie nirgendwo sonst. Viele Patienten mit diversen körperlichen Störungen, die auch seelische Ursachen haben – beispielsweise chronische Schmerzsyndrome oder bestimmte rheumatische Erkrankungen – profitieren davon. In vielen dieser Einrichtungen werden mittlerweile gezielt bestimmte psychische Erkrankungen wie Zwangsstörungen, Angsterkrankungen und Depressionen behandelt. Das Angebot dieser Kliniken ist sehr unterschiedlich. Für den einweisenden Arzt wie für den Patienten ist es schwierig abzuschätzen, ob die angebotenen Behandlungen wirklich von Nutzen sein werden.

→ Ein Beispiel:

Sieglinde (39 Jahre): Sieglinde erkrankte an einer schweren Depression, in der sie auch über mehrere Wochen selbsttötungsgefährdet war. Die Behandlung gestaltete sich langwierig, mehrere Wochen war auch eine stationäre Aufnahme in einer psychiatrischen Abteilung notwendig. In einer Phase andauernder Besserung bekam sie einen Krankenhauskoller. Sie wollte nur noch aus der Klinik entlassen werden. Ihre Ärztin schätzte Sieglindes Verfassung aber noch als recht instabil ein, und so kam es als Kompromiss zu einer Weiterbehandlung in einer psychosomatischen Klinik. Dort wurde Sieglinde erklärt, dass die Verordnung von Psychopharmaka nicht ins Konzept der Klinik passe – die Medikamente wurden abgesetzt. Zuerst sah es so aus, als ginge es ohne sie, doch dann setzte eine kontinuierliche Verschlechterung ein, die anfänglich von den Therapeuten als Widerstand gegen die verordneten psychotherapeutischen Einzel- und Gruppenbehandlungen interpretiert wurde. Sieglinde wurde immer verzweifelter, sie spürte die Stagnation und ein tiefes Gefühl von Ausweglosigkeit. Nach einem Selbsttötungsversuch, der glücklicherweise folgenlos verlief, wurde sie wieder in die überweisende Klinik zurückverlegt.
Was war geschehen? Ihre Ärztin hatte sich nicht gründlich genug über das Konzept der Fachklinik informiert und fälschlicherweise angenommen, die Behandlung mit Medikamenten werde dort fortgesetzt.

→ Ein Beispiel:

Peter (51 Jahre): Peter wurde nach einem Selbsttötungsversuch in einer psychiatrischen Klinik aufgenommen. Seine Depression besserte sich zwar, er entwickelte aber immer deutlicher die Vorstellung, dass sich sein Leben, seine Einstellung grundlegend ändern müsse, wenn er nicht immer wieder in ähnliche Situationen kommen wollte. Schon zweimal war er nach Trennungen von Lebenspartnerinnen an einer Depression erkrankt, beim dritten Mal hatte er versucht, sich umzubringen. In vielen Gesprächen mit seinem Arzt kam er allmählich seinem Lebensproblem, einer Bindungsstörung, auf die Spur. Doch Peter merkte immer deutlicher, dass das Angebot der Klinik für ihn nicht ausreichte, zumal es in den dortigen Gruppentherapien mehr um das Problem der akuten Depression ging und um die Aufklärung über die Depressionsbehandlung an sich. Das, was ihn belastete, kam hingegen gar nicht zur Sprache. Als es ihm besser ging, redete er mit seinem Arzt darüber. Beide kamen überein, dass eine Weiterbehandlung in einer psychotherapeutisch ausgerichteten Klinik für ihn nützlich wäre. Er wurde in eine Klinik überwiesen, deren Einstellung zu Medikamenten und psychotherapeutische Angebote sein Arzt gut kannte. So konnte Peters Therapie erfolgreich abgeschlossen werden.

Die Beispiele sollen zeigen: Bei einer schweren akuten Depression ist eine Überweisung in eine psychotherapeutische Klinik oder eine psychosomatische Fachklinik nicht sinnvoll – nur eine psychiatrische Klinik kann in einem solchen Fall schnelle und umfassende Hilfe gewähren. Auch die oftmals langen Wartezeiten sprechen eindeutig gegen psychotherapeutische oder psychosomatische Kliniken bei akuten schweren Depressionen. Gut geeignet sind psychotherapeutische Kliniken aber für Patienten, die noch oder schon wieder stabil und belastbar genug sind, tägliche psychotherapeutische Sitzungen auszuhalten. Wenn es darum geht, nach Abklingen der Depression die Erfahrung der Erkrankung aufzuarbeiten und einen notwendigen Klärungsprozess anzustoßen, oder wenn dafür gesorgt werden soll, einen Rückfall zu verhindern oder einen notwendigen psychotherapeutischen Prozess einzuleiten, sind Aufenthalte in psychotherapeutischen Kliniken oder psychosomatischen Fachkliniken durchaus sinnvoll.

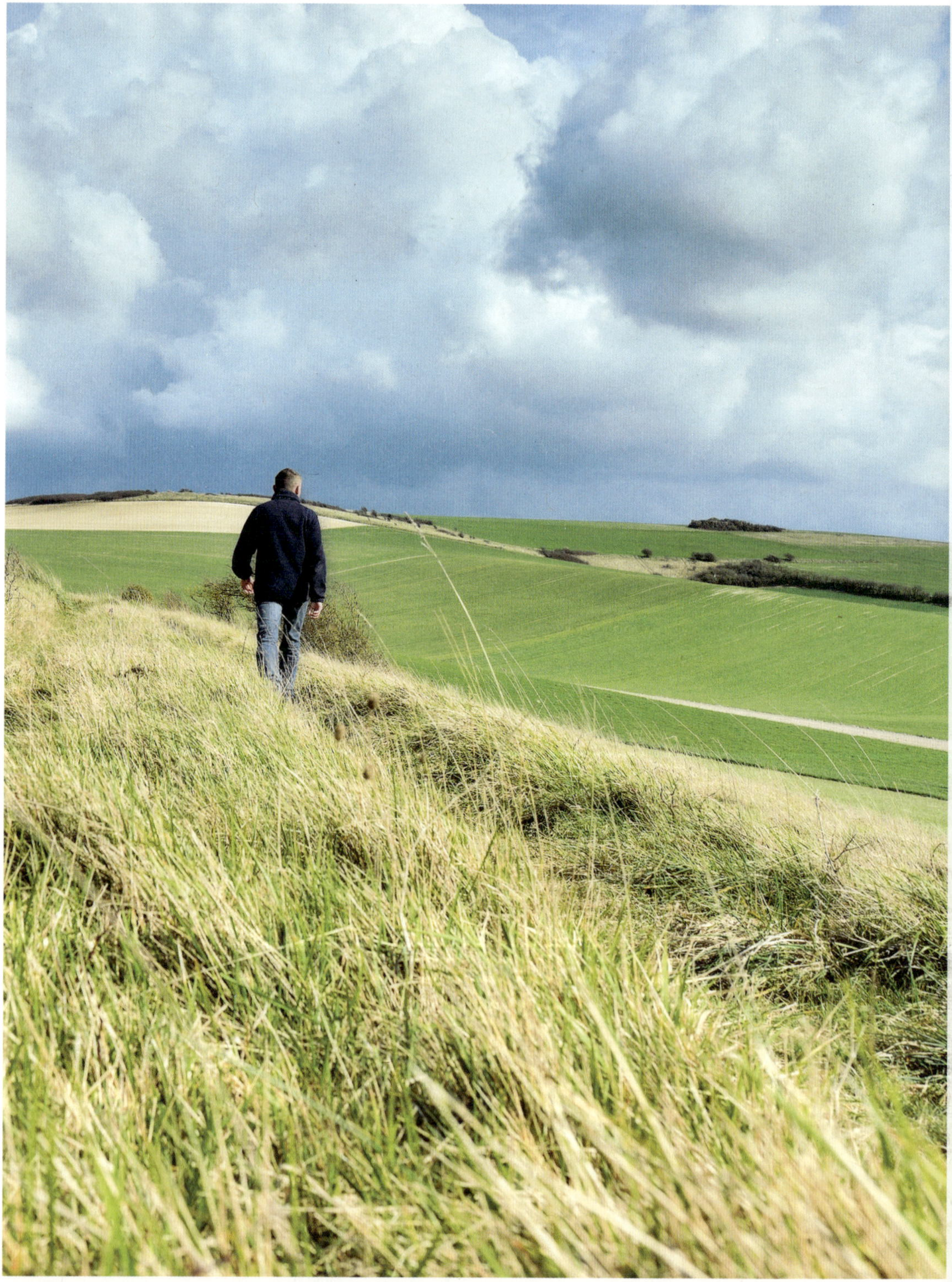

Wenn es nicht besser wird

Leider gibt es Depressionen, bei denen alle Therapieversuche erfolglos bleiben. Fachleute sprechen dann von therapieresistenten Depressionen. Sie sind aber seltener als befürchtet. Oft sind nicht alle Therapiemöglichkeiten ausgeschöpft. Deshalb: nicht zu früh resignieren!

Im Jahr 2000 nahm das Nürnberger Bündnis gegen Depression seine Arbeit auf (www.buendnis-depression.de, www.deutsche-depressionshilfe). Es war eng verbunden mit einem Forschungsprojekt des Bundesforschungsministeriums, bei dem es um die Verbesserung der Diagnostik und Therapie depressiver Störungen ging. Im Rahmen dieses Projektes wurde in Nürnberg eine große PR-Kampagne gestartet, die unter anderem zum Ziel hatte, das öffentliche Bild von Menschen mit Depressionen zu verbessern. Die wesentlichen Botschaften waren: Depressionen sind häufig und können jeden treffen; sie lassen sich aber relativ leicht erfolgreich behandeln und sind kein Makel, sondern eine Erkrankung wie jede andere. Die Kampagne konnte erreichen, dass die Zahl der Selbsttötungen und der Selbsttötungsversuche – beides Komplikationen nicht richtig erkannter depressiver Erkrankungen – erheblich abnahmen. Die Resonanz war sehr groß, wie man bei zahlreichen Veranstaltungen sehen konnte. Vielen Menschen konnte geholfen werden.

Aber: In den Diskussionen mit den Referenten meldeten sich auch Betroffene zu Wort, die die Botschaften der Kampagne als schönfärberisch erlebten, weil sie nicht mit ihren eigenen Erfahrungen zusammenpassen wollten. Sie berichteten von ihrer persönlichen „Patientenkarriere", ihren vielen erfolglosen Therapieversuchen. Dabei wurde klar: Auch Depressionen können sich, wie viele andere Krankheiten, über eine lange Phase als kaum beeinflussbar erweisen und zu einem Lebensschicksal werden.

Unheilbar?

Wenn eine Krankheit trotz verschiedener Behandlungsversuche nicht besser wird, sie sich also als „resistent" gegenüber den Behandlungen erwiesen hat, spricht man von Therapieresistenz. Eine solche Therapieresistenz gibt es auch bei Depressionen. Aber – und diese Gefahr besteht nicht nur bei Depressionen: Oft wird das Etikett „Therapieresistenz" viel zu schnell vergeben und damit zu früh resigniert. Denn nicht alle der sogenannten „therapieresistenten" Depressionen sind tatsächlich nicht zu bessern!

Dass die Therapie Ihrer Depression nicht auf die bisher ausprobierten Therapieversuche „angeschlagen" hat und Sie keine Besserung oder gar Heilung verspüren, kann verzweifeln lassen. Wenn dann auch noch der Arzt oder Therapeut von einer Therapieresistenz spricht, erleben sich viele Menschen als hoffnungslose Fälle. Aufgeben wäre jetzt allerdings fatal – fordern Sie auch von Ihrem Arzt, seine Anstrengungen nicht einzustellen. Denn häufig spricht die Erkrankung nur scheinbar nicht auf die Behandlung an, weil Diagnostik oder Therapie nicht adäquat durchgeführt wurden. Es handelt sich also um eine Pseudotherapieresistenz!

→ Therapieresistenz

Neuere Untersuchungen geben Raten von 10 bis 20 Prozent für eine Therapieresistenz an. Das klingt nach einem hohen Wert, ist jedoch in der Medizin häufig: Auch bei der Behandlung von Bluthochdruck oder anderer chronischer Erkrankungen gibt es Menschen, die auf die verfügbaren Behandlungsformen nicht oder nur unvollständig ansprechen.

Neun Punkte, die Sie und Ihr Arzt oder Psychotherapeut noch einmal überdenken sollten

1. **Die richtige Diagnose finden:** Vielleicht handelt es sich bei der scheinbar nicht behandelbaren Depression nicht um eine typische Depression. Eine symptomatische Depression – eine Depression als Symptom einer anderen körperlichen oder seelischen Krankheit – kann erst abklingen, wenn die Grunderkrankung richtig behandelt wurde. Oft werden auch andere parallel bestehende seelische Störungen wie Angsterkrankungen oder bipolare Störungen nicht ausreichend berücksichtigt.
2. **Unerwünschte Wirkungen anderer Medikamente beachten:** Eine Reihe von Medikamenten kann Depressionen auslösen: vor allem Mittel gegen Bluthochdruck, bestimmte Antibiotika, Kortisonpräparate, aber auch empfäng-

nisverhütende Wirkstoffe. Ihr Psychiater muss über alle Medikamente, die Sie einnehmen, Bescheid wissen.

3 **Den unbekannten Dritten ausschließen:** Depressionen sind die häufigsten psychischen Störungen bei Menschen mit Abhängigkeitserkrankungen. Exzessiver Alkoholkonsum oder die andauernde Einnahme von Beruhigungsmitteln (besonders Tranquilizer vom Benzodiazepintyp) können hinter einer therapieresistenten Depression stehen. Sie müssen Ihrem Arzt von einem entsprechenden Missbrauch berichten, auch wenn es schwerfällt. Er muss davon wissen.

4 **Den individuellen Konflikt erkennen:** Die Depression ist eine äußerst komplexe Erkrankung, bei deren Entstehung immer biologische, seelische und soziale Faktoren zusammenwirken. Oft läuft eine Behandlung ins Leere, weil ein Betroffener nicht ganzheitlich in seinem familiären und beruflichen Umfeld und vor dem Hintergrund seiner individuellen Lebensgeschichte gesehen wird. Im Rahmen einer Behandlung kann nur sehr selten auf eine psychotherapeutische Behandlung verzichtet werden.

5 **Medikamente ausreichend dosieren:** Antidepressiva werden häufig, besonders im Rahmen der ambulanten Behandlung, nicht ausreichend dosiert. Häufig erleben Klinikärzte, dass Patien-

Was nicht passieren sollte

Eine 45-jährige Patientin berichtete von einer psychotherapeutischen Behandlung, die sich seit ihrer ersten Depression im 28. Lebensjahr bis heute erstreckt. Zu keinem Zeitpunkt wurden der Patientin von ihrem ärztlichen Psychotherapeuten das Für und Wider des Einsatzes von Antidepressiva dargelegt oder andere Therapieoptionen (ob biologisch oder psychologisch) vorgeschlagen.

Oder: Ein 48-jähriger Patient geht wegen einer erstmalig aufgetretenen Depression, die ihn schon über sechs Monate quält, zu einem Nervenarzt. Behandlungsversuche mit verschiedenen Medikamenten werden durchgeführt. Die Gespräche müssen kurz bleiben. Nie bietet sich dem Patienten die Gelegenheit, über seine schwierige aktuelle Situation, vor allem seine konfliktreiche Ehe, zu sprechen. Nach fünf weiteren Monaten wird der Patient in eine Klinik eingewiesen. Auf dem Einweisungsformular steht „therapierefraktäre Depression". Erst jetzt konnte eine Psychotherapie beginnen, die auch seine Ehefrau einbezog.

ten, die wegen Nichtansprechens auf die antidepressive Behandlung in eine Klinik eingewiesen werden, bisher mit zu niedrigen Dosierungen behandelt wurden. Das heißt: Mit einer höheren Dosierung hätte bei manchen dieser Patienten die Klinikeinweisung vermieden werden können. Eine Bestimmung des Medikamentenspiegels im Blut hilft, Licht ins Dunkel zu bringen. Sie gibt auch Aufschluss darüber, ob Ihr Körper die Medikamente zu schnell abbaut und deswegen bei den üblichen Dosierungen die Konzentration des Medikaments im Blut nicht hoch genug ist und deshalb nicht wirken kann.

6 **Medikamente regelmäßig einnehmen:** Viele Patienten – nicht nur depressive – nehmen ihre Medikamente nur unregelmäßig ein. Häufige Gründe sind: mangelhafte Aufklärung über die Krankheit, über den Wirkmechanismus der verordneten Medikamente, ihre erwünschten und unerwünschten Wirkungen und vor allem über ihre Rolle im Gesamtbehandlungsplan.

7 **Medikamente lang genug einnehmen:** Manche Patienten reduzieren nach der ersten leichten Besserung ihres Befindens die Medikamente, sei es aus falsch verstandener Vorsicht, sei es aus Nachlässigkeit. Im Rahmen der antidepressiven Behandlung kann dies dazu führen, dass die Depression rasch wieder „ausbricht“ und sich sogar noch verschlimmert. Noch viel häufiger geben Ärzte zu früh auf: Zu schnell erklären sie, dass ein Medikament nicht wirke, nur wenige schaffen es, Patienten dazu zu motivieren, vier bis sechs oder gar mehr Wochen ohne Änderung der Medikation abzuwarten und mit dem Patienten diese Wartezeit durchzustehen. Nach völliger Wiederherstellung sollten die Antidepressiva immer noch weiter genommen werden, in aller Regel mindestens sechs Monate, manchmal jedoch deutlich länger. Bei Patienten, die eine vorbeugende Behandlung brauchen, muss eine Medikation sogar sehr viel länger beibehalten werden – im Einzelfall womöglich lebenslang.

8 **Andere Behandlungsmöglichkeiten, andere Therapeuten ins Auge fassen:** Ärzte und Therapeuten sind überzeugt davon, dass die Mittel und Verfahren, die sie einsetzen, hilfreich sind. Diese Überzeugung überträgt sich auf den Patienten und macht ihm Hoffnung. Ein „gesundes Selbstbewusstsein“ des Arztes oder Psychotherapeuten hinsichtlich des von ihm praktizierten Verfahrens ist für den Heilungsprozess notwendig. Nur: Jedem Arzt, jedem Psychotherapeuten sollte es möglich sein, über den eigenen Tellerrand zu sehen und die hilfreiche Wirkung von Behandlungsmethoden, die er nicht selbst anwendet, anzuerkennen und in Betracht zu ziehen. Lei-

der ist dies nicht allen gegeben, manche verteufeln geradezu die Methoden anderer. Aber: Nicht jedem Patienten hilft dieselbe Behandlung.

9 **Zusätzliche Behandlungsmöglichkeiten ausschöpfen:** Über zusätzliche Möglichkeiten, die sogenannten Augmentationsbehandlungen, von der zusätzlichen Gabe von Lithium oder Schilddrüsenhormonen über den Schlafentzug bis zur körperlichen Aktivierung, von der Lichttherapie bis zur Elektrokrampftherapie, muss nachgedacht werden. Immer mehr Untersuchungen zeigen, dass gerade die pragmatische Kombination verschiedener Behandlungsansätze besser hilft.

Depression – ein Lebensschicksal?

Wenn Jahre seit der ersten Depression vergangen und Änderungen nicht in Sicht sind, wenn mehrere Behandlungen mit Medikamenten ausreichend lange, richtig dosiert und sorgfältig durchgeführt wurden, wenn Psychotherapien bei mehreren Therapeuten mit verschiedenen Methoden erfolglos blieben – was dann? Die Depression als Lebensschicksal anerkennen zu müssen ist leider eine – wenn auch seltene – Möglichkeit im Verlauf einer Depression. Ein anderer möglicher Verlauf, von Experten als „double depression" bezeichnet, beginnt wie bei einer typischen mittelschweren oder schweren depressiven Episode, die in aller Regel episodisch, das heißt zeitlich abgrenzbar abläuft. Vereinzelt stellt sich bei Betroffenen aber eine völlige Erholung nicht ein. Zwar bessern sich einige Symptome, wie etwa Schlafstörungen und Antriebshemmung, aber andere, wie depressive Stimmung und depressives Denken, bestehen fort. Nach und nach geht die depressive Episode in eine Dysthymia, eine chronische depressive Verstimmung (siehe „Dysthymia – neurotische Depression", S. 77), über. Diese chronische leichtere Depression kann jederzeit wieder durch eine depressive Episode unterschiedlicher Schwere abgelöst werden. Der Leidensdruck ist für Betroffene erheblich, vergleichbar mit einer anderen schweren chronischen Erkrankung. Wer unter einer solchen Depression leidet, muss wissen: Er ist nicht allein. Anderen geht es auch so. Und: Die Depression zu beherrschen kann auch positive Gefühle vermitteln.

→ Ein Beispiel:

Beate (58 Jahre): „Medikamente heilen meine Depression nicht, sie bessern sie nur. Ich muss sehen, wie ich damit zurechtkomme. Ich denke manchmal, ich bin ein Versager, weil die Depression bei mir nicht wie weggeblasen ist. Aber ich ziehe daraus, dass ich mit meiner Depression leben kann, dass ich sie im Griff habe, auch positive Energie. Manche Eindrücke sind unter der Depression auch deutlicher: Ich lebe bewusster."

Selbsthilfegruppen werden inzwischen als wichtige Ergänzung zur professionellen Hilfe durch Ärzte und Psychotherapeuten von den Krankenkassen anerkannt und auch finanziell gefördert.

Selbsthilfegruppen

Mittlerweile bilden sich vielerorts Selbsthilfegruppen für (chronisch) depressive Menschen. Wenn die Krankheit einfach nicht besser werden will, lohnt es sich, Kontakt zu Menschen mit demselben Schicksal zu suchen. Selbsthilfegruppen bieten die Möglichkeit zum Erfahrungsaustausch, zu gegenseitiger Unterstützung. Außerdem können sie helfen, die soziale Isolation, in die viele Menschen in Phasen einer chronischen Depression geraten, aufzubrechen. Viele Selbsthilfegruppen organisieren gemeinsame Unternehmungen, zu denen sich der Einzelne in seiner depressiven Antriebslosigkeit nicht aufraffen könnte. Diese Aktivierung tut gut und ist nicht selten ein erster Schritt hin zu einem erfüllteren Leben.

Erkundigen Sie sich bei NAKOS (Kontaktdaten siehe „Adressen", S. 313) oder Ihrem zuständigen Gesundheitsamt, ob es eine Gruppe in Ihrer Nähe gibt. Möglicherweise kann auch Ihr Arzt eine Adresse vermitteln. Manche Hausärzte oder auch Psychiater bieten sich zudem als professionelle Ansprechpartner an, wenn akute Probleme in einer Gruppe auftauchen.

Therapeutische Therapiepause: Nur in Absprache und geplant!

Manchmal kann auch eine therapeutische Pause hilfereich sein. Leider kommt es bei den meisten Betroffenen mehr aus Erschöpfung und Resignation dazu, als dass die Pause ein geplantes Ereignis ist. Diese Resignation, nicht selten Verzweiflung, birgt große Gefahren: Jederzeit kann sich die Situation so zuspitzen, dass es zu einer Selbsttötung kommt. Deshalb sollten Sie eine Therapiepause ganz ausdrücklich mit Ihrem behandelnden Psychiater absprechen. Er muss Sie weiter begleiten, den Fortgang Ihrer Depression „überwachen" und – falls nötig – eine Klinikeinweisung in die Wege leiten.

Nicht aufgeben!

Auch wenn Sie längst jede Hoffnung auf Besserung oder gar Heilung verloren haben sollten: Wichtig ist, dass von einem Fachmann überprüft wurde, ob wirklich alle therapeutischen Möglichkeiten ausgeschöpft sind. Zudem müssen Sie Wege und Möglichkeiten finden, sich mit Ihrer Erkrankung „einzurichten", sie vorübergehend als Lebensrealität zu akzeptieren. In einer solchen Phase der Erkrankung kann es hilfreich sein, mit psychotherapeutischer Hilfe nach Bewältigungsstrategien zu suchen: Was hält mich trotz der Depression noch am Leben? Was kann ich trotzdem tun? Was interessiert mich – wenn auch nur wenig? Welche Organisation des Alltagslebens bietet mir den besten Rahmen für mein Leben? So könnten die Fragen lauten, die Sie sich in einer derartigen Überbrückungsphase (ja: vor dem nächsten Therapieversuch!) stellen.

Es gibt keine Merkmale, die erkennen lassen, ob ein Betroffener auf eine bestimmte Therapie anspricht oder nicht. Zwar geben schlechtes Ansprechen auf verschiedene Behandlungsansätze und die Gesamtdauer der Erkrankung einen Hinweis auf die sogenannte Therapieresistenz. Andererseits sind stets Entwicklungen zum Positiven möglich! Im Nachhinein kann sich durchaus zeigen, dass das, was dem Betroffenen als ein nicht mehr veränderbarer Dauerzustand erschien, nur eine Phase einer ungewöhnlich langwierigen Depression gewesen ist.

Im Verlauf chronifizierter depressiver Störungen sind jederzeit solche plötzlichen Besserungen möglich. Es lässt sich auch nicht mit Sicherheit vorhersagen, dass ein Behandlungsansatz, der zu einem früheren Zeitpunkt der Erkrankung ohne Erfolg war, zu einem späteren Zeitpunkt ebenfalls erfolglos sein wird. Wichtig ist es, niemals die Hoffnung auf eine Besserung aufzugeben. Die zweite Meinung eines Facharztes, den Sie bisher noch nicht aufgesucht haben, kann hierbei hilfreich sein. Nicht wenige Patienten mit körperlichen Erkrankungen tun dies ja auch. Dabei ist ein schlechtes Gewissen gegenüber Ihrem Arzt völlig unangebracht. Oftmals ist es gerade die nüchtern von außen kommende Neutralität eines weiteren Ratgebers, aus der sich neue Perspektiven und Behandlungsansätze ergeben.

Checkliste

Geplante Therapiepause

- ☐ Legen Sie mit Ihrem Arzt einen Zeitraum fest.
- ☐ Vereinbaren Sie Regeln: etwa dass Sie, wenn Selbsttötungsgedanken auftauchen, kurzfristig einen Termin erhalten, auch wenn Sie ein halbes Jahr oder länger nicht mehr in der Sprechstunde waren.
- ☐ Benennen Sie gegenüber dem Arzt eine Person Ihres Vertrauens, die ihm gegebenenfalls Auskunft erteilt.
- ☐ Treffen Sie Festlegungen für eine eventuell notwendige Klinikaufnahme, bestimmen Sie besonders auch, in welche Klinik Sie aufgenommen werden möchten.

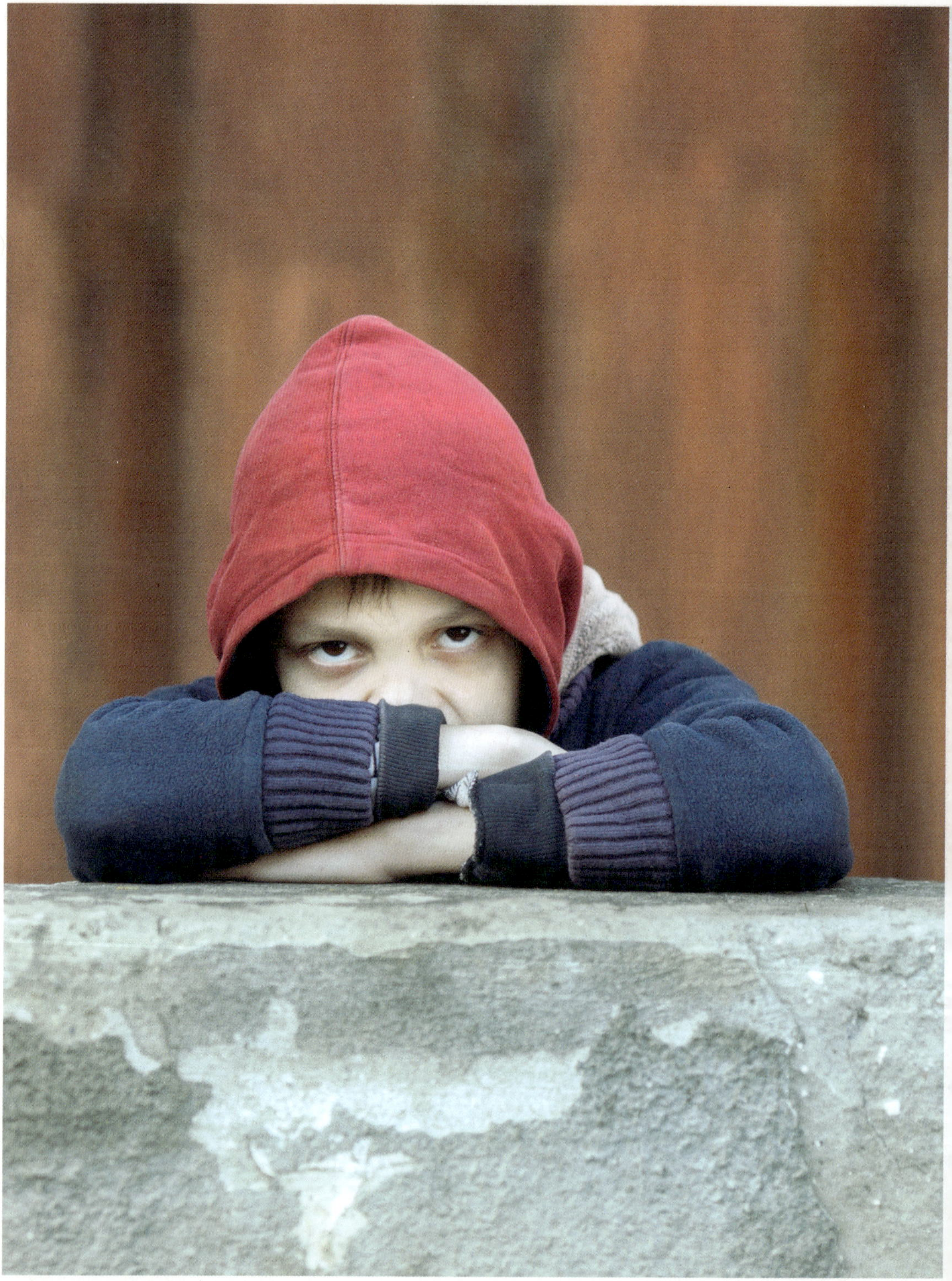

Depressive Kinder und Jugendliche

Depressionen gehören zu den häufigsten aller chronischen – körperlichen wie seelischen – Krankheiten, unter denen Kinder und Jugendliche leiden können. Leider „wachsen sie sich nicht einfach aus“. Eine Behandlung ist dringend erforderlich.

Bei depressiven Kindern und Jugendlichen ist es nicht anders als bei depressiven Erwachsenen: Immer ist eine Reihe von Faktoren zusammengekommen, die das Kind mit seiner ganz persönlichen Erkrankungsbereitschaft die Grenze des Erträglichen haben überschreiten lassen und eine Depression ausgelöst haben. Diese sieht manchmal ganz anders aus als bei Erwachsenen, was es mitunter schwer macht, sie überhaupt als solche zu erkennen.

Kinder und Jugendliche leiden zudem häufig zusätzlich an Ängsten, Verhaltensstörungen und psychosomatischen Beschwerden, die schon für sich genommen behandelt werden müssen.

Gerade bei Kindern ist deshalb eine Früherkennung wichtig. Viele depressive Kinder werden später auch zu depressiven Erwachsenen. Und: Alle depressiven Kinder laufen Gefahr, in ihrer depressiven Phase wichtige Entwicklungsschritte nicht oder nur eingeschränkt machen zu können. Das bedeutet, dass die Depression die normale Entwicklung des Kindes verhindert. In seiner Depression kann es die Entwicklungsaufgaben nicht in Angriff nehmen, die eigentlich jetzt gerade anstehen.

Was macht Kinder depressiv?

Manche Erfahrungen, die Kinder machen, sind so belastend, dass sie zu Risikofaktoren oder zu Auslösern einer Depression werden.

Neben einer familiären – also genetischen – Belastung gibt es viele psychosoziale Risikofaktoren, die Kinder vulnerabel (siehe „Psychologie der Depression", S. 60) für den Ausbruch einer Depression machen. Dazu gehören insbesondere der Tod eines Elternteils (vor allem in den ersten Lebensjahren eines Kindes), der Tod eines Geschwisterkindes, der (sexuelle) Missbrauch und die Vernachlässigung durch Mutter oder Vater. Auch chronische Krankheiten eines Elternteils können zum Risikofaktor werden. Häufig quälen die Kinder dann Schuldgefühle, verbunden mit dem – vielleicht berechtigten – Gefühl, für den kranken Vater, die kranke Mutter eine Last zu sein.

Aktuelle „Auslöser" führen dann – wie bei Erwachsenen – zum Ausbruch einer Depression. Für Kinder, vor allem für jüngere, sind gerade familiäre Veränderungen und Krisen wie eine Trennung der Eltern kritisch. Denn sie hängen von ihrer Familie existentiell ab – physisch wie psychisch. Außerhalb der Familie können ein schwerwiegender Streit mit der besten Freundin, der Verlust von Freunden, der erste große Liebeskummer, aber auch Misserfolge und Kränkungen in der Schule, im Sport oder in den üblichen Auseinandersetzungen um die Rangordnung in Cliquen und Gruppen zum Auslöser einer depressiven Störung werden.

Auch Schwellensituationen, die mehr Selbstständigkeit und Ablösung erfordern – wie zum Beispiel der Kindergarten- oder Schuleintritt, der Beginn einer Ausbildung – können das schon lange labile emotionale Gleichgewicht eines Kindes stören.

Wenn Vater oder Mutter depressiv sind

Die Depression eines Elternteils bedeutet ein erhöhtes Risiko für ein Kind, selbst an einer Depression zu erkranken. Dafür gibt es mehrere Gründe: Da ist zum einen die genetische Komponente der Depression: Zwar ist die Depression nicht erblich, aber eine erhöhte Verletzlichkeit und Anfälligkeit für diese Krankheit kann einem Kind durchaus mitgegeben werden.

Zum anderen spielen auch psychologische Gründe eine Rolle: Depressive Eltern sind aufgrund ihrer Erkrankung oft nicht in der Lage, den emotionalen Bedürfnissen ihres Kindes gerecht zu werden. Auch dies kann – so haben viele rückschauende Unter-

Etwa 5 Prozent aller Kinder in Deutschland leiden an einer depressiven Störung. Mindestens 10 Prozent aller Jugendlichen erleben eine oder mehrere depressive Episoden. Quelle: Bericht zur Kinder- und Jugendgesundheit in Deutschland (BDP, 2007).

suchungen ergeben – eine größere Erkrankungsbereitschaft zur Folge haben und erhöht für das Kind das Risiko, später einmal selbst an einer Depression zu erkranken.

Ein weiterer wichtiger Faktor: Kinder lernen von ihren Eltern. Vielleicht hat das Kind von seiner depressiven Mutter, seinem depressiven Vater abgeschaut, auf Stress, Konflikte, Verlust und Kränkung depressiv zu reagieren. Scheuen Sie sich deshalb nicht, wenn Sie selbst Betroffener sind, Ihrem Therapeuten von Ihrer Familie, von Ihren Kindern zu erzählen – vor allem, wenn Sie selbst spüren, dass sich die Stimmung und das Verhalten Ihres Kindes in den letzten Wochen und Monaten verändert hat.

Wie depressive Kinder und Jugendliche leiden

Grundsätzlich zeigen Kinder und Jugendliche dieselben Symptomen wie Erwachsene.

Depressive Kinder und Jugendliche haben zu nichts Lust, scheinen gelangweilt, zeigen plötzlich auch kein Interesse mehr an Dingen und Aktivitäten, die Ihnen bisher Spaß gemacht haben. Sie können sich über nichts mehr freuen, erleben sich selbst als minderwertig, wertlos und haben unangebrachte Schuldgefühle.

Wie Erwachsene leiden sie unter einer Hemmung im Denken und Handeln: Sie können sich schlecht konzentrieren, haben Schwierigkeiten, bei der Sache zu bleiben, und sind vergesslich. Sie grübeln über verschiedenste Wenn und Aber, können sich nicht entscheiden und verlieren damit den Anschluss in ihrer Entwicklung, „kommen nicht mit". Ihre schulischen Leistungen fallen ab. Oft kommt es zu einem regelrechten Rückzug von allen alterstypischen Aktivitäten. Depressive Kinder hängen in ihrem Zimmer oder vor dem Fernsehapparat oder dem Computer herum, anstatt zu spielen, sich mit Freunden zu verabreden oder Sport zu treiben. Sie sind müde, ohne Energie oder – auch das ist häufig – hyperaktiv und hypermotorisch. Sie klagen über körperliche Beschwerden und Schlafstörungen (sie können nicht ein- und durchschlafen oder kommen morgens nicht aus dem Bett), leiden unter Essstörungen wie Appetitlosigkeit oder extremer Naschsucht. Depressive Kinder erscheinen aber oft auch unangemessen gereizt, streitsüchtig und aggressiv. Nur einfühlsame Beobachter spüren und erkennen dahinter eine traurige, depressive Grundstimmung, Niedergeschlagenheit, Weinerlichkeit. Auch Depressionen im Kindes- und Jugendalter zeigen verschiedene Schweregrade und Verläufe, die sich – wie bei Erwachsenen – in bestimmte Untergruppen unterteilen lassen (siehe „Depressive Störung: Einteilung ...", S. 72).

Schwierigkeiten, eine Depression zu erkennen

Dennoch ist es nicht leicht, depressive Erkrankungen bei Kindern und Jugendlichen zu erkennen. Das hat mehrere Gründe: Kinder, vor allem kleinere, sind kaum in der Lage, ihre Gefühle mit dem Lebensgefühl anderer Kinder zu vergleichen, sich selbst als trauriger, hoffnungsloser, unruhiger als ihre gleichaltrigen Kameraden zu erkennen und zu beschreiben. Auch Jugendliche ziehen sich – durchaus auch alterstypisch – oft lieber in sich zurück, als gerade mit den Eltern oder anderen Erwachsenen über ihre Gefühle zu sprechen.

> **Die typischen Symptome werden oft von anderen, auffälligeren Symptomen überlagert, die es schwer machen, die Depression zu erkennen.**

Kinder und Jugendliche neigen dazu, durch Verhaltensauffälligkeiten sich selbst vor Gefühlen der Leere, der Niedergeschlagenheit und Hoffnungslosigkeit zu schützen. Die typischen depressiven Symptome wie geringes Selbstwertgefühl, Pessimismus und innere Leere werden also oft von anderen, auffälligeren Symptomen überlagert, die es schwer machen, die dahinter verborgene Grundstimmung zu erkennen.

Die depressiven Symptome hängen bei Kindern und Jugendlichen weit mehr als bei Erwachsenen vom Alter, vom körperlichen, seelischen und geistigen Entwicklungsstand und von den altersentsprechenden Anforderungen ab, mit denen sie sich konfrontiert sehen, aber auch von ihren aktuellen intellektuellen und verbalen Möglichkeiten.

Dazu kommt: Jede Entwicklungsstufe kann ganz unterschiedliche Symptome mit sich bringen, ohne dass wir diese als Neuauflage eines „alten" depressiven Symptoms erkennen.

Die Folge daraus kann sein, dass auch Fachleute, Lehrer, Kinderärzte, Schulpsychologen, oft Schwierigkeiten haben, die Depression eines Kindes zu erkennen. Sie diagnostizieren Entwicklungsrückstände, Spiel- und Lernstörungen, Konzentrationsschwäche oder Aufmerksamkeitsstörungen, Aggressivität, Destruktivität und Kontaktstörungen. Andere – körperliche – Symptome wie zum Beispiel Einnässen und Einkoten, Schlafstörungen, Essstörungen und vor allem Kopfschmerzen bei älteren Kindern und Jugendlichen werden isoliert als Störung oder Krankheit betrachtet und behandelt (ähnlich den Symptomen einer larvierten Depression des Erwachsenen, bei der sich die Depression hinter körperlichen Symptomen „versteckt"). Dass sich dahinter jedoch häufig eine depressive Störung verbirgt, wird selten erkannt.

Fließende Übergänge

Sicher, jede Mutter, jeder Vater wird die eine oder andere oben genannte Stimmung oder Verhaltensweise hin und wieder auch bei dem eigenen Kind beobachten können. Die meisten der genannten Symptome treten mit hoher Wahrscheinlichkeit bei Kindern auf, ohne dass Eltern sich Sorgen machen müssen. Und – hiervon können vor allem Eltern von Jugendlichen ein Lied singen: Viele Merkmale, die hier als typische depressive Symptome aufgezählt werden, gelten als normaler Bestandteil der jugendlichen Entwicklung der Pubertät. Himmelhoch jauchzend, zu Tode betrübt, gereizt, verschlossen, gelangweilt oder grüblerisch, oft mit sich und der Welt unzufrieden – all dies sind Eigenschaften, die wir Jugendlichen im Allgemeinen zuschreiben. Dass sich dahinter eine depressive Erkrankung verbergen kann, ziehen wir nur selten in Betracht, und Fachleute tun sich ebenfalls mit einer eindeutigen Diagnose schwer, weil die Grenzen fließend sind. Zur Schwierigkeit, hinter den verschiedensten Symptomen und Auffälligkeiten eine depressive Störung zu erkennen, kommt ein altes Problem: Wo liegen die Grenzen zwischen normaler Trauer, normaler Angst, normalen Selbstzweifeln und Schuldgefühlen, normaler Energielosigkeit, normalen Appetitschwankungen und Schlafschwierigkeiten, normalen Verhaltensproblemen und den Symptomen einer depressiven Störung?

Auch bei Kindern und Jugendlichen kann der Übergang aus einer normalen Verstimmung in eine behandlungsbedürftige Depression schleichend sein. Wichtig ist es, einzelne Symptome aufmerksam zu beobachten, sich nicht an den veränderten Zustand des eigenen Kindes zu gewöhnen. Im Zweifel sollten Eltern sich lieber einmal zu viel als einmal zu wenig um professionelle Hilfe für ihr Kind bemühen.

Checkliste

Frühwarnzeichen bei Kindern

- ☐ **Ihr Kind verliert plötzlich oder schleichend das Interesse** an allem, was ihm vor kurzem noch Spaß gemacht hat (auszunehmen ist hier die quasi natürliche Entwicklung, die etwa das Barbiepuppenspiel von einem Tag auf den anderen uninteressant werden lässt)
- ☐ **Ihr Kind hat plötzlich Minderwertigkeitsgefühle** und sagt, dass keiner es mag; es hält sich für dumm, hässlich, unfähig
- ☐ **Ihr Kind zeigt völlig veränderte Schlafgewohnheiten.** Es schläft schlecht ein, wacht mehrmals auf oder ist ständig müde und schläft auffällig viel
- ☐ **Ihr Kind kann sich nicht mehr konzentrieren** und vergisst ständig auch ganz persönliche Dinge
- ☐ **Ihr Kind isst plötzlich viel weniger oder viel mehr,** hat nie oder ständig Appetit, nimmt ab oder legt sich einen „Kummerspeck" zu
- ☐ **Ihr Kind ist sehr viel ängstlicher** als sonst. Es meidet Situationen und Aktivitäten wegen ganz neuer Befürchtungen
- ☐ **Ihr Kind hat keine Energie mehr.** Es hängt herum, kann sich zu nichts aufraffen, schiebt Unerfreuliches, aber auch Dinge, die ihm sonst Spaß machen, vor sich her
- ☐ **Ihr Kind ist auffällig unruhig,** wirkt fahrig und hektisch, schwänzt die Schule oder zeigt plötzlich besonders riskantes oder selbstschädigendes Verhalten
- ☐ **Ihr Kind ist auffällig gereizt,** was sonst nicht seine Art war
- ☐ **Ihr Kind klagt über Schmerzen,** vielleicht auch „Zipperlein" wie Bauchschmerzen oder Ohrenschmerzen, die keine organischen Ursachen zu haben scheinen
- ☐ **Ihr Kind spricht über Tod** oder Selbstmord oder scheint darüber nachzudenken und ist von Themen, die mit Sterben, Unglücksfällen und Ähnlichem zu tun haben, fasziniert
- ☐ **Ihr Kind zieht sich** vor anderen Kindern auffällig zurück

Die Risiken der Depression – warum ist Früherkennung wichtig?

Depressive Kinder leiden. Das allein genügt, um ihnen so früh wie möglich die Hilfen zukommen zu lassen, die sie jetzt so dringend brauchen. Dazu kommt: Eine Depression bleibt nie ohne Auswirkung auf ihre weitere Entwicklung. Zwei Gefahren haben Kinderärzte und Kinderpsychiater erkannt:

Depressive Kinder fallen zurück. Sie „regredieren" auf frühere Stufen ihrer Entwicklung, um sich die Auseinandersetzung mit der als schmerzlich erlebten Gegenwart zu ersparen. Sie ziehen die Notbremse! Andere Kinder fahren zwar weiter – um in diesem Bild zu bleiben –, kommen jedoch vom richtigen Gleis der Entwicklung ab. Fehlentwicklungen sind die Folge. In beiden Fällen verhindert eine Depression die altersgemäße Weiterentwicklung.

Erfahrungen zeigen allerdings leider auch, dass sich depressive Symptome bei Kindern zwar im Lauf der Entwicklung verändern, sich jedoch bei den meisten nicht einfach „auswachsen". Experten gehen davon aus, dass mehr als die Hälfte dieser Kinder (manche Untersuchungen stellten sogar bis zu 80 Prozent fest) im späteren Leben wieder depressive Phasen erleiden werden. Depressionen in der Kindheit bedeuten also ein hohes Risiko, auch später als Erwachsener an einer Depression zu erkranken.

Eine weitere alarmierende Tatsache: Die Selbsttötung gehört zu den häufigsten Todesursachen im Jugendalter, und in vielen Fällen ist sie das letzte in einer langen Reihe depressiver Symptome. Viele Jugendliche und Erwachsene, die einen Selbsttötungsversuch verüben, haben – so ergibt sich in der Rückschau – schon in der Kindheit unter Symptomen gelitten, die unschwer als depressive Symptome hätten erkannt werden können. Umgekehrt formuliert: Depressive Kinder – so die Statistik – unterliegen einem um das Dreifache erhöhten Risiko, irgendwann einmal einen Selbsttötungsversuch zu unternehmen. Eine Früherkennung kann Leben retten.

→ Depression oder ADS?

Manchmal fallen depressive Kinder jetzt auch durch ihre Unruhe auf. Sie hampeln herum, können nicht bei einer Sache bleiben, versuchen, ihre depressive Stimmung vor sich und den anderen hinter einer Maske aus Umtriebigkeit und Clownerie zu verbergen. Diese Unruhe wird nicht selten mit dem hyperkinetischen Syndrom oder einem ADS, einem Aufmerksamkeitsdefizitsyndrom, verwechselt.

Frühwarnzeichen bei Jugendlichen

Im Jugendalter stehen meist die psychischen Symptome des depressiven Syndroms im Vordergrund. Depressive Jugendliche sind traurig, resigniert, hoffnungslos, grübeln viel, haben Minderwertigkeitsgefühle. Sie fühlen sich den sozialen und emotionalen Anforderungen bis hin zu ersten sexuellen Erfahrungen, die der Umgang mit Gleichaltrigen bedeutet, nicht gewachsen und isolieren sich manchmal völlig. In dieser scheinbar selbstgewählten Einsamkeit hegen viele depressive Jugendliche Gedanken, mit allem Schluss zu machen.

Selbsttötungsversuche steigen gerade in der Pubertät stark an. Am häufigsten davon betroffen sind Jugendliche zwischen 15 und 19 Jahren.

Für die meisten bleibt dies glücklicherweise eine vielleicht entlastende Fantasie, die manchmal als Hilfeschrei oder als Drohung gegenüber anderen geäußert wird. Aber die Selbsttötungsversuche steigen gerade in der Pubertät stark an. Am häufigsten davon betroffen sind Jugendliche zwischen 15 und 19 Jahren. Oftmals kommt es dann zu „Selbstheilungsversuchen" durch Alkohol oder Drogen.

Körperliche Symptome sind auch jetzt Kopfschmerzen und Essstörungen bis hin zur Bulimie (Essanfälle mit selbstverursachtem Erbrechen) und Anorexie (Magersucht). Viele depressive Jugendliche haben Schlafstörungen. Sie leiden weit mehr als andere Jugendliche unter übermäßigem Schlafbedürfnis.

Häufig zeigt sich eine depressive Störung auch in einem plötzlichen oder schleichenden Leistungsabfall bis hin zur Arbeitsverweigerung. Auch das unter Jugendlichen nicht seltene antisoziale Verhalten wie zum Beispiel jugendlicher Vandalismus oder Rowdytum als Demonstration der Stärke kann Ausdruck einer depressiven Störung sein.

Haben Sie die Befürchtung, Ihr jugendliches Kind könne über das übliche und altersentsprechende Maß an pubertären Launenhaftigkeiten oder „jugendlichem Weltschmerz" hinausgehend unter depressiven Symptomen leiden, achten Sie außer auf die im Text beschriebenen Alarmzeichen auf:

- **extreme Veränderungen im Verhalten und Aussehen** (Kleidung, Aufmachung, Körperpflege),
- **extremen Leistungsabfall in der Schule,** Schwänzen, Schulabbruch,
- **Rückzug von allen Hobbys** und alterstypischen Aktivitäten,
- **Weglaufen** von zu Hause,
- **Alkohol- und Drogenmissbrauch,**
- **Selbstisolierung,** sei es von der Familie oder von Gleichaltrigen.

Selbsttötung

Jede Depression birgt als letzte Konsequenz der depressiven Gefühle und Gedanken die Gefahr der Selbsttötung.

Obwohl davon ausgegangen werden kann, dass Jugendliche mehr Selbsttötungsversuche unternehmen als Kinder, muss auch bei depressiven Kindern, die Selbsttötungsfantasien äußern oder ahnen lassen, dieses Risiko immer im Auge behalten werden. Zwar fehlt Kindern glücklicherweise meist die Fähigkeit oder der letzte Impuls, sich umzubringen, jedoch haben 75 Prozent der Jugendlichen, die durch Selbsttötung umkommen, bereits als Kind Versuche unternommen.

Die Gefahr erkennen

Es ist nicht leicht, zu erkennen, wer gefährdet ist und wer nicht. Viele depressive Jugendliche wirken, als ob sie mit ihrem Leben Schluss machen wollten, ohne tatsächlich die konkrete Absicht zu haben, dies zu tun. Umgekehrt gibt es auch Selbsttötungen und Selbsttötungsversuche, die für Außenstehende wie aus heiterem Himmel passieren. Das Alter spielt bei der Beurteilung der Selbsttötungsgefahr von Kindern und Jugendlichen und der Einschätzung des aktuellen Risikos eine wichtige Rolle. Der Ernst einer Selbsttötungsabsicht und die möglichen Folgen hängen von der aktuellen entwicklungspsychologischen (emotionalen, kognitiven und intellektuellen) und körperlichen Situation des Heranwachsenden ab und müssen ganz anders eingeschätzt werden als bei Erwachsenen.

Ein kleines Kind, das hin und wieder weint: „Am liebsten wäre ich tot", ist sicher nicht so gefährdet wie ein Erwachsener, der so etwas sagt. Umgekehrt kann sich ein kleines Kind, das sich – vielleicht nach der Geburt eines Geschwisterchens – nicht mehr geliebt fühlt, durch Weglaufen in akute Lebensgefahr bringen. Es ist nicht in der Lage, das Risiko abzuschätzen.

Kinder und Jugendliche, die wegen eines Selbsttötungsversuchs in eine Klinik für Kinder- und Jugendpsychiatrie aufgenommen wurden, zeigen vor allem Hoffnungslosigkeit als vorherrschendes depressives Symptom. Sie berichten über andauernde familiäre Schwierigkeiten, unlösbar scheinende Konflikte mit den Eltern oder der Eltern untereinander, und klagen besonders häufig darüber, dass in ihrer Familie kaum ein Zusammengehörigkeitsgefühl existiere. Oft fehlt es ihnen an Unterstützung, Zuwendung und Beistand durch die Familie.

Häufig mangelt es besonders den Kindern und Jugendlichen, die keinen Rückhalt in der Familie haben, auch an Unterstüt-

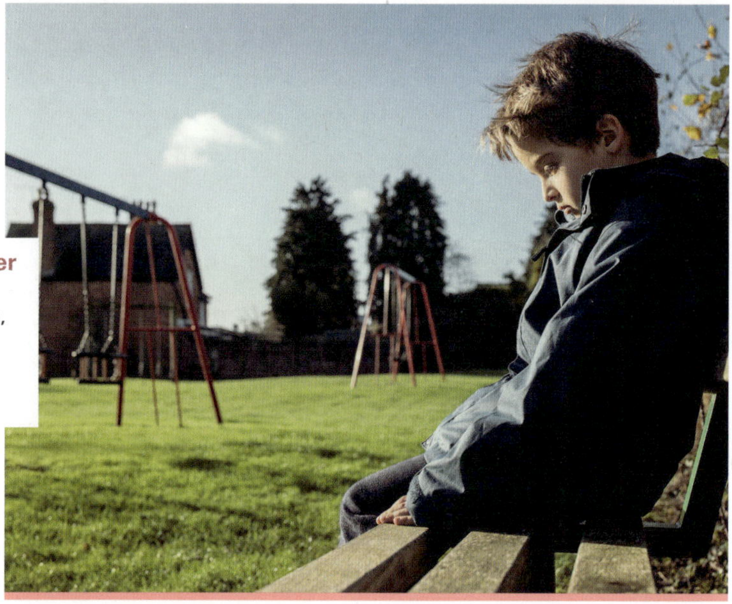

Depressive Kinder
Auch Kinder können sich unendlich einsam, traurig und verlassen fühlen – das heißt depressiv werden.

zung durch Gleichaltrige, da sie „unbeliebt" sind. Sie hatten wenige Möglichkeiten, sozial akzeptable Verhaltensweisen zu erlernen. Dazu kommt: Gerade depressive Kinder und Jugendliche haben sich meist zurückgezogen und dadurch oft Freundschaften aufs Spiel gesetzt.

Gefahr im Verzug

Es gibt erste Anzeichen der drohenden Gefahr – sie zu bemerken und ernst zu nehmen kann Leben retten! Dass ein Abschiedsbrief solch ein dringendes Alarmsignal darstellt, braucht wohl nicht betont zu werden. Solche Briefe werden häufig Stunden, wenn nicht gar Tage vor der Selbsttötung geschrieben und oft so hinterlegt, dass sie gefunden werden können. Reagieren Sie auf einen Abschiedsbrief! Suchen Sie – wenn nötig – Ihr Kind! Sie müssen es finden! Nehmen Sie keine Rücksicht auf Zurückweisung oder Bagatellisierung! Wenn nötig, rufen Sie in der für Ihr Wohngebiet zuständigen Klinik für Kinder- und Jugendpsychiatrie oder aber auch in einer Klinik oder Abteilung für Erkrankungen des Kindes- und Jugendalters an.

Äußert Ihr depressives Kind klare Pläne, wie am effektivsten eine Selbsttötung zu geschehen habe, ist dies ebenfalls ein ernstes Alarmzeichen. Klingen diese Pläne in irgendeiner Weise realistisch – zum Beispiel, weil sie Mittel und Wege einbeziehen, die dem Kind zugänglich und möglich sind –, ist sofortige professionelle Hilfe nötig!

Die meisten Selbsttötungen passieren in der Einsamkeit. Zieht sich Ihr Kind immer mehr zurück, vermeidet es ganz offensichtlich Ihren Kontakt, müssen Sie hellhörig werden!

Wenn Sie einen unerwarteten, scheinbar positiven Umschwung im Verhalten und in der Stimmung Ihres depressiven Kindes innerhalb weniger Stunden oder Tage bemerken, müssen Sie immer auch an einen drohenden Selbsttötungsversuch denken.

Denn die plötzliche „Heilung" einer schweren Depression ist weniger wahrscheinlich, als dass ein Kind allein durch den Entschluss, seinem vermeintlich hoffnungslosen Leben ein Ende zu setzen, Erleichterung verspürt und deshalb ausgeglichener wirkt. Manche Kinder und Jugendliche scheinen – ebenso wie Erwachsene – ihren inneren Frieden gefunden zu haben, wenn sie erst einmal die Entscheidung, mit allem ein Ende zu machen, gefasst haben. Leider kann auch eine Verschiebung in der Symptomatik – von extremer Energielosigkeit in Unruhe und Getriebenheit – die Realisierung von lange gehegten Selbsttötungsfantasien möglich machen, allein deshalb, weil die Betroffenen erst jetzt genug Energie verspüren, aktiv zu werden.

Fällt Ihnen auf, dass sich Ihr depressives Kind sehr stark mit Themen beschäftigt, die an Tod oder Selbsttötung denken lassen, oder mit Personen, die sich selbst getötet oder dies versucht haben, ist ebenfalls Gefahr im Verzug. Selbsttötung aus Nachahmung ist gerade für depressive Jugendliche eine große Gefahr. Hat Ihr Kind bereits einmal versucht, sich selbst zu töten, kann jede neue depressive Episode eine tödliche Gefahr bedeuten. Behalten Sie das unbedingt im Gedächtnis!

Hilfen für depressive Kinder und Jugendliche

Ein depressives Kind ist nicht faul oder böse. Es ist depressiv. Es braucht nicht Strafe, Vorwürfe und Vorhaltungen. Es braucht Hilfe.

→ **Eltern depressiver Kinder** beginnen oft grundlegend an ihren elterlichen Fähigkeiten zu zweifeln. Ist es nicht, so glauben sie, ihre ureigenste Aufgabe, ihr Kind glücklich zu machen? Haben sie als Eltern versagt? Zu diesen – meist unangebrachten – Selbstvorwürfen kommen oft Schuldzuweisungen aus der Umgebung: entferntere Familienmitglieder und Nachbarn, pädagogische Experten und vor allem solche, die sich dafür halten. Viele Eltern schämen sich: Immer noch wird eine psychische Krankheit allzu häufig als Makel erlebt und auch in der Öffentlichkeit so behandelt.

Zur Sorge um das Kind kommen emotionale Belastungen, die Eltern häufig zu groß erscheinen, als dass sie sich mit ihnen auseinandersetzen könnten. Sie schauen lieber weg, als ihrer Aufgabe gerecht zu werden. Denn gerade jetzt sind Sie gefordert!

Schauen Sie nicht weg! Informieren Sie sich! Hören Sie Ihrem Kind zu! Stellen Sie Fragen, ohne Ihr Kind zu bedrängen. Vermeiden Sie gut gemeinte Ratschläge. Reden Sie nichts schön!

Die ersten Schritte: Schauen Sie nicht weg! Informieren Sie sich! Hören Sie Ihrem Kind zu! Stellen Sie Fragen, ohne Ihr Kind zu bedrängen. Vermeiden Sie gut gemeinte Ratschläge, Erklärungen, Bagatellisierungen. Reden Sie nichts schön! Denken Sie daran: Ihr Kind braucht Sie jetzt, vor allem zur Stärkung seiner Selbstachtung. Suchen Sie professionelle Hilfe! Das kann durchaus auch eine Beratung sein, die Sie für sich – ohne Ihr Kind – in Anspruch nehmen!

Wo finde ich Hilfe?

Der Kinder- oder Hausarzt der Familie ist meist und nicht zu Unrecht die erste Anlaufstelle für Eltern, die sich Sorgen um ihr Kind machen. Er kennt ihr Kind in der Regel seit langem, kann – hoffentlich – ihren Bericht einordnen in das Bild, das er sich bisher von ihm, seinem Gesundheitszustand und seiner körperlichen, geistigen und seelischen Entwicklung machen konnte. Er kennt die Familie, ihre Stärken, vielleicht auch ihre Probleme, Konflikte, Krisen und Schwächen. Er kann eine mögliche organische Ursache der Depression erkennen oder ausschließen.

Nicht alle Kinderärzte sind jedoch in der Lage, selbst eine Therapie der Depression durchzuführen, es sei denn, es handelt sich um eine Depression, deren Ursache in einer anderen Krankheit liegt (siehe „Symptomatische Depression", S. 82), etwa als Folge eines Diabetes. Die Therapie jeder anderen Depression jedoch ist das Spezialgebiet von Kinderpsychiatern, Kinder- und Jugendlichen-Psychotherapeuten, klinischen Kinderpsychologen und oft auch Sozialarbeitern und Sozialpädagogen. Zu ihnen wird der Kinderarzt Ihr Kind überweisen.

Weitere Anlaufstellen sind Erziehungs- und Familienberatungsstellen. Kommunale Einrichtungen, in vielen Städten auch die Caritas, das Diakonische Werk, verschiedene Wohlfahrtsverbände und andere freie Träger bieten auch therapeutische Hilfen an. Das Therapieangebot richtet sich dabei immer nach den dort arbeitenden Fachkräften und deren Ausbildung: (klinische) Psychologen mit und ohne Zusatzausbildung in einem der gängigen Therapieverfahren (siehe „Psychotherapie – Verfahren und Methoden“, S. 116), analytische Kinder- und Jugendlichen-Psychotherapeuten, Verhaltenstherapeuten für Kinder und Jugendliche, Sozialpädagogen und Sozialarbeiter mit entsprechenden Zusatzausbildungen.

Kein Tabu: Stationäre Behandlung

Fast alle depressiven Kinder und Jugendlichen können ambulant behandelt werden. Doch in manchen – ganz seltenen – Fällen kann eine stationäre Behandlung, also eine kurz- oder längerfristige Behandlung in einer kinder- und jugendpsychiatrischen Abteilung, notwendig werden. Gerade bei Kindern und Jugendlichen wird diese häufig als teilstationäre Behandlung in einer Tagesklinik durchgeführt, sodass sie zu Hause übernachten können.

Eine stationäre Behandlung ist dann sinnvoll, wenn die Familie durch die Krankheit des Kindes überfordert ist, wenn eine ambulante Psychotherapie weshalb auch immer nicht regelmäßig und zuverlässig stattfinden kann. Sie kann angebracht sein, wenn eine kontrollierte Behandlung mit Medikamenten notwendig ist, aber zu Hause nicht gewährleistet scheint. Sie ist absolut notwendig, wenn ein Kind, ein Jugendlicher stark selbsttötungsgefährdet ist. Eine intensive Betreuung und Überwachung rund um die Uhr kann eine Familie oft nicht leisten. Nach einem Selbsttötungsversuch kann für ein Kind eine „Verschnaufpause“ wichtig sein, in der es von allem, was es nicht mehr aushalten konnte, abgeschirmt wird.

Welche Therapiemöglichkeiten gibt es?

Sowohl ambulant, entweder in freier Praxis oder öffentlicher Beratungsstelle, als auch in Kliniken werden Beratung und verschiedene Therapieformen für Kinder und Jugendliche angeboten. Zuständig sind Sozialpädagogen, Kinder- und Jugendpsychiater, Kinder- und Jugendlichenpsychotherapeuten (zum Unterschied zwischen Psychiater und Psychotherapeut siehe „Der Weg zum Spezialisten“, S. 90). Den Beratungs- und Therapieangeboten liegen grundsätzlich dieselben Überlegungen und Hypothesen über Entstehung und Behandlungsmöglichkeit zugrunde, die auch für Erwachsene gelten (siehe „Warum bin ich depressiv?“, S. 51).

Jeder gute Therapeut wird Eltern helfen, die eigenen Stärken zu erkennen, die es ihnen ermöglichen, ihrem Kind selbst zu helfen.

Der jeweilige Behandlungsplan muss aber noch viel mehr als bei Erwachsenentherapien die ganz individuelle Situation des Kindes oder Jugendlichen berücksichtigen. Dazu gehören neben Alter und Entwicklungsstand das familiäre und schulische Umfeld sowie die Möglichkeiten und Kompetenzen, die Familie, Freunde und

HÄTTEN SIE'S GEWUSST?

Bekannt als besonders auf Kinder bezogen ist **die Spieltherapie.**

Spieltherapie deshalb, weil dem Kind das ihm eigene Ausdrucksmittel, das Spiel, zugestanden wird.

Was landläufig so genannt wird, kann jedoch ganz unterschiedliche Therapierichtungen meinen:

Zum einen wird die Kindertherapie nach den Grundprinzipien der klientenzentrierten Gesprächstherapie so bezeichnet.

Viele verstehen auch die psychoanalytische oder tiefenpsychologisch fundierte Kinderpsychotherapie darunter.

Auch Verhaltenstherapeuten für Kinder und Jugendliche arbeiten mit Elementen des Spiels, können also „Spieltherapeuten" sein.

Lehrer besitzen. Jeder gute Therapeut wird Eltern helfen, die eigenen Stärken zu erkennen, die es ihnen ermöglichen, ihrem Kind selbst zu helfen. Deshalb sind in allen Therapieangeboten auch die Eltern miteinbezogen, sei es in gemeinsamen Sitzungen mit dem Kind oder Jugendlichen – etwa im Sinne einer Familientherapie –, sei es in einer gesonderten begleitenden Psychotherapie, die ebenfalls von den Krankenkassen übernommen wird.

Behandlung mit Medikamenten

Viele der Antidepressiva, die bei Erwachsenen verwendet werden, sind in Deutschland für die Behandlung von Kindern und Jugendlichen nicht zugelassen. Dies liegt auch daran, dass bei Kindern und Jugendlichen sehr viel weniger kontrollierte Studien zur Wirksamkeit von Antidepressiva durchgeführt worden sind als bei Erwachsenen. Dennoch kann eine Behandlung mit Medikamenten auch bei Kindern und Jugendlichen sinnvoll sein. Es gibt breite klinische Erfahrung, dass auch sie von einer Behandlung mit Antidepressiva profitieren. Dabei sind jedoch Einschränkungen zu beachten.

Für Trizyklika zeigte sich ein antidepressiver Effekt erst bei jungen Patienten nach dem Eintritt der Pubertät, Kinder sollten mit Medikamenten aus dieser Substanzgruppe also nicht behandelt werden. Etwas anders verhält es sich mit Medikamenten aus der Gruppe der selektiven Serotonin-Wiederaufnahmehemmer (SSRI): Auch bei

Kindern und Jugendlichen haben diese Medikamente weniger unerwünschte Wirkungen als Trizyklika. Positive wissenschaftliche Daten für die antidepressive Wirkung liegen für die Substanzen Fluvoxamin, Fluoxetin und Sertralin vor, aber auch hier ist die Datenbasis nicht breit. Für Fluoxetin gibt es die insgesamt besten Belege für eine antidepressive Wirkung bei Kindern und Jugendlichen (zu diesen Wirkstoffen siehe „Serotonin-Wiederaufnahmehemmer", S. 149). Andererseits gibt es auch beunruhigende Hinweise, dass diese Wirkstoffe bei Kindern und Jugendlichen die Selbsttötungsgefahr erhöhen können. Die Behandlung gehört deswegen in die Hand eines kinderpsychiatrisch erfahrenen Arztes, am besten eines Facharztes für Kinder- und Jugendpsychiatrie.

Noch wichtiger als bei Erwachsenen ist es, dass Medikamente ausschließlich in Kombination mit einer gleichzeitigen Psychotherapie angeboten werden. Eine engmaschige Überprüfung der erwünschten und unerwünschten Arzneimittelwirkungen durch den verordnenden Arzt ist notwendig. Engmaschig heißt zum Beispiel, dass in den ersten vier Wochen der Behandlung wöchentlich ein Termin mit Kind und Eltern stattfindet und auch in den folgenden Wochen regelmäßige Kontakte (etwa alle zwei bis vier Wochen) vereinbart werden.

Auch bei Kindern und Jugendlichen müssen Sie damit rechnen, dass die Wirkung der Antidepressiva erst nach drei bis fünf Wochen einsetzt.

Wie bei Erwachsenen ist immer eine langfristige Einnahme erforderlich. Antidepressiva sind keine „Glückspillen", die schnell wirken. Auch bei Kindern und Jugendlichen müssen Sie damit rechnen, dass die Wirkung erst nach drei bis fünf Wochen einsetzt. Und auch bei ihnen gilt, dass die kontinuierliche Einnahme der Antidepressiva, auch über das Verschwinden der Symptome hinaus, vor Rückfällen schützen kann.

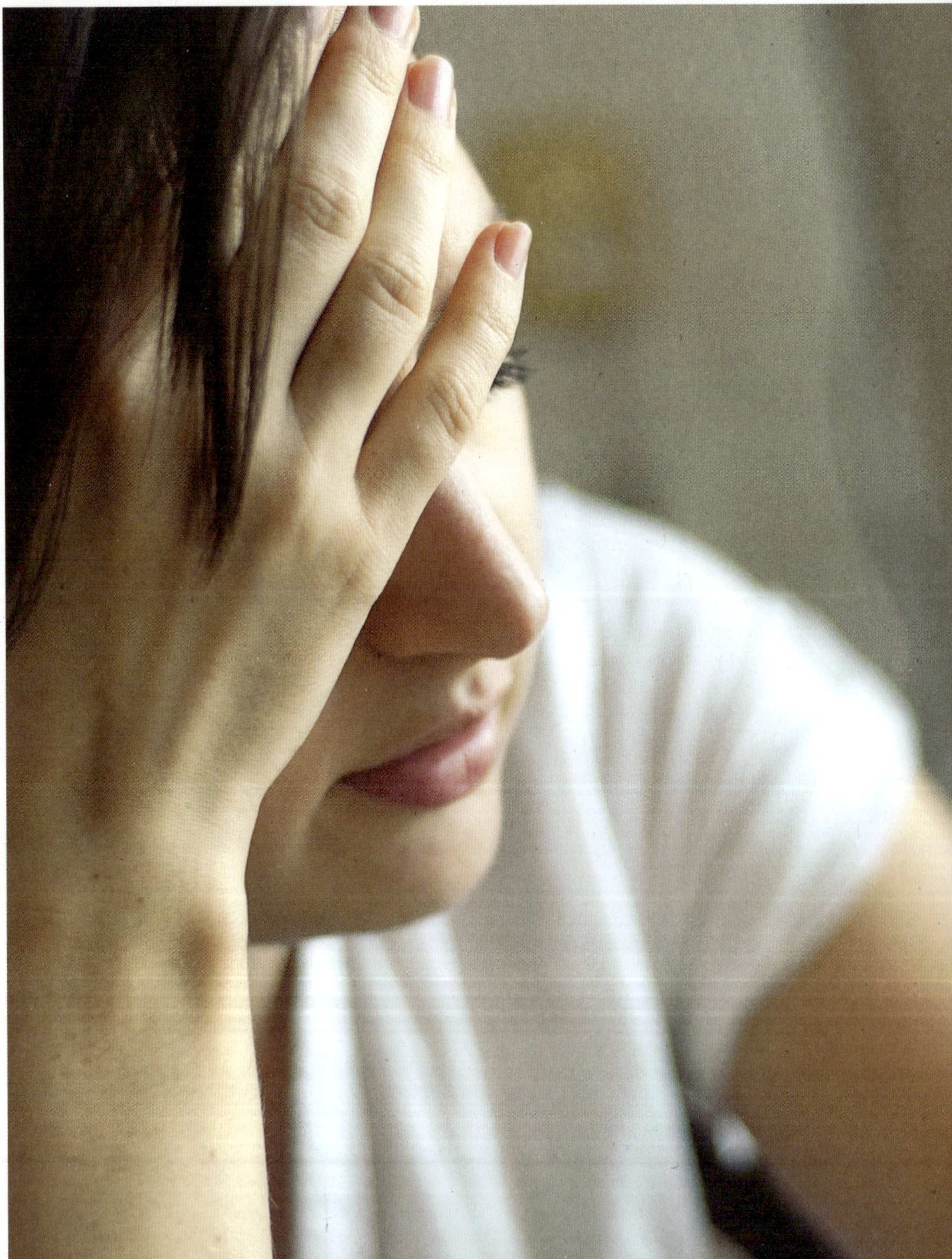

Frauen, Männer, Depression

Zwischen den Geschlechtern gibt es mehr Verschiedenheiten als den vielzitierten „kleinen Unterschied". Schon seit langem ist bekannt, dass Frauen weitaus häufiger unter Depressionen leiden als Männer. Neu ist die Erkenntnis: Männer und Frauen leiden unterschiedlich.

In den meisten Gesellschaftsformen und Kulturen leiden sehr viel mehr Frauen an einer Depression als Männer. Männer und Frauen leiden außerdem auch unterschiedlich. Warum dies so ist, ist noch immer Gegenstand intensiver Forschung. Was man inzwischen allerdings sicher weiß: Verantwortlich dafür sind nicht nur die Sexualhormone, deren geschlechtsspezifische Mischung den gar nicht so kleinen biologischen Unterschied zwischen Mann und Frau verursacht. Auch die enormen Schwankungen der jeweiligen Hormonspiegel, die zu einem Frauenleben gehören, sind nicht allein „schuld" daran. Vielmehr ist jede Depression eine multifaktorielle Erkrankung, zu deren Entstehung sowohl biologische als auch psychosoziale Faktoren beitragen.

Neben dem biologischen Geschlecht („sex") spielen immer auch Kultur, Gesellschaft und individuelle lebensgeschichtliche Erfahrungen eine entscheidende Rolle. Auch die persönlichen Erfahrungen beinhalten geschlechtstypische – „gender-spezifische" – Faktoren. Sie wirken ein auf die Entstehung, die Ausprägung, die Symptome und auf die Diagnose der Krankheit.

Depressionen – eine Frauenkrankheit?

Bestimmte Lebensphasen gelten als Depressionsfallen. Auf den ersten Blick scheint alles klar: Die Hormone sind schuld! Und auf den zweiten?

Zirka jede vierte Frau und jeder achte Mann erkrankt irgendwann im Verlauf des Lebens an einer Depression. Vergleicht man die Zahlen der Selbsttötungsversuche von Frauen und Männern, ergibt sich ebenfalls: Doppelt so viele Frauen wie Männer versuchen, ihrem Leben ein Ende zu setzen. Ein Großteil dieser Selbsttötungsversuche muss als Symptom einer Depression verstanden werden. Die Depression wurde daher lange als „Frauenkrankheit" missverstanden. Allerdings sind bei Männern die Sterberaten durch Suizid, Alkohol oder Unfälle um das Zwei- bis Dreifache höher. Zahlen sind also erst einmal nur Zahlen. Und so gibt es Wissenschaftler, die den statistischen Befund von der doppelten Erkrankungsrate bei Frauen grundsätzlich in Zweifel ziehen. In vielen Untersuchungen und neuen Erhebungen gingen sie der Frage nach, ob hinter den genannten Zahlen vielleicht eher methodische Ungenauigkeiten, falsche Fragestellungen, nicht vergleichbare Daten und Ähnliches mehr steckten als tatsächliche Unterschiede in der Erkrankungshäufigkeit.

Unbestritten ist inzwischen die Feststellung, dass Depressionen bei Männern eher „unterdiagnostiziert" (siehe „Depression bei Männern", S. 251) sind, wozu sowohl das Diagnoseverhalten der Ärzte, die Männer eher als körperlich krank fehldiagnostizieren, als auch das „typisch männliche" depressive Symptom (siehe Checkliste „Männersymptome", S. 253) beitragen. Inzwischen wird deshalb auch untersucht, ob der große Unterschied in der Erkrankungsrate nicht auch damit zusammenhängt, dass Frauen und Männer oft unter ganz unterschiedlichen depressiven Symptomen leiden, eine männliche Depression deshalb häufig nicht erkannt wird. Doch auch wenn man diesen „Fehler" herausrechnet, ergibt sich: Frauen sind tatsächlich häufiger depressiv als Männer – und das beginnt mit der Pubertät und dauert bis über die Wechseljahre hinaus.

Wer ist schuld – die Biologie ...

In der medizinischen Grundlagenforschung geht man heute der Frage nach, ob und wie die hormonellen Geschlechtsunterschiede die Neurotransmittertätigkeit im Gehirn (siehe „Die (Neuro-)Biologie der Depression", S. 53) beeinflussen. Es geht dabei wieder um die uns schon bekannten Botenstoffe Noradrenalin und Serotonin, die offenbar unterschiedlich auf Sexual- und Stresshormone reagieren. Inzwischen weiß man, dass die Hormone Östrogen und Progesteron (Gelbkörperhormon) direkten Einfluss auf die Rezeptoren für diese Botenstoffe im Gehirn haben.

Die neurobiologische Forschung hat mittlerweile folgende Hypothese aufgestellt: Frauen haben wahrscheinlich eine genetisch vermittelte erhöhte Verletzlichkeit für die Ausbildung von Depressionen. Denn bereits vor der Geburt sind die spezifischen Geschlechtshormone aktiv und beeinflussen sowohl die Struktur und als auch Funktion des Gehirns und den Hirnstoffwechsel. Dabei entfalten die jeweiligen Hormone ihre Wirkung auf die Gehirnaktivität: Das Östrogen („Glückshormon") wirkt aktivierend und euphorisierend, das Progesteron oder Gelbkörperhormon („körpereigenes Valium") angstlösend und entspannend, das Testosteron („Powerhormon") aggressions- und lustfördernd. Beginnend mit der Pubertät leisten Östrogene den größten Beitrag zur körperlichen und psychischen Entwicklung jeder Frau. Doch auch bei Frauen geht es immer um ein Zusammenspiel der verschiedensten Hormone. Dieses Zusammenspiel dauert das ganze Leben über an und zeigt die „typisch weiblichen" Veränderungen und Schwankungen im Lauf des Lebens einer Frau: in der Pubertät, im menstruellen Zyklus, bei der hormonellen Umstellung während und nach einer Schwangerschaft und während und nach den Wechseljahren.

Pubertät, bestimmte Phasen innerhalb des weiblichen Zyklus, Schwangerschaft, Wochenbett und die Wechseljahre sind als Zeiten eines hormonellen Umbruchs auch Phasen, in denen manche besonders hormonsensiblen Frauen verstärkt über Stimmungsschwankungen, Reizbarkeit, Schlafstörungen, Erschöpfungszustände und Angst berichten. Dies zeigt, dass die verschiedenen Geschlechtshormone je nach ihrer Wirkweise spezifisch Gefühle, Denken und Gedächtnis beeinflussen. Denn sie sind vom chemischen Aufbau her den Neurotransmittern oft sehr ähnlich, entfalten als Botenstoffe ihre Wirkung auch auf das Ner-

Die Tatsache, dass Depressionen bei Frauen häufiger auftreten, hat nicht nur für deren Gesundheit Folgen: Auch die Gesundheit ihrer Kinder und der Familien ist durch die höhere Rate von Depressionen bei Frauen mit gefährdet.

vensystem, wie auch das Nervensystem sich auf das Hormonsystem auswirken kann.

Hormonell bedingte Unterschiede im Hirnstoffwechsel sind auch beteiligt, wenn es um die verschiedenen Verläufe der Krankheit bei Männern und Frauen oder um ihr unterschiedliches Ansprechen auf bestimmte Medikamente geht. Auch dürften andere ebenfalls in den weiblichen Genen begründete Reaktionsweisen auf Stress für die erhöhte Erkrankungswahrscheinlichkeit bei Frauen verantwortlich sein. Im Vorfeld einer Depression leiden Frauen offenbar häufiger an Angst, während Männer im Vorfeld depressiver Störungen häufiger Abhängigkeiten, beispielsweise von Alkohol, oder (aggressive) Verhaltensauffälligkeiten entwickeln.

... und die Gesellschaft

Dass soziale und psychosoziale Faktoren für die Entstehung von depressiven Störungen eine große Rolle spielen, ist unbestritten. Bei der Untersuchung der Unterschiede zwischen Männern und Frauen stellt sich nun die Frage, welchen dieser Risikofaktoren Frauen in besonderem Maß ausgesetzt sind – und ob sie vielleicht einen ganz spezifischen Umgang mit bestimmten Stressfaktoren gelernt haben.

Untersucht wurde zum Beispiel der Einfluss der Berufstätigkeit auf die emotionale Gesundheit. Dabei wurde herausgefunden, dass berufstätige Frauen einem geringeren Risiko unterliegen, depressiv zu werden, als Frauen, die ihren Beruf der Kinder wegen aufgeben mussten – es sei denn, diese Berufstätigkeit führt zu Schwierigkeiten und Problemen mit der Kinderbetreuung und den häuslichen Aufgaben. Ein spezifisch „weiblicher" Stress sind auch Konflikte mit der sozial erwarteten Rolle („eine Mutter hat für ihre Kinder da zu sein") und dem eigenen idealen Selbstbild – etwa einer Supermutter oder Superhausfrau.

Als besonders bedeutsam für die Entstehung einer Depression zeigten sich auch soziale Rollen, die eng mit dem Geschlecht zusammenhängen.

Eine Vielzahl von Statistiken weist den engen Zusammenhang von depressiver Erkrankung mit Armut, Arbeitslosigkeit, Diskriminierung in der Arbeitswelt nach, aber auch mit erlittener Gewalt und sexuellen Übergriffen, mit Faktoren also, die immer noch eher Frauen als Männer betreffen.

Als besonders bedeutsam für die Entstehung einer Depression zeigten sich auch soziale Rollen, die eng mit dem Geschlecht zusammenhängen. Viele typische Frauenrollen, wie beispielsweise die Doppelbelastung oder besonderer Stress unter bislang eher männertypischen Karrieren im Beruf, erfahren weit weniger Achtung, was zu mangelndem Selbstbewusstsein und einem geringen Selbstwertgefühl führt und damit das Risiko erhöht, depressiv zu werden. Diese Faktoren zählen eher zu den Auslösern; es gibt aber auch eine Reihe sozialer Faktoren, die sich in einer typisch weiblichen Erkrankungsbereitschaft auswirken können. Zum Beispiel wurde ein enger Zusammenhang zwischen einem sexuellen Missbrauch in der Kindheit, den mehr Mädchen als Jungen erleiden, und einer späteren depressiven Krankheit entdeckt.

Doch nicht nur solche gravierenden schädigenden Erlebnisse scheinen den Boden für eine zukünftige Depressionsanfälligkeit zu bereiten: Von Geburt an machen Mädchen andere Erfahrungen, stehen einer anderen Erwartungshaltung gegenüber als Jungen, was sich unweigerlich in ihrer gesamten psychischen Ausstattung bemerkbar macht. Das Ergebnis scheint immer noch verstärkte Passivität, Abhängigkeit und Hilflosigkeit zu sein. Frauen sind eher pessimistisch, stärker von äußeren – positiven wie negativen – Rückmeldungen abhängig, messen sich an strengeren Maßstäben und trauen sich weniger zu.

Mädchen lernen zudem in vieler Hinsicht einen „typisch weiblichen" Umgang mit bestimmten Stressfaktoren. Sie reagieren auf Konflikte mit Rückzug und Nachgiebigkeit, während Jungen schon früh Durchsetzungsfähigkeit üben dürfen. Psychologen sehen aber gerade in dieser „erlernten Hilflosigkeit" (siehe „Das Modell der …", S. 64), also in der mangelnden Fähigkeit, sich selbst die Kontrolle der Umwelt zuzutrauen und diese Kontrolle auch selbst in die Hand zu nehmen, einen wesentlichen Risikofaktor für eine Depression.

→ Das Umfeld einbeziehen

Bei der Behandlung von depressiven Frauen müssen diese Umgebungsfaktoren immer mit in die Therapie einbezogen werden. In jeder Therapie – sei sie nun medikamentös oder psychotherapeutisch – muss ganz praktisch darüber nachgedacht und entschieden werden, wie sich Stress im familiären und beruflichen Umfeld vermindern lässt.

Mädchen in der Pubertät

Frau werden ist nicht einfach.

Wie jede/r aus Erfahrung weiß, ist die Pubertät eine schwierige Zeit. Stimmungsschwankungen gehören einfach dazu. Jungen wie Mädchen sind davon betroffen. Aber Vorsicht! Ebenso wie in anderen Lebensabschnitten kann hinter der Niedergeschlagenheit, der Traurigkeit, dem „Weltschmerz" einer/s Jugendlichen eine Depression im Sinn einer schweren depressiven Störung stecken. Die Pubertät zeigt sich sogar als besonders risikoreich. Schaubilder, die die Erkrankungsrate im Längsschnitt eines Lebenslaufs darstellen, zeigen gerade in der Pubertät einen sprunghaften Anstieg depressiver Erkrankungen. Dies gilt besonders für Mädchen in der Altersgruppe von 11 bis 14 Jahren. Zum ersten Mal zeigt sich hier, was Frauen bis zum Eintritt ins Alter begleiten wird: Ihr Risiko, an einer Depression zu erkranken, wird doppelt so hoch wie bei Männern.

Selbstwertgefühl und Depression

Es ist bekannt, dass „Hormone", genauer die Veränderungen der Hormonproduktion bei den typisch pubertären Stimmungsschwankungen und eben auch bei Angst und depressiver Verstimmtheit, eine große Rolle spielen. Aber die Pubertät ist auch emotional ein „Risikofaktor": Frauen, die sich an ihre eigene Pubertät erinnern, wissen, wie sehr sie in diesem Alter mit sich, ihrem Aussehen, ihrer Beliebtheit, ihren Möglichkeiten und Fähigkeiten haderten. Kurz: Sie wissen, wie schwierig es gerade für Mädchen ist, ein gesundes Selbstwertgefühl und Selbstbewusstsein, was sie als kleines Mädchen vielleicht durchaus besaßen, über die schwierigen Jahre der Pubertät hinüberzuretten.

Bei depressiven heranwachsenden Mädchen ist eine (begleitende) Psychotherapie zur Stärkung des Selbstwertgefühls ausschlaggebend für den Behandlungserfolg.

Und sind die Ideale und Idole der Gesellschaft, die wir Erwachsenen bieten, die Bilder von Mann und Frau, die Rollen, die ihnen zugewiesen werden, und die Möglichkeiten, die ihnen offen stehen, etwa dazu angetan, junge Mädchen mit Selbstbewusstsein und Vertrauen in ihre Fähigkeiten in die Zukunft blicken zu lassen?

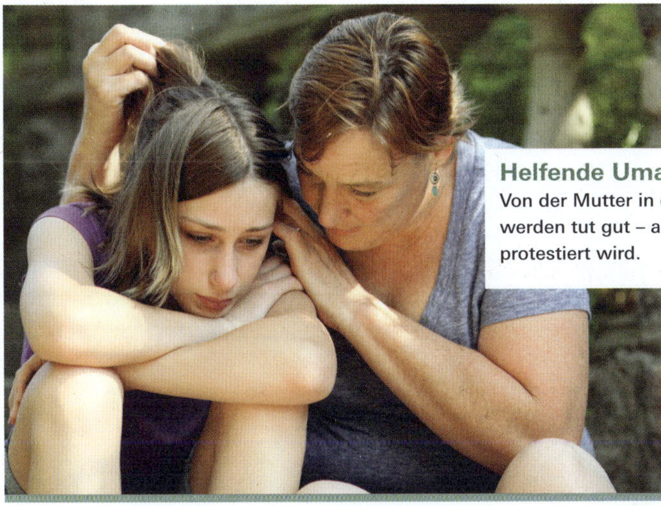

Helfende Umarmung
Von der Mutter in den Arm genommen zu werden tut gut – auch wenn dagegen oft heftig protestiert wird.

Viele Untersuchungen haben gezeigt, dass gerade mangelndes Selbstwertgefühl eng mit dem Risiko verknüpft ist, an einer Depression zu erkranken. Untersuchungen bei Jugendlichen, die an einer Depression erkrankt waren, ließen sogar den Schluss zu, dass der Grad ihres Selbstwertgefühls Vorhersagen darüber zulässt, wie schnell die Betroffenen sich von ihrer Depression erholen werden. Das aktuelle Selbstwertgefühl der erkrankten Jugendlichen erwies sich für eine Prognose des weiteren Verlaufs (Untersuchungen nach drei Monaten und nach einem Jahr) sogar als aussagekräftiger als die Bestimmung des Schweregrads der Depression. Das heißt: Bei depressiven heranwachsenden Mädchen ist eine (begleitende) Psychotherapie zur Stärkung des Selbstwertgefühls ausschlaggebend für den Behandlungserfolg.

Für Eltern depressiver junger Mädchen

Wahrscheinlich fühlt sich Ihre Tochter ihrem Kinderarzt bereits „entwachsen". In vielen Fällen jedoch ist gerade der Besuch beim Kinderarzt, den sie seit langem kennt und zu dem sie – hoffentlich! – Vertrauen hat, am sinnvollsten. Er wird Ihre Tochter gegebenenfalls an einen Facharzt für Kinder- und Jugendpsychiatrie oder zu einem Kinder- und Jugendlichen-Psychotherapeuten überweisen.

Kinder- und Jugendlichen-Psychotherapeuten führen längerfristige psychotherapeutische Behandlungen in freier Praxis durch. Die Krankenkassen übernehmen diese Kosten, wenn der Therapeut eine Kassenzulassung hat (siehe „Wer bezahlt wen?", S. 92). Ihre Krankenkasse kann Ihnen eine Liste der für Sie infrage kommenden Therapeuten zuschicken.

Psychotherapeutische Unterstützung und Beratungsgespräche bieten auch die Familienberatungsstellen der Gemeinden und Länder oder freie Träger wie Caritas und Diakonisches Werk, Arbeiterwohlfahrt und andere an. Ein Besuch beim Arzt ist jedoch immer sinnvoll.

Wie für Jugendliche überhaupt kann manchmal ein Klinikaufenthalt notwendig werden (siehe „Kein Tabu: Stationäre Behandlung“, S. 225). Dies ist der Fall, wenn Ihre Tochter Selbsttötungsabsichten äußert (siehe „Gefahr im Verzug“, S. 222), wenn weitere psychische Erkrankungen hinzukommen und Sie als Familie mit dem „Schutz Ihrer Tochter vor sich selbst“ überfordert sind. Fragen Sie in diesem Fall Ihren Arzt nach einer kinder- und jugendpsychiatrischen Abteilung.

Kümmern Sie sich um mögliche ärztliche und psychotherapeutische Hilfen für Ihre depressive Tochter. Aber: Ermuntern Sie sie, ihr Schicksal selbst in die Hand zu nehmen, übernehmen Sie also nicht automatisch die Planung oder Organisation weiterer Gespräche und Termine. Drängen Sie sich vor allem nicht zwischen Arzt/Therapeut/Berater und Ihre Tochter.

Das Problem mit den Tagen – PMS und PDS

Stimmungstief, Angst und Gereiztheit: Viele Frauen leiden monatlich darunter.

Schon Hippokrates hat es beschrieben, und viele Frauen kennen es – das prä (vor)- oder peri (um, herum)menstruelle Syndrom, kurz PMS, und seine psychischen Auswirkungen: Besonders hormonsensible Frauen machen die Erfahrung, dass sie abhängig von Zyklusphasen Stimmungsschwankungen unterworfen sind. Sie klagen darüber, dass sie sich in der Woche vor Eintritt der Menstruation auffällig traurig, wert- und hoffnungslos fühlen, meist auch ängstlich sind, häufig weinen und gefühlsmäßig oft unangemessen und unkalkulierbar auf Kleinigkeiten reagieren. Vor allem Letzteres beschreiben sie als starke innere Anspannung und Gereiztheit, was – ohne dass sie es eigentlich wollen – zu häufigeren Auseinandersetzungen mit Partnern, Kindern, Freunden und Kollegen führt.

Zyklusabhängige Depression: PDS

Diese psychischen Anzeichen des PMS können so stark ausgeprägt sein, dass es den betroffenen Frauen schwerfällt, ihren sozialen und beruflichen Alltag aufrechtzuerhalten. Ärzte sprechen dann von einer zyklusabhängigen oder prämenstruellen Depression oder von einer prämenstruellen dysphorischen Störung, oft abgekürzt als PDS oder PMDD (Premenstrual Dysphoric Disorder). Die Liste der Symptome einer solchen zyklusabhängigen Depression ist lang. Sie umfasst Niedergeschlagenheit, Konzentrationsschwierigkeiten, Angst und Anspannung, Energiemangel, Stimmungsschwankungen, Heißhunger, verstärkte Reizbarkeit, Schlafschwierigkeiten und verschiedene körperliche Beschwerden wie Kopf- und Brustschmerzen und Völlegefühl.

Bei allen Frauen lassen diese Symptome der PDS mit Eintritt der Blutungen innerhalb weniger Tage nach beziehungsweise verschwinden vollständig, wenn es sich tatsächlich um eine zyklusabhängige depressive Störung handelt.

Depression oder „einfach nur" Menstruationsbeschwerden?

Bisher beeinflusst eine ganze Reihe von Vorurteilen und Fehleinschätzungen ausgesprochen oder unausgesprochen viele Hausärzte, Gynäkologen und auch Psychiater in ihren Behandlungsansätzen und -angeboten: Dazu gehören zum Beispiel die Vorurteile, zyklusabhängige Verstimmungen gehörten entweder gewissermaßen zum Frausein oder wiesen umgekehrt auf ein Nichtakzeptieren der Frauenrolle hin. Auch die Annahme, Frauen, die darüber klagen, seien wehleidig, und im Grunde genommen gebe es keine wirklichen behandlungsbedürftigen Probleme, ist leider weiterhin verbreitet.

Ebenso gehören dazu die einander widersprechenden Hypothesen: Entweder die PDS sei nur Ausdruck einer sonstigen depressiven oder anderen psychischen Störung, könne also nicht als eigenständiges Krankheitsbild aufgefasst und behandelt werden, oder aber die PDS sei Folge einer Hormonstörung, könne und müsse also mit Hormonen behandelt werden.

Eine zyklusabhängige Depression als Krankheitsbild gibt es tatsächlich, und zwar in vielen Kulturen und Ländern.

Dagegen betonen medizinische Forscher heute: Eine zyklusabhängige Depression als Krankheitsbild gibt es tatsächlich, und zwar in vielen Kulturen und Ländern. Sie ist weder politisch noch medizinisch oder psychologisch wegzudiskutieren. Die Behandlungsmöglichkeiten sind einfach, doch leider immer noch zu wenig bekannt.

Diese Forschungen haben ergeben, dass bis zu 80 Prozent aller Frauen unter mindestens einem bis zwei der oben beschriebenen Symptome leiden, dass etwa 20 Prozent Hilfe brauchen und in Anspruch nehmen sollten und dass 2 bis 10 Prozent jeden Monat durch diese Symptome so sehr in ihrem privaten und beruflichen Leben eingeschränkt sind, dass dies in ihren Auswirkungen einer schweren depressiven Störung gleichkommt. Allerdings dauern diese Symptome nur maximal einige Tage an und erfüllen damit nicht die für die Diagnose einer depressiven Episode geforderte Mindestzeit von zwei Wochen.

Bis heute ist nicht klar, ob und wie die zyklusbestimmenden Sexualhormone Östrogen und Progesteron bei dieser Störung eine Rolle spielen. Die Symptome können auftreten sowohl beim Ansteigen als auch beim Abfallen dieser Hormonproduktion. Bis heute konnte bei Frauen, die unter einer zyklusabhängigen Depression leiden, weder ein besonders hohes noch ein besonders niedriges „Hormonniveau" für Östrogen oder Progesteron nachgewiesen werden. Es kristallisiert sich mittlerweile die Einsicht heraus, dass bei Frauen die Bildung des Botenstoffs Serotonin im zentralen Nervensystem unter dem Einfluss der Sexualhormone steht. Auch PDS-Symptome scheinen mit einem Serotoninmangel zu tun zu haben. Frauen, die unter einer PDS leiden, haben vor dem Einsetzen der Regel niedrigere Serotoninwerte als kurz danach.

So erklärt sich auch, warum Antidepressiva, die eine erhöhte Bereitstellung von Serotonin zwischen den einzelnen Nervenzellen bewirken, insbesondere die selektiven Serotonin-Wiederaufnahmehemmer, bei einer PDS so gut wirken. Eine medikamentöse Behandlung dieser Störungen kommt infrage, wenn der subjektive Leidensdruck hoch ist, wenn an diesen Tagen überhaupt nichts mehr geht.

Entgegen vielen Vorurteilen weiß man heute, dass Frauen, die unter einer PDS leiden, nicht mehr und nicht weniger als andere unter sonstigen psychischen Erkrankungen leiden. Die PDS kann aber Symptome einer depressiven Störung verstärken. Außerdem ist das Risiko, nach einer Geburt an einer Wochenbettdepression zu erkranken, für Frauen, die unter einer PDS leiden, erhöht.

→ Keine Vorwürfe

Machen Sie sich wegen Ihrer Stimmungsschwankungen, Ihrem Hang zu Tränen, Ihrer Energielosigkeit und des Krachs mit Partner und Kindern in den Tagen vor Ihren Tagen keine Vorwürfe! Gönnen Sie sich einfach die Ruhe, die Sie jetzt brauchen.

Was hilft?

Vielen Frauen hilft schon das Wissen, dass ihr monatlicher Ausnahmezustand weder persönliches Versagen oder eigene Schuld noch Hinweis auf eine grundlegende psychische Störung ist. Sie sind dann in der Lage, auch gemeinsam mit ihrem Partner, Strategien zu entwickeln, mit den einzelnen Symptomen besser umzugehen.

Scheuen Sie sich nicht, offen mit Ihrem Partner, Ihren Freunden und Kollegen, vielleicht auch mit älteren Kindern über Ihr

Problem zu sprechen. Ein bisschen mehr Rücksicht tut Ihnen gut.

Verschiedene Ernährungsvorschläge haben sich bewährt. Zum Beispiel scheint eine verstärkte Kohlenhydrataufnahme (also Nudeln, Kartoffeln, Brot, Müsli, Cornflakes) die depressive Stimmung des PMS günstig zu beeinflussen. Inzwischen weiß man auch, dass sich Serotoninmangel oft in einer wahren Gier auf kohlenhydratreiche Nahrungsmittel (leider oft auch auf Süßigkeiten, Schokolade und Kuchen) zeigt. Der als Symptom bekannte Heißhunger ist also vielleicht eine erfolgreiche Art der Selbstheilung.

Wenn Ihre Beschwerden jedoch besonders stark ausgeprägt sind, wenn Sie vor allem Stimmungsschwankungen, Reizbarkeit, unerklärliche Angst und Anspannung, Niedergeschlagenheit und Interessen- und Energieverlust quälen, Sie also möglicherweise unter einer prämenstruellen dysphorischen Störung leiden, nehmen Sie Hilfe in Anspruch! Klären Sie mit Ihrem Arzt, ob und welche Behandlung sinnvoll ist. Empfohlen werden Antidepressiva. Jedoch wirken nicht alle bei einer PDS gleich gut. Nach neueren Untersuchungen zeigen sich Citalopram, Clomipramin, Escitalopram, Fluoxetin, Paroxetin, Sertralin und Venlafaxin als besonders wirksam, gerade in der Behandlung einer PDS.

Bei all diesen Wirkstoffen wird vorwiegend die Serotoninaufnahme beeinflusst. Ausführlichere Informationen zu diesen Mitteln siehe „Selektive Serotonin-Wiederaufnahmehemmer (SSRI)“, Seite 149.

→ Verwechslungsgefahr

Nicht selten werden behandlungsbedürftige Depressionen als PDS verkannt und den betroffenen Frauen die notwendige Behandlung ihrer Depression versagt. Führen Sie über mindestens zwei bis drei Monate Tagebuch über Ihre jeweilige Stimmung und Ihr emotionales und körperliches Befinden. Wenn Sie nicht mindestens eine Woche pro Monat wirklich beschwerdefrei sind, liegt keine prämenstruelle dysphorische Störung, sondern eine depressive Störung vor.

Ich habe ein Kind. Eigentlich sollte ich glücklich sein ...

Die „Heultage" nach der Geburt gehören dazu – nicht aber die Wochenbettdepression. Sie muss behandelt werden.

Viele junge Mütter (Experten sprechen von 50 bis 70 Prozent) kennen es: Wenige Tage nach der Geburt ihres Kindes (meist am dritten oder vierten Tag) haben sie plötzlich „nahe am Wasser gebaut", sind ständig den Tränen nah, fühlen sich grundlos traurig, leer und deprimiert oder unruhig, schlafen schlecht. Die strenge Gesetzmäßigkeit, mit der diese milde Depression abläuft (Beginn am dritten Tag, Spitze am fünften, Abklingen bis zum zehnten Tag), macht es wahrscheinlich, dass Hormone die entscheidende Rolle spielen. Vier, fünf Tage nach der Entbindung fallen die Östrogen- und Progesteronwerte ab, während die Prolaktinproduktion stark zunimmt. Vor allem die Schlafstörungen werden mit abfallenden Progesteronwerten in Zusammenhang gebracht.

Im Allgemeinen gehen der „Babyblues" oder die „Heultage" glücklicherweise schnell vorbei. Den meisten Frauen hilft es, schon vor der Geburt davor gewarnt zu sein. So können sie und ihre Umgebung die Symptome als ganz normales Übergangsphänomen akzeptieren.

„Wochenbettdepression"

Von einer Wochenbettdepression sprechen Ärzte erst dann, wenn diese depressive Stimmung länger als einige Tage (über den zehnten Tag nach der Geburt hinaus) anhält oder erst innerhalb der folgenden Wochen nach der Geburt beginnt und länger als zwei Wochen anhält und die Symptome so ausgeprägt sind, dass sie einer typischen Depression entsprechen. Viele dieser Wochenbettdepressionen beginnen schon in der Schwangerschaft – meist im letzten Drittel. Deshalb ist der heute verwendete medizinische Begriff der peripartalen Depression (Depression „um die Geburt herum") zutreffender. Eine peripartale Depression ist gar nicht selten. Ungefähr 10 bis 15 Prozent der Mütter machen in dieser Phase eine längere depressive Phase durch.

Für eine solche Wochenbettdepression reichen einfache hormonelle Erklärungsmodelle nicht aus. Vielmehr spielen mehrere Faktoren zusammen: Bei Frauen, die bereits eine neurobiologische und psychische Erkrankungsbereitschaft aufweisen, erhöht die hormonelle Umstellung womöglich das Risiko, an einer Depression zu erkranken.

Es kommen aber sicher auch psychologische Ursachen hinzu. Jede junge Mutter hat eine ungeheure Menge neuer Erfahrungen, Ängste und Aufgaben zu verarbeiten und bewältigen. Wie gut ihr das gelingt, hängt auch immer davon ab, wie viel Unterstützung sie in dieser Zeit bekommt.

Die Symptome

Frauen, die an einer solchen Wochenbettdepression erkranken, leiden unter ständiger Erschöpfung, besonderer Reizbarkeit, dem Gefühl, ihrer neuen Aufgabe als Mutter nicht gewachsen zu sein, vor allem aber unter starken Selbstvorwürfen: Sie beschuldigen sich selbst, ihr Kind nicht so zu lieben, wie sie sollten, ihrer Rolle als Mutter nicht gerecht zu werden, in allem zu versagen – und haben zudem extreme Angst um das Wohlergehen ihres Babys, für das sie sich ganz alleine verantwortlich fühlen.

Weniger noch als andere depressiv Erkrankte können betroffene Mütter ihre Depression als Krankheit erkennen und diese sich und anderen eingestehen. Zu sehr empfinden sie es als Schuld, als junge Mutter mit einem gesunden Baby nicht glücklich und zufrieden zu sein. Sie schämen sich, weil sie die Pflege ihres Babys überfordert, und befürchten, ihr Kind nie richtig lieben zu können, es zu vernachlässigen und ihm bleibende Schäden zuzufügen. Es sind vor allem diese Selbstvorwürfe der Frauen mit einer Wochenbettdepression, die diese von anderen Depressionen unterscheidet.

HÄTTEN SIE'S GEWUSST?

Wochenbettdepressionen können sich in seltenen Fällen zu einer **Wochenbettpsychose** entwickeln.

Eine bis zwei von tausend jungen Müttern leiden daran.

Eine Wochenbettpsychose ist eine **akut bedrohliche Krankheit** mit Verwirrtheitszuständen und Halluzinationen, die sich meist um das Kind und dessen möglichen Tod drehen.

Quälend sind vor allem die seltenen, aber gefährlichen Wahnvorstellungen, das Kind umbringen zu müssen.

Häufig wird die Krankheit fälschlicherweise mit einer **Schizophrenie** verwechselt.

In 40 % aller Fälle beginnt eine Wochenbettpsychose am siebten Tag nach der Geburt.

Eine Wochenbettpsychose **muss sofort behandelt werden.**

Auch Väter kann es treffen

Es stimmt tatsächlich: Auch junge Väter leiden hin und wieder unter einer Art Wochenbettdepression. Bei einer Befragung in England berichteten 9 Prozent von unerklärlichen Gefühlen wie Traurigkeit und Angst, von nachlassendem Interesse an Sex, von Schlafstörungen in den ersten sechs Wochen nach der Geburt ihres Kindes. Befragungen von Männern, deren Frauen an einer Wochenbettdepression litten, kamen sogar auf 50 Prozent, mit einem Häufigkeitsgipfel zwischen dem dritten und sechsten Lebensmonat des Kindes.

Auch Väter erleben mit der Geburt ihres ersten Kindes einen Einschnitt.

Auch die Symptome der Männer sind ernst zu nehmen, denn auch sie sind quälend und verschwinden nicht wieder von einem Tag zum anderen. Berichtet wird eine Dauer von bis zu einem halben Jahr. Dass auch Männer nach der Geburt ihres Kindes depressiv werden können, ist eigentlich kein Wunder: Auch Väter erleben mit der Geburt vor allem ihres ersten Kindes einen gravierenden Einschnitt, eine biografische Schwellensituation, die sie erst einmal verarbeiten müssen.

Hilfen für Mutter und Kind

Die betroffenen Mütter brauchen Hilfe, nicht nur wegen ihrer quälenden Symptome und der Selbsttötungsgefahr. Denn immer beeinträchtigt eine Wochenbettdepression, die Wochen, ja Monate dauern kann, auch die Beziehung zwischen Mutter und Baby. Das Paradoxe geschieht: Zwar sind die Selbstvorwürfe, die sich die jungen Mütter machen, ein Symptom ihrer Depression. Aber genau diese Störung hindert sie daran, ihrem Kind gerecht zu werden. Dass dies Folgen für die gesunde Entwicklung des Babys haben kann, liegt auf der Hand. Es ist daher wichtig, diese Erkrankung frühzeitig zu erkennen und zu behandeln, denn sie ist eine ernsthafte Gefährdung der Gesundheit von Mutter und Kind.

Körperliches Training tut Schwangeren nicht nur körperlich gut. Frauen, die über die gesamte Schwangerschaft dreimal wöchentlich an einem ihrem jeweiligen körperlichen Zustand angepassten Training teilnahmen, wiesen signifikant niedrigere Depressionswerte auf als „Unsportliche“.

Also: Zuallererst braucht eine junge Mutter Unterstützung im Alltag und im Umgang mit ihrem Kind. Aber in vielen Fällen kann auch die liebevollste Unterstützung eine depressive junge Mutter nicht „heilen". Nicht selten verstärken die Anstrengungen ihres Mannes sogar ihre Schuldgefühle, ihre Gewissheit, versagt zu haben, und die Angst, ihrem Kind nie eine gute Mutter sein zu können.

Deshalb brauchen junge Mütter, die unter einer Wochenbettdepression leiden, unbedingt professionelle Hilfe! Dazu gehören Psychotherapie, eine Behandlung mit Medikamenten und häufig eine Beratung durch eine Beratungsstelle oder eine Selbsthilfegruppe. Eine psychosoziale Beratung ist dann ganz besonders wichtig, wenn eine Frau unter ungelösten sozialen Schwierigkeiten leidet, die aus der neuen Lebenssituation entstehen.

Bei schweren Formen einer Wochenbettdepression kann ein Klinikaufenthalt notwendig werden – vor allem dann, wenn zu befürchten ist, dass die junge Mutter sich und/oder das Kind töten könnte.

→ Mutter-Kind-Stationen

Auf den Seiten der Deutschen Depressionshilfe findet sich eine Liste mit bundesweiten Kliniken, die auch spezielle Mutter-Kind-Stationen enthält. Eine Liste von Mutter-Kind-Stationen gerade für depressive Mütter in den ersten Monaten nach der Geburt finden Sie auch auf der Webseite der Marcé-Gesellschaft oder der Webseite des gemeinnützigen Vereins „Schatten und Licht e. V.", der von betroffenen Frauen als Selbsthilfegruppe gegründet wurde. Er vermittelt auch Kontakt zwischen betroffenen jungen Müttern, bietet Informationen zur Selbsthilfe und Erfahrungsberichte.

Für die medizinische Behandlung gilt: Es muss immer bedacht werden, ob die Antidepressiva den Schwangerschaftsverlauf und die Geburt negativ beeinflussen können und – mit Blick auf das Baby – ob und wie viel der Wirkstoffe über die Placenta oder später über die Muttermilch zum Baby gelangen und es schädigen können.

Wie bei jeder medikamentösen Behandlung während Schwangerschaft und Stillzeit muss der Nutzen von Antidepressiva für die Mutter sehr sorgfältig gegen die Risiken für das Baby abgewogen werden! Welche Medikamente schädlich sind, können Sie auf der Seite **www.embryotox.de** nachlesen.

Checkliste

Risikofaktoren für eine Wochendepression sind:

- ☐ frühere depressive Erkrankungen
- ☐ prämenstruelle dysphorische Störung
- ☐ Angststörung
- ☐ frühere Wochenbettdepression
- ☐ posttraumatische Belastungsstörung
- ☐ Angst und depressive Verstimmungen während der Schwangerschaft
- ☐ depressive Erkrankungen in der Familie

Psychosoziale Risikofaktoren sind:

- ☐ emotionale Belastung in Verbindung mit der Geburt eines kranken oder ungewollten Kindes
- ☐ Schicksalsschläge während der Schwangerschaft oder nach der Geburt des Kindes
- ☐ fehlende soziale Unterstützung, sei es durch den Partner, die Familie oder Freunde/Freundinnen
- ☐ Schwierigkeiten mit dem Partner
- ☐ gestörte Beziehung zur eigenen Mutter

Mütter, deren Depression mit Medikamenten behandelt werden muss, sollten nur unter besonderen Voraussetzungen stillen: Wenn Sie mit den Antidepressiva Paroxetin oder Sertralin behandelt werden, können Sie sicher sein, dass in der Muttermilch und beim Kind meist nur Spuren dieses Medikamentes nachgewiesen werden können.

Ausführlichere Informationen zu den einzelnen Wirkstoffen finden Sie auf unserer Website www.medikamente-im-test.de unter „Hinweise für Schwangere und Stillende“ sowie unter www.embryotox.de.

Wie Partner, Eltern, Freundinnen und Freunde helfen können

Ihre Unterstützung ist unerlässlich. Gut gemeinte Ratschläge wie: „Das wird schon wieder“ oder: „Babys sind eben anstrengend“ gehen am Problem vorbei. Absolut verboten – und erwiesenermaßen falsch – sind Vorwürfe wie: „Deine Depression macht deutlich, dass du eigentlich dein Baby nicht wolltest!“

Das Wichtigste: Partner, Eltern und Freundinnen müssen für die junge Mutter da sein und ihr bei der Erledigung der täglichen (und vor allem der nächtlichen) Routine, die nicht nur depressive Frauen oft überfordert, zur Hand gehen.

Ermutigen Sie die junge Mutter, professionelle Hilfe in Anspruch zu nehmen. Sie selbst wird gerade dies erst einmal nicht in Betracht ziehen können, da es sie in ihrem depressiven Selbstbild einer schlechten Mutter zu bestätigen scheint.

Ebenfalls wichtig: Informieren Sie die junge Mutter über das Krankheitsbild, die Häufigkeit der Erkrankung und vor allem über ihre Behandlungsmöglichkeiten. Das kann einen ersten Schritt aus der Spirale von Schuldgefühlen, Selbstvorwürfen und gefühlter und realer Inkompetenz ermöglichen.

Ermutigen Sie die junge Mutter, professionelle Hilfe in Anspruch zu nehmen. Sie selbst wird gerade dies erst einmal nicht in Betracht ziehen können, da es sie in ihrem depressiven Selbstbild einer schlechten Mutter zu bestätigen scheint.

Es kann wichtig sein, dass Sie die Organisation eines Erstgesprächs übernehmen. Viele Frauen, die unter einer Wochenbettdepression leiden, sind von der Pflege ihres Babys so erschöpft, dass ihnen jede weitere Verpflichtung über den Kopf zu wachsen scheint.

Vorbeugung

Neuere Untersuchungen haben gezeigt, dass vor allem Frauen, die vor Schwangerschaft und Geburt schon einmal eine depressive Episode durchgemacht haben oder an einer PDS leiden (siehe „Das Problem mit den Tagen", S. 236), Gefahr laufen, an einer Wochenbettdepression zu erkranken. Auch Frauen, die bei einer früheren Geburt eine Wochenbettdepression erlebt haben, unterliegen einem höheren Risiko, bei der nächsten Geburt wieder zu erkranken. Diesen Frauen empfehlen Ärzte unbedingt eine vorbeugende Behandlung. Sie sollten gegebenenfalls schon in der Schwangerschaft einen Psychiater aufsuchen, auch wenn sie aktuell beschwerdefrei sind.

Eine Behandlung mit Antidepressiva während der Schwangerschaft bedarf einer sehr sorgfältigen Abwägung und kann immer nur eine Einzelfallentscheidung sein. Dabei steht das Risiko der unbehandelten Depression gegen das Risiko einer Schädigung des Kindes durch unerwünschte Medikamentenwirkungen, besonders in der Frühschwangerschaft.

Depressionen in den Wechseljahren

Es geht dem Ende zu! Tatsächlich?

Klimakterium (Wechseljahre) bezeichnet den Zeitraum, in dem die Eierstöcke langsam, aber endgültig ihre Funktion verlieren, während die Menopause den Endpunkt der Zeit der Fruchtbarkeit bedeutet. Biologisch lassen sich Wechseljahre, die zwischen 5 und 25 Jahre dauern können, in drei Phasen gliedern:

1. **die Prämenopause** etwa zwischen 45. und 50. Lebensjahr (manchmal schon ab dem 40.), in der die Produktion der Hormone Testosteron, Östrogen und Progesteron abnimmt und die Fruchtbarkeit nachlässt,
2. **die Menopause** (durchschnittlich etwa bei 52 Jahren), in der die letzte (spontane) Regelblutung stattfindet und die Frau endgültig keine Kinder mehr empfangen kann, und
3. **die Postmenopause.**

Der hormonelle Umstellungsprozess in diesen Jahren des Wechsels, bei dem immer weniger Östrogen produziert wird, ist eine universelle, also eine „allgemein frauliche" Erfahrung. Dennoch ist die Art und Weise dieser Erfahrung alles andere als universell. Sie ist, das haben inzwischen viele Studien gezeigt, von soziokulturellen Faktoren stark beeinflusst. Sie ist auch abhängig davon, wie diese (biologische) Lebensphase von der einzelnen Frau und von der Gesellschaft, in der sie lebt, bewertet wird. Glücklicherweise können heute immer mehr Frauen ihre Wechseljahre auch als einen Schritt nach vorn in einen neuen Lebensabschnitt (und nicht nach unten oder gar als Ende) erleben, was durchaus auch der Realität entspricht. Denn aufgrund der höheren Lebenserwartung verbringen Frauen heute mehr als ein Drittel ihres Lebens in der Zeit „danach".

→ Ein Beispiel

Gertrud (51): „Jeden Morgen ist es das Gleiche: Ich komme ins Bad, das Waschbecken ist voller Haare, das Handtuch liegt auf dem Boden, und mein Shampoo ist irgendwo, nur nicht da, wo es sein sollte. Dann kommt noch eine blöde Bemerkung dazu, wie von Kathrin, die behauptet, ich wäre schuld, dass ihr Deo verschwunden sei. Und schon könnte ich losheulen.

Ich komme mir vor wie der Depp der Familie. Immer muss ich alles in Ord-

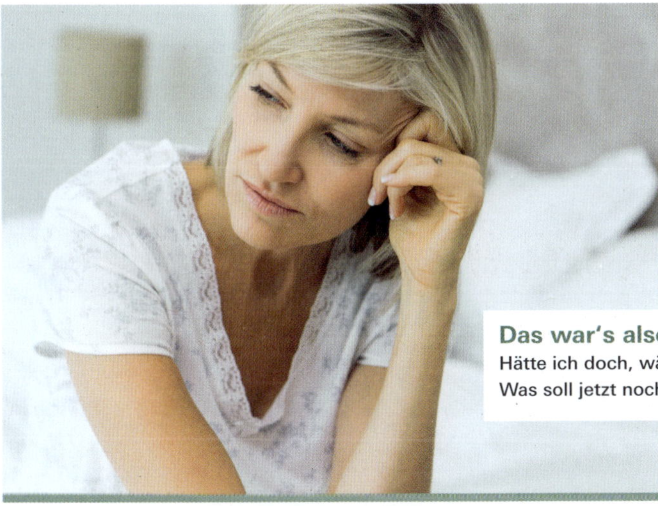

Das war's also?
Hätte ich doch, wäre ich doch ... aber vorbei. Was soll jetzt noch kommen?

nung halten, zurechtrücken und dann noch immer lächeln. Und auf mich nimmt keiner Rücksicht.

Ich kann dann oft nicht mehr, ziehe mich zurück und heule, anstatt mal auf den Tisch zu hauen und zu sagen: ‚Macht euern Dreck doch alleine!' Wenn ich weine, nimmt mich sowieso keiner ernst. Dann kommen Sprüche wie: ‚Das ist halb so tragisch, sie ist halt in den Wechseljahren!'"

Der Abfall der Östrogenproduktion wirkt sich auf den ganzen Körper aus, verändert diesen und kann zu den typischen Symptomen der Wechseljahre, wie Hitzewallungen, Herzrasen, Schlaflosigkeit, Trockenheit der Scheide, Harnwegsbeschwerden, Gelenk- und Muskelschmerzen, Stimmungsschwankungen und Reizbarkeit führen. Dieses sogenannte klimakterische Syndrom beeinträchtigt in unserem Kulturkreis etwa ein Drittel aller Frauen stark, ein Drittel weniger stark, während ein Drittel kaum darunter leidet. Uns interessieren hier vor allem die psychischen Symptome wie Stimmungsschwankungen, verstärkte Reizbarkeit, Niedergeschlagenheit und Hoffnungslosigkeit. Als depressive Verstimmungen werden sie (einer Untersuchung zufolge) von etwa 30 bis 40 Prozent der Frauen in den Wechseljahren empfunden. Dazu kommen körperliche Beschwerden wie Schlafstörungen (40 Prozent), Leistungsabfall, Gedächtnisminderung (30 bis 40 Prozent) und verstärkte Müdigkeit.

Gerade diese Symptome lassen sich auch in den Kriterien für die Diagnose einer depressiven Störung im Sinne einer typischen (Major) Depression wiederfinden. Lange hat man deshalb die hormonellen Veränderungen der Wechseljahre als Ursache depressiver Erkrankungen betrachtet, wie auch die Bezeichnung „klimakterische Depression" zeigt. Aber eine typische Depression der Wechseljahre, die allein aus der Veränderung der hormonellen Situation erklärbar wäre, gibt es nicht. Und „Hormone" (also eine Hormonersatztherapie) sind kein Allheilmittel. Auch bei einer Depression in den Wechseljahren spielen viele Ursachen eine Rolle. Das heißt: „Hormonsensible" Frauen können zwar jetzt auf die hormonelle Veränderung mit depressiven Verstimmungen und Nervosität reagieren. Aber dazu kommen weitere – biologische, soziologische und psychologische – Faktoren, die zum Ausbruch einer Depression führen können.

Was während der Wechseljahre depressiv machen kann

Wie so oft sind auch bei der (vermeintlichen) klimakterischen Depression mehrere Faktoren zu berücksichtigen. Viele Frauen machen gerade in dieser Zeit reale und fantasierte Verlusterfahrungen: Die Kinder gehen aus dem Haus, die eigenen Eltern sterben, im Beruf und manchmal auch beim Lebenspartner oder Ehemann rücken jüngere, dynamischere und eher dem Ideal der Modezeitschriften entsprechende Frauen nach und lassen den Verlust der beruflichen und ehelichen Position oder gar des Arbeitsplatzes (oder des Partners) befürchten.

Viele Frauen trauern auch um den Verlust der Fruchtbarkeit – seien es die, die Schwangerschaft und Geburt erlebt haben, oder die, die keine Kinder bekommen haben. Das Gefühl des „Nie wieder" kann niederschlagen, erinnert es doch an die eigene Endlichkeit, Grundmuster einer Verlusterfahrung überhaupt. Aber auch die Erkenntnis, eine wesentliche Erfahrung verpasst zu haben – und zwar unwiederbringlich –, kann Frauen depressiv machen.

→ Ein Beispiel:

Christine (51 Jahre): „Manchmal war ich plötzlich unglaublich traurig. Dann wurde mir bewusst, wie gern ich ein Kind gehabt hätte. Dass das für immer vorbei war und ist. Nie werde ich ein Kind haben! Ich bin zu alt. Ganz schlimm war es, als mich mein Freund verlassen hat. Da stürzte ich in ein dunkles Loch. Ich hatte keine Familie und auch keinen Partner mehr. Die Einsamkeit und die Leere haben mich fast erstickt. Dazu kam noch, dass ich damals an meinem Arbeitsplatz Probleme hatte. Ich kam mit meiner Chefin nicht zurecht und hatte das Gefühl, dass sie mich nicht ernst nimmt.

Es ging mir so schlecht, dass mich meine Freundin überredet hat, zum Psychiater zu gehen. Eine Psychotherapie und Medikamente haben mir geholfen. Manchmal werde ich noch sentimental und weine meinem nie geborenen Kind nach. Aber ich habe mich wieder gefangen. Ich weiß jetzt, dass ich auch ohne Kind glücklich sein kann. Ich pflege meine Freundschaften, und ich habe wieder angefangen, Volleyball zu spielen. Glücklicherweise konnte ich in meiner Firma die Abteilung wechseln. Ich kann jetzt wieder selbstständiger arbeiten, und mit den neuen Kollegen fühle mich wesentlich wohler. Das macht viel aus."

Viele Frauen erleben in dieser Phase auch Situationen, die nicht gerade dazu angetan sind, das noch nie übermäßig ausgebildete Selbstwertgefühl und Selbstbewusstsein zu stärken – oder sie erleben sie zumindest so. Zum Beispiel: Die Energie lässt nach, und was vor kurzem noch mit links erledigt werden konnte, scheint plötzlich nicht mehr zu bewältigen. Oder: Die Kinder sind ausgezogen, das Haus ist leer, die Möglichkeiten einer beruflichen Karriere sind erschöpft, und auch die sauberste Küche kann das Gefühl, nicht gebraucht zu werden, nicht verhindern. Oder: Wenn das Selbstwertgefühl mit der glatten Haut, dem straffen Busen und Po, der schlanken Taille – kurz: mit ewiger weiblicher Jugend – verknüpft war, dann kann auch das eigene Spiegelbild „depressiv" machen.

Und nicht zuletzt: Auch die körperlichen Beschwerden der Wechseljahre, etwa Schlafstörungen, Müdigkeit, Hitzewallungen, Kopf-, Gelenk- und Muskelschmerzen, können Frauen niedergeschlagen, missgelaunt, hoffnungslos und gereizt machen.

Was hilft?

Frauen mit leichten depressiven Verstimmungen hilft oft schon die Einsicht in die natürlichen Vorgänge und vor allem in die Kultur dieser Verstimmungen. Sie können sich dann mit ihrer Niedergeschlagenheit auseinandersetzen, sie vielleicht akzeptieren und möglicherweise „Trauerarbeit" leisten. Diese setzt dann die erforderliche Kreativität für die Planung und Organisation eines neuen Lebensabschnitts frei. Das „empty nest syndrom" (Leeres-Nest-Syndrom) zum Beispiel, unter dem viele Frauen leiden, wenn ihre Kinder flügge werden, ist ja die ganz verständliche Folge der Erfahrung, als fürsorgende Mutter nicht mehr gebraucht zu werden. Diese Einsicht kann traurig machen. Aber genauso macht sie frei für neue Möglichkeiten auf beruflichem oder privatem Gebiet. Das Gefühl, gebraucht zu werden, das viele Frauen als wichtigen Bestandteil ihres Selbstwertgefühls entwickelt haben, lässt sich ja nicht nur als Mutter erleben.

Oder: Die vielleicht beunruhigende und deprimierende Erfahrung, nicht jünger zu werden, was sich an allen möglichen Beschwerden zeigt, muss verarbeitet werden. Erst dann sind viele Frauen in der Lage, sich und vor allem ihrem Körper etwas zu gönnen: eine vernünftige und wohlschmeckende Ernährung, ausgiebige Körperpflege, frische Luft, viel Bewegung und Sport, Entspannungsübungen und Ruhe, kurz alles, was wir heute unter Wellness verstehen. Hilfreich sind aber auch neue erfüllende Aufgaben und Ziele.

Frauen jedoch, die unter mittelschweren oder gar schweren depressiven Stimmungen leiden, brauchen professionelle Hilfe. Leider werden sie allzu oft mit dem Hinweis „Das gehört eben dazu" vertröstet, wenn nicht gar abgespeist. Auch die sicher richtige Bemerkung, dass Depressionen in den

Ganz unterschiedliche Krankheiten, unter denen vor allem Frauen in der Lebensmitte leiden, können Depressionen zur Folge haben. Dazu gehören chronische Schmerzzustände ebenso wie eine Schilddrüsenunterfunktion. Erst eine Behandlung der zugrunde liegenden Krankheit kann auch ihre Depression heilen.

Wechseljahren sehr viel mit den jeweiligen Lebensumständen zu tun haben, mindert nicht ihren Krankheitswert. Behandlung ist bei schweren Depressionen immer nötig.

Ohne Diagnose geht es nicht

Ihr Arzt muss mit Ihnen gemeinsam abklären, wie Sie sich insgesamt körperlich fühlen. Ihr Frauenarzt wird mit Ihnen auch – obwohl häufig verteufelt – eine Hormonbegleittherapie als zusätzliche Behandlungsmöglichkeit, das heißt eine Kombination aus „Hormonen" und Antidepressiva diskutieren. Sie kann akute östrogenmangelbedingte Beschwerden, zu denen eben auch depressive Symptome gehören können, beseitigen. Für die Anwendung einer Hormonersatztherapie gilt grundsätzlich, dass die niedrigste wirksame Dosierung über den individuell erforderlichen Zeitraum eingenommen werden soll.

Ihr Arzt muss aber auf jeden Fall in Erfahrung bringen,

- **ob Sie früher schon einmal depressive Episoden** erlebt haben und auch jetzt weniger unter typischen klimakterischen Beschwerden als unter Ihrer depressiven Gestimmtheit leiden. Dann ist eine Überweisung zu einem oder Ihrem Psychiater oder Psychotherapeuten sinnvoll, die die antidepressive Therapie – medikamentös und/oder psychotherapeutisch – übernehmen, oder
- **ob Sie besonders stark unter den verschiedenen körperlichen Symptomen,** die mit den Wechseljahren zusammenhängen, leiden – dann sollte die antidepressive Therapie durch eine Hormonersatztherapie ergänzt werden.

An Ihnen liegt es, herauszufinden, ob Ihnen psychische und soziale Probleme gerade jetzt so zu schaffen machen, dass die Wechseljahre Sie depressiv machen. Fast immer können Sie in der Rückschau feststellen, dass zum Beispiel Ihr Selbstwertgefühl und Ihr Selbstvertrauen noch nie besonders ausgeprägt waren und dass es vielleicht schon früher Situationen gab, in denen Verlust- und Trennungserfahrungen Sie aus der Bahn zu werfen drohten. Nutzen Sie dann die Chance einer psychologischen Beratung oder Psychotherapie.

Depression bei Männern

Lange war Depression bei Männern kein Thema. Denn Männer leiden anders.

Als die Depressionsforschung anfing, sich mit den Besonderheiten bei Frauen zu beschäftigen, waren Männer so etwas wie die stille Norm, von der sich Frauen mit ihrer Depression und deren typischen Symptomen abhoben. Doch inzwischen finden Männer und deren Leiden in der Forschung zunehmend stärkere Beachtung – und das ist gut. Denn neuere Untersuchungen deuten darauf hin, dass gerade die Zahl der depressiven jungen Männer steigt. Am meisten gefährdet sind jedoch weiterhin ältere Männer. Depressive ältere Männer, häufig auch vereinsamt und chronisch krank, beenden auch am häufigsten ihr Leben mit einer Selbsttötung. Insgesamt ist die Selbsttötungsrate bei depressiven Männern höher als bei depressiven Frauen.

→ Gotland-Studie

Ein Anti-Depressions- und Suizidpräventionsprogramm, das in Gotland/Schweden niedergelassene Ärzte für Depressionen „sensibel" machte, um eine antidepressive Behandlung früh- bzw. rechtzeitig einleiten zu können, hatte großen Erfolg. Es kam zu einer signifikanten Reduktion der Suizide bei Frauen. Aber: Die Suizidrate der an der „Gotland-Studie" teilnehmenden Männer blieb nahezu unverändert. Warum? Sehr viel weniger Männer waren als depressiv erkannt worden und folglich auch nicht antidepressiv behandelt worden. Nachdem man dem Verdacht einer geschlechtsspezifischen Ausprägung der depressiven Symptomatik nachgegangen war und auch die meist maskierten Symptome einer „Männerdepression" in das den niedergelassenen Ärzten vorliegende erweiterte Diagnoseschema des „Gotland Scale of Male Depression" (Gotland-Skala zur Erfassung männlicher Depression) aufgenommen worden waren, konnten in einem zweiten Teil der Studie sehr viel mehr depressive Männer ausfindig gemacht und durch entsprechende Behandlung vor dem Suizid bewahrt werden.

Ein anderes Erscheinungsbild der Depression?

Die Hauptsymptome der Depression, die niedergeschlagene Stimmung, die Antriebslosigkeit, negative Gedankengänge und

Schlafstörungen, sind bei beiden Geschlechtern durchaus gleich häufig. Was bei Männern jedoch sehr viel stärker ausgeprägt ist, ist die Verbindung von Niedergeschlagenheit und Aggression.

Das heißt: Bei Männern sind häufig eine gereizte Stimmung, unangebrachter Ärger bis hin zu Wutanfällen erste Anzeichen einer nahenden Depression. Die anderen Symptome, die eher ins Spektrum von vermeintlicher oder tatsächlicher „Schwäche" gehören, werden lange nicht wahrgenommen, verleugnet oder bagatellisiert. Sie passen nicht zum männlichen Selbstbild, zu dem es gehört, Ängste nicht zu kennen, Resignation und Hoffnungslosigkeit nicht zuzulassen und Hilfe nicht zu brauchen. Männliche Depressionen werden so lange Zeit nicht erkannt oder als körperliche Krankheiten fehlgedeutet.

Männer neigen mehr dazu, im Vorfeld einer Depression eine Abhängigkeit, meist von Alkohol, zu entwickeln. Der Alkoholmissbrauch ist bei ihnen anfänglich auch als eine Art Selbstbehandlung zu verstehen: Fatalerweise beeinflusst Alkohol gerade im Vorfeld einer depressiven Erkrankung die ersten Symptome recht positiv. Die Stimmung kann sich – wenn auch nur kurzfristig – bessern. Antrieb und Motivation werden noch einmal normalisiert, der Suchtstoff suggeriert Tatkraft und kann die depressiven Gedanken betäuben.

Auch dieser Umgang mit Alkohol spricht dafür, dass bei Männern zu Beginn und im Verlauf einer Depression ein Wandel der Beschwerden und Symptome eintritt, der den eigentlichen Charakter ihrer seelischen Störung verschleiert.

Stressbewältigung bei Männern

Depressionen haben mit Stressverarbeitung zu tun: Bei kurzfristigem Stress wird das Stresshormon Kortisol ausgeschüttet. So auch bei chronisch belastenden Situationen wie Arbeitslosigkeit, Einsamkeit oder Partnerschaftsproblemen. Eine solche andauernd erhöhte Ausschüttung von Kortisol kann die Nervenzellen im Gehirn schädigen. Diese Schädigung verursacht wiederum ein Minderangebot an Noradrenalin und Serotonin, den beiden Botenstoffen, die eine Schlüsselposition bei der Entstehung von Depressionen einnehmen (siehe „Depression und Stress", S. 57).

Die höhere Selbsttötungsrate bei Männern lässt vermuten, dass sie über weniger schützende Mechanismen verfügen als Frauen.

Frauen scheinen dazu zu neigen, unter Stresseinfluss „direkt" depressiv zu werden. Trotzdem schützt sie ihr Geschlechtshormon Östrogen vor den negativen Einflüssen des Stresshormons Kortisol auf bestimmte

Regionen des Gehirns. Die höhere Selbsttötungsrate bei Männern lässt vermuten, dass sie über weniger schützende Mechanismen verfügen als Frauen.

Männer scheinen vor allem eine andere Form der Stressbewältigung zu haben als Frauen. Häufig reagieren sie auf Stress zunächst mit Herz-Kreislauf-Erkrankungen wie Bluthochdruck oder Erkrankungen der Herzkranzgefäße, bevor sie wie Frauen dann auch depressiv werden. Wissenschaftler nehmen an, dass es bei Männern einen ganz bestimmten Typ der versteckten (larvierten) Depression gibt, bei dem die eigentlichen psychischen Symptome lange unerkannt bleiben, weil sie sich hinter körperlichen Symptomen verbergen.

Selbsttötung – Unterschiede bei Männern und Frauen

Am häufigsten versuchen junge Frauen sich selbst zu töten. In den meisten Fällen werden sie gerettet. Immer wieder wurde dies in den unterschiedlichsten Bevölkerungsstichproben und in unterschiedlichen Kulturen bestätigt. Gerade junge Frauen scheinen besonderen sozialen Stressfaktoren ausgesetzt zu sein – und sie reagieren anders auf diese als Männer. Wahrscheinlich lösen sie früher als Männer in ihrer Umgebung die Aktivierung von Hilfe aus, zum Beispiel durch die Familie und Freunde. Dazu gehört offenbar auch, dass es bei dem glücklicherweise „erfolglosen" Selbsttötungsversuch bleibt.

Checkliste

„Männersymptome"

- ☐ gereizte Stimmung, Unruhe, Unzufriedenheit
- ☐ ständige „Verärgerung"
- ☐ feindseliges, vorwurfsvolles und nachtragendes Verhalten
- ☐ geringere Impulskontrolle (Wutanfälle)
- ☐ höhere Risikobereitschaft
- ☐ geringere Stresstoleranz
- ☐ Missbrauch von Suchtmitteln (Alkohol und Nikotin)
- ☐ Schlafstörungen
- ☐ Schmerzen ohne körperliche Ursachen
- ☐ Niedergeschlagenheit
- ☐ Freudlosigkeit
- ☐ Interessenverlust
- ☐ Antriebslosigkeit
- ☐ depressive Denkinhalte
- ☐ Suizidfantasien, -gedanken
- ☐ Suizid(-versuche)

Besonders häufig sterben ältere Männer durch Selbsttötung. Ihr Risiko steigt nochmals, wenn sie einsam oder chronisch krank sind. Auch Abhängigkeitserkrankungen, die bei Männern häufiger sind, steigern das Risiko der Selbsttötung. Charakteristisch für Männer ist der Griff zu „harten" Methoden wie Erschießen, Erhängen oder einem Sprung aus großer Höhe. In den USA, wo Waffenbesitz erlaubt ist, begehen beispielsweise über 60 Prozent der Männer den Suizid mithilfe von Schusswaffen.

Testosteron und Depression – gibt es die männlichen Wechseljahre?

Der altersbedingte Rückgang der Produktion von Geschlechtshormonen ist kein alleiniges Frauenschicksal. Bei vielen Männern geht die Bildung des Geschlechtshormons Testosteron jenseits des 50. Lebensjahres langsam zurück: Bei 75-jährigen Männern ist die Konzentration dieses Hormons im Schnitt um 35 Prozent niedriger. Neben Androstendion ist Testosteron das wichtigste männliche Geschlechtshormon. Es reguliert sexuelle Funktionen wie Erektion und Ejakulation, aber auch die Bildung von Muskelgewebe. Wie viele Hormone hat es ebenfalls Funktionen, die über Rezeptoren im zentralen Nervensystem vermittelt werden. Dies sind: sexuelles Interesse (Libido), emotionale Schwingungsfähigkeit und kognitive Funktionen, wie zum Beispiel das Denken und das Abstraktionsvermögen. Die Ausschüttung von Testosteron unterliegt tages- und jahreszeitlichen Schwankungen und ist von Umgebungsfaktoren wie Stress, Sex, aber auch von anderen Faktoren wie beispielsweise vom Rauchen abhängig.

Wenn zu wenig Testosteron ausgeschüttet wird, kommt es unter anderem zu den folgenden Beschwerden:

- Verlust des sexuellen Interesses,
- Erektionsschwäche,
- Ermüdung,
- Reizbarkeit,
- mürrische Verstimmtheit,
- Verwirrtheit,
- räumliche Orientierungsstörungen.

Die Ähnlichkeit zu einigen Symptomen der Depression ist also nicht von der Hand zu weisen, zumal Störungen des sexuellen Erlebens auch bei den meisten Depressionen auftreten. In einer Befragung gaben 40 Prozent einer Gruppe von Männern mit schwerer Depression zum Zeitpunkt der stärksten Beschwerden eine komplette Erektionsschwäche an. Eher selten: Bei depressiven Männern, die noch keine Medikamente nahmen, wurde im Rahmen der Depression ein erhöhtes sexuelles Bedürfnis beschrieben.

Besonders Urologen, aber auch Psychiater gehen immer mehr dazu über, bei Klagen über die Symptome einer Depression bei ihren männlichen Patienten den Testosteronspiegel zu bestimmen und bei Mangelzuständen eine Testosterongabe vorzuschlagen. Doch wie fundiert sind solche Vorgehensweisen? Mehrere breit angelegte wissenschaftliche Untersuchungen haben das Verhältnis von Testosteronbildung und Depressivität untersucht. Die Ergebnisse sind allerdings nicht eindeutig. Einige Studien fanden bei depressiven Männern niedrige Testosteronspiegel, andere sahen keinen Zusammenhang. Insgesamt zeigte sich aber der Trend, dass Männer über 60 Jahre, die an schweren Depressionen leiden, häufiger besonders niedrige Hormonspiegel aufweisen. Dies ist auch bei Männern der Fall, die an chronischen Formen der Depression (Dysthymia) leiden.

Dennoch muss und kann anhand der unterschiedlichen körperlichen Symptome eine Depression von einem Mangel an männlichen Geschlechtshormonen unterschieden werden. Die Symptome eines solchen Hormonmangels sind:

- reduzierte Muskulatur,
- reduzierte Knochendichte,
- zunehmende Fettsucht, das heißt der körpereigene Fettanteil erhöht sich im Verhältnis zur Muskelmasse,
- abnehmende Körperbehaarung,
- Blutarmut.

Einfach Testosteron geben?

Bei Männern, die nicht depressiv waren, aber unter Testosteronmangel litten und wegen der Symptome behandelt wurden, führte die Hormonbehandlung zu besserer Stimmung, Umgänglichkeit, Wohlbefinden und Tatkraft. Es traten allerdings auch Gereiztheit und Nervosität, Ärger und Traurigkeit auf.

Die Hormongabe führte bei depressiven Männern mit normalem Testosteronspiegel zum Anstieg des sexuellen Interesses und leichter Stimmungsaufhellung, aber auch zu ärgerlicher Überempfindlichkeit und in manchen Fällen sogar zur Hypomanie, also zu einer Antriebssteigerung mit ungewohnt guter Stimmung und mangelndem Schlafbedürfnis. Bei einer großen Studie mit Patienten, die an schweren Formen der Depression litten, war gegenüber der Gabe eines Scheinmedikaments dagegen kein positiver Effekt der Hormongabe festzustellen. Der Nutzen der Hormongabe bei Männern mit Depression ist somit nicht ausreichend nachgewiesen.

Wenn aber der Testosteronspiegel deutlich zu niedrig ist, sollten ein Endokrinolo-

Nur bei einem wirklich durch endokrinologische und urologische Untersuchungen nachgewiesenen deutlich erniedrigten Hormonspiegel kann eine Testosterongabe als Zusatztherapie in Erwägung gezogen werden!

ge, also ein Spezialist für den Hormonstoffwechsel und die hormonbildenden Organe, sowie ein Urologe hinzugezogen werden. Sie sollten gegebenenfalls eine Hormontherapie einleiten. Dabei sind Vor- und Nachteile einer solchen Therapie gegeneinander abzuwägen. Vor allem darf bei den betroffenen Männern keine Erkrankung der Prostata bestehen, die das Risiko einer bösartigen Neubildung eines Tumors in sich birgt. Hier könnte eine Testosterongabe fatale Folgen auf ein mögliches Tumorwachstum haben. Auch muss vor einer Hormongabe mehrmals ein erniedrigter Hormonspiegel nachgewiesen worden sein.

Und andere Hormone?

Bei den diversen Anti-Aging-Geschäftemachereien sind auch Männer mehr und mehr zur Zielgruppe geworden. Körperliches und seelisches Wohlbefinden werden versprochen, und es wird behauptet, Depressionen seien Alterserscheinungen, die beispielsweise durch Hormongaben gut zu behandeln seien. Mittlerweile hat sich eine halblegale Szene entwickelt, in der die unterschiedlichsten Hormone – wie Testosteron und andere männliche Geschlechtshormone, Wachstumshormone, Schilddrüsenhormone –, aber auch Vitamine sowie andere Nahrungsergänzungsstoffe angeboten und konsumiert werden. Um es ganz deutlich zu sagen: Diesen „Therapien" fehlt jede wissenschaftliche Begründung – selbst wenn sie von Ärzten angeboten und verordnet werden sollten. In keiner Weise sind bislang beispielsweise Langzeiteffekte solcher Behandlungen erforscht.

Daher: Auch wenn Sie Verzweiflung spüren, weil Ihre Depression schon Wochen oder Monate anhält, ohne dass eine beachtenswerte Änderung eingetreten ist, kann die Botschaft dennoch nur lauten: Finger weg von solchen „Behandlungsansätzen"!

Mann und Medikament

Die Art und Weise, wie Medikamente im Körper verarbeitet werden, und die Wirksamkeit bestimmter Medikamente sind bei Männern und Frauen verschieden. Bei Frauen ist die Konzentration einiger Medikamente im Blut bei derselben Dosis offenbar höher (was Anlass zu einer zurückhaltenderen Dosierung sein kann oder sollte). Und Frauen sprechen insgesamt weniger gut auf manche anderen Medikamente an. Männer hingegen reagieren öfter als Frauen auf ein Scheinmedikament (Placebo) mit einer Besserung ihrer Beschwerden. Die Unterschiede werden noch erforscht und müssen künftig mehr Berücksichtigung bei der Behandlung finden.

Sexualität, Depression und Partnerschaft

Depressionen gehen oft mit sexuellen Funktionsstörungen einher. Frauen wie Männer reagieren häufig mit einem Nachlassen der sexuellen Lust, Männer leiden zudem unter Erektions- und Ejakulationsstö-

Depressive Männer

Männer leiden vor allem am Anfang häufig nicht unter den als typisch beschriebenen Symptomen einer Depression. Ihre Depression zeigt sich anders – und wird deshalb oft nicht erkannt.

Alles nervt – ständige Verärgerung

Alles regt mich auf! Jeden Morgen das Gequatsche der Kollegen, die Kontrollwut des Chefs, aber was besonders schlimm ist: immer mehr auch das Lachen meiner Kinder, die besorgte Miene meiner Frau, ihre Fragen, ob es mir gut geht …

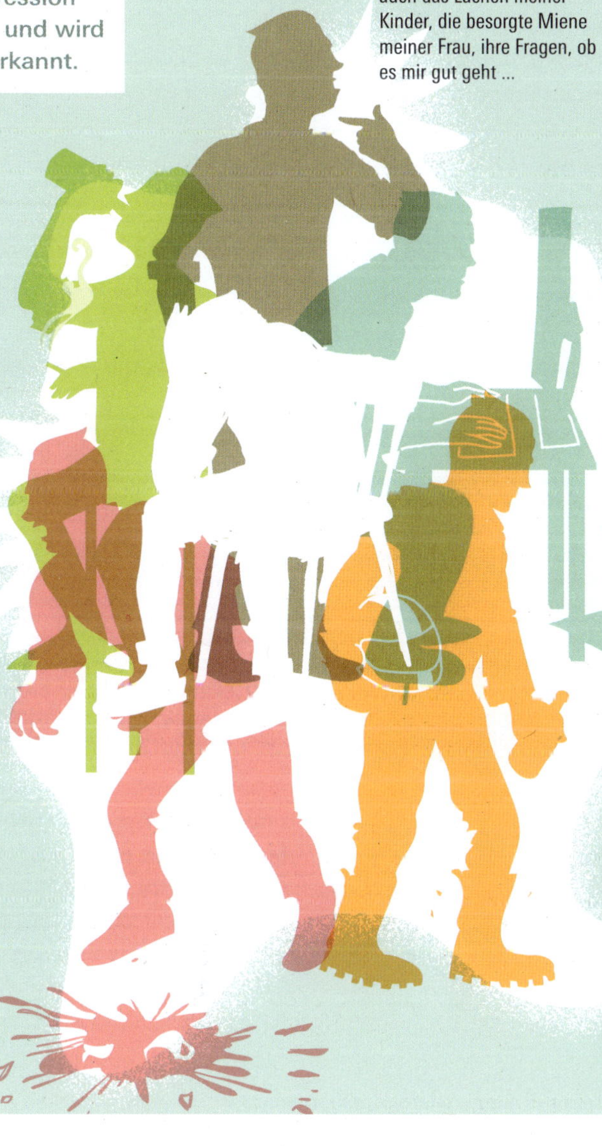

Alkohol als Seelentröster – Alkoholsucht

„Frustsaufen" – das kenne ich. Die Gereiztheit lässt dann nach. Alkohol entspannt mich, ich fühle mich besser, die Angst wird weniger. Aber nicht auf Dauer. Ich brauche immer mehr Alkohol, um seine Wirkung zu spüren. Ist das schon Sucht?!

Arbeit lenkt ab – Arbeitswut

Ich will anderen, aber besonders mir selbst zeigen, dass ich noch topfit bin und decke mich bis über die Ohren mit Arbeit ein! Aber ich bin nicht fit und schnell entstehen nicht zu bewältigende Berge …

Ich platze – Wutanfälle

Mein Ärger, meine Gereiztheit werden immer stärker. Wohin damit? Ich halte es einfach nicht mehr aus. Ich könnte platzen vor Wut – und ich raste aus!

Nicht nur in Arbeit kann man sich stürzen – Risikoverhalten

Jetzt will ich es wissen: ich und antriebslos, schwach?! Alles funktioniert doch noch – und besser denn je! Mein Sport, mein Hobby, mein Sex: je exzessiver und riskanter, desto besser.

rungen, die sie als ein persönliches Versagen bewerten und wahrnehmen. Männer neigen oft dazu, jegliche Form sexueller Funktionsstörungen, seien sie durch die Depression oder deren Behandlung verursacht, als katastrophalen Einbruch in ihr bisheriges Leben anzusehen. Da derlei Störungen auch als unerwünschte Wirkung der medikamentösen Behandlung auftreten können, ist es wichtig, über diese mögliche – vorübergehende – Nebenwirkung der Medikamente genau aufzuklären, um einen Abbruch der Behandlung zu verhindern.

→ Ein Beispiel

Amir (45 Jahre): „Die depressive Stimmung, na ja, man ist eben gelegentlich nicht gut drauf, habe ich mir eine ganze Zeit gedacht. Dann bin ich halt brummig, die anderen werden sich schon dran gewöhnen. Aber dann wurde es unerträglich. Als ich jeden Morgen kurz vor vier wach wurde, begann der Anfang vom Ende, so habe ich es damals wahrgenommen. Sex ist kein Schlafmittel, das wusste ich auch schon vorher. Auf der anderen Seite war ich dann in der morgendlichen Angst auch so verzweifelt, dass ich einfach wissen musste, ob wenigstens das noch funktioniert, denn ohne Sex – da kann ich mir ja gleich die Kugel geben.

Es kam, wie es kommen musste: Regine hat mir unmissverständlich klargemacht, dass sie es nicht erträgt, jeden Morgen von mir aus dem Schlaf gerissen zu werden. Und außerdem brauche sie für Sex eine Einstimmung und Zärtlichkeit und so weiter, wie Frauen das eben so finden. Sie hat nichts von mir mitgekriegt in dieser Zeit, ich habe ihr auch nichts erzählt, fühlte mich nur abgewiesen. Und dann habe ich eines Tages, als sie wirklich wollte, auch keinen mehr hochgekriegt. Nur Mist habe ich in dieser Zeit erlebt. Als am Wochenende wieder einmal alles daneben ging, habe ich dann an einem Montag versucht, mit allem Schluss zu machen. Sie hat bis heute nicht begriffen, was eigentlich los war, hat mir dann nur Vorwürfe gemacht, ich wolle sie unter Druck setzen, erpressen. So ein Quatsch."

Nur wenige Männer schaffen es, gerade wenn die Symptome einsetzen, über ihre Probleme zu sprechen. Viele versuchen erst einmal mit aller Macht und Anstrengung über die Schwierigkeiten, die ihnen die depressiven Symptome bereiten, hinwegzugehen, sie zu ignorieren. „Wenn ich zurzeit nur schlecht in die Gänge komme, dann denke ich mir: Jetzt erst recht, dann zwinge ich mich, stehe jeden Tag eine Stunde früher auf und nehme noch mehr Aufträge an. Das wird doch wohl zu schaffen sein, wäre ja gelacht" – so oder ähnlich könnte ein „typisch männlicher" Versuch der Überkompensation aussehen. Es kann schwierig sein, einen Mann an den Punkt zu bringen, sich um Hilfe zu bemühen und offen über die eigenen Schwierigkeiten zu sprechen. „Was denn, ich soll zum Psychiater, das glaubst du doch selbst nicht?!" Und noch schwieriger kann es für den männlichen Stolz werden, auf die Hilfe eines Medikaments zu vertrauen. Für Sie als Partner/in bedeutet das: Es kann länger dauern, bis Ihre Überzeugungsversuche erfolgreich sein werden. Doch lassen Sie nicht locker. Versuchen Sie, auch wenn Sie zunächst nur auf Ablehnung stoßen, ein Gespräch über die Veränderung zu führen, die Sie an Ihrem Partner wahrnehmen, und bieten Sie Ihre Unterstützung bei der Suche nach professioneller Hilfe an – beständig und ohne zu drängen!

→ Ein Beispiel

Wolfgang (51 Jahre): „Ich war unfähig zu sprechen. Wenn ich in Worte hätte fassen können, was mir geschah, auch mir selbst gegenüber, wäre mir schon viel geholfen gewesen. Ich hatte das Gefühl, zu versteinern, als würde sich um meine Haut langsam, aber mit wachsender Geschwindigkeit eine rasch aushärtende Schale legen. Inge fragte jeden Tag mehrmals, was mit mir los sei, und das auch noch beim Frühstück, wo ich noch nie sehr gesprächig war. Ich glaube, sie empfand es als Vorwurf an sich selbst, dass ich nicht sprechen konnte."

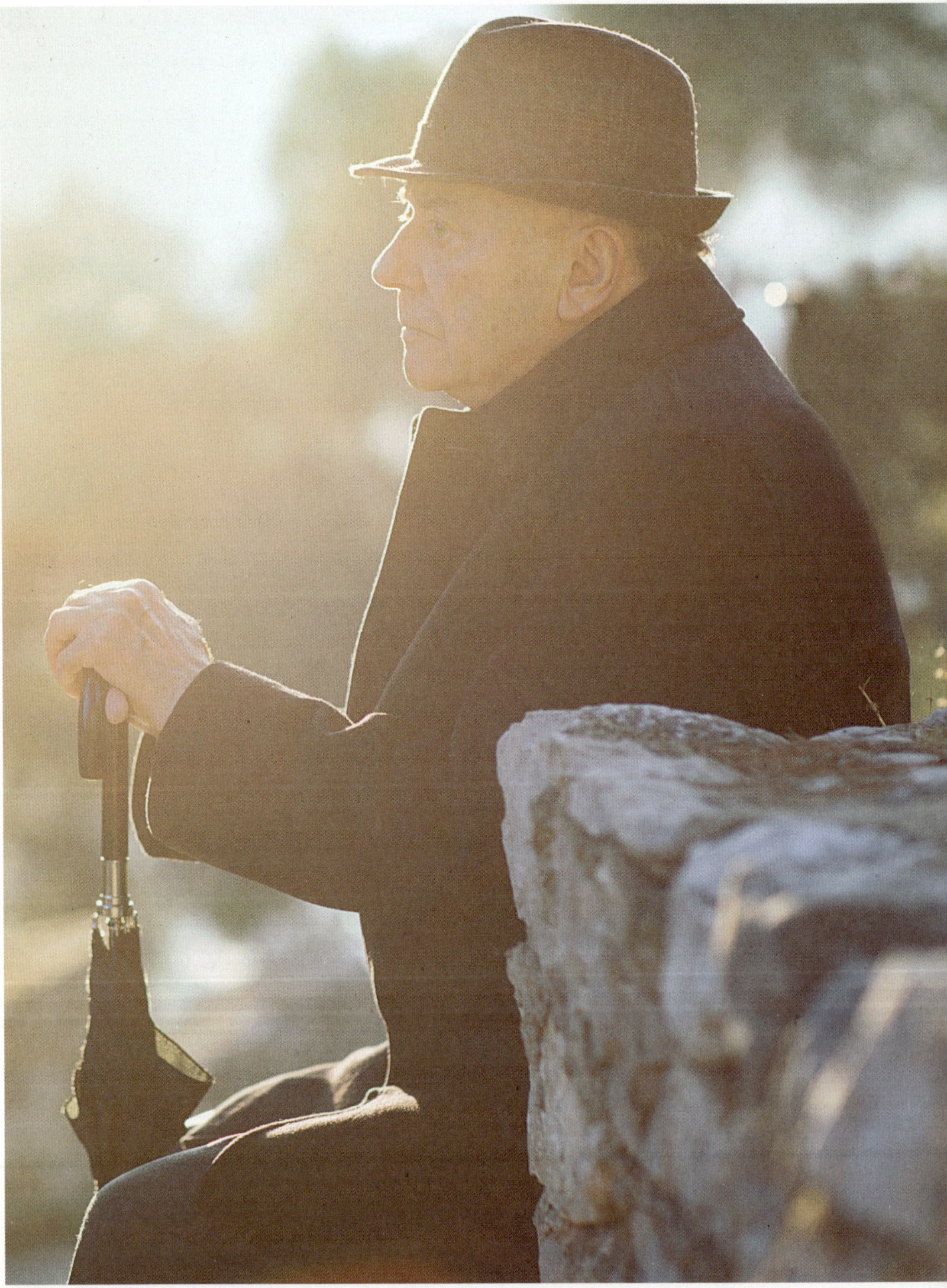

Macht Altern depressiv?

Wir werden immer älter. Die Chance auf ein langes Leben birgt jedoch auch Gefahren – unter anderem das Risiko, an einer Depression zu erkranken. Doch heißt alt werden automatisch depressiv werden?

Noch Anfang des 20. Jahrhunderts hatten die Menschen in unseren Breiten eine durchschnittliche Lebenserwartung von rund 35 Jahren. Nach dem Zweiten Weltkrieg waren es schon 60 Jahre. Und Jungen, die heute geboren werden, können mit einer Lebenserwartung von gut 78 Jahren, Mädchen sogar von gut 83 Jahren rechnen. Auch für jetzt schon ältere Menschen ist die Lebenserwartung weiter gestiegen. Für einen heute 65-jährigen Mann ergibt sich statistisch gesehen eine sogenannte fernere Lebenserwartung von mittlerweile fast 18 Jahren, für eine 65-jährige Frau über 20 weitere Lebensjahre, was für beide Geschlechter einem Anstieg von über einem Jahr innerhalb der letzten zehn Jahre entspricht. Ein Glück! Doch ein langes Leben bringt auch eine Reihe von altersbedingten Krankheiten und Beschwerden mit sich. Auch die Psychiatrie kennt Alterserkrankungen, und die Depression ist eine häufige psychische Erkrankung im höheren Lebensalter.

Ist die Depression aber altersbedingt? Gibt es nicht genügend nachvollziehbare Gründe dafür, traurig zu sein, zu resignieren? Obwohl dies jüngeren Menschen manchmal so erscheint: Depressionen „gehören" nicht zum Alter – ebenso wenig wie zu anderen Lebensabschnitten – und müssen und können behandelt werden.

Altersbedingte Risikofaktoren gibt es, aber ...

Eine Depression muss nicht als typische Alterserscheinung ertragen werden. Denn Alter und Depression gehören nicht zusammen.

Bis heute sind sich die Experten nicht einig, ob sich mit dem Alter die Wahrscheinlichkeit zu erkranken erhöht. Auf der einen Seite lassen manche Untersuchungen eher auf einen Rückgang von Depressionen schließen. Auf der anderen Seite zeigen etwa Bewohner von Altenheimen mit einer Häufigkeit von 30 bis 40 Prozent depressive Einzelsymptome, wie traurige Verstimmtheit oder depressive Denkinhalte – für viele ein deutlicher Hinweis dafür, dass zwischen Altsein und Depression ein enger Zusammenhang besteht. Ja, es gibt tatsächlich schwerwiegende Faktoren, die das Ausbrechen einer depressiven Störung im Alter begünstigen: Im Alter verringern sich zum Beispiel viele Stoffwechselvorgänge, so auch die Produktion von Botenstoffen im zentralen Nervensystem. Das heißt, auch die Botenstoffe Dopamin, Noradrenalin und Serotonin nehmen ab. Dagegen steigt der Monoaminooxidasespiegel im Gehirn – verantwortlich für den Abbau dieser Botenstoffe (siehe „Antidepressiva", S. 142) – an. Man kann sich für die Entstehung der „Altersdepression" also gut ein Ungleichgewicht durch einen Mangel an Botenstoffen oder einen Überfluss an Monoaminooxidase als Mitverursacher vorstellen.

Wie jede Depression entsteht auch die Depression im Alter, wenn viele Belastungsfaktoren zusammenkommen.

Ein anderer Grund für depressive Stimmungen älterer Menschen sind körperliche Erkrankungen und Schmerzzustände. Je stärker ausgeprägt eine körperliche Erkrankung und Schmerzen sind, desto schwerer sind damit verbundene depressive Stimmungen. Dazu bedeuten Krankheiten heute oft die Einnahme einer Vielzahl von Medikamenten, nicht wenige davon können depressive Verstimmungen als unerwünschte Arzneimittelwirkung erzeugen. Grundsätzlich spielt zwar bei diesen beiden Risikofaktoren das Lebensalter keine herausragende Rolle: Bei jüngeren schwer oder chronisch Kranken ist die Zahl der Depressiven etwa genauso hoch wie bei älteren. Da das Alter jedoch häufiger Krankheiten, Schmerzen und damit die Notwendigkeit, Medikamente zu nehmen, mit sich bringt, vergrößert sich die Wahrscheinlichkeit, aus diesem Grund depressiv zu werden.

Und: Wie jede andere Depression entsteht auch die Depression im Alter, wenn viele Belastungsfaktoren zusammenkommen. Gerade bei älteren Menschen häufen sich Verlust- und Kränkungserlebnisse, Gefühle der Hilf- und Hoffnungslosigkeit, die Erfahrung, nicht mehr Herr seiner selbst oder der Situation zu sein. Ältere erleben viel häufiger als junge Menschen in ihrer unmittelbaren Verwandtschaft oder Bekanntschaft einen Todesfall.

Einschnitte und Verlusterlebnisse

Aber nicht nur diese einschneidenden Verlusterlebnisse spielen eine Rolle beim Entstehen einer Altersdepression. Dieser Lebensabschnitt beinhaltet eine ganze Reihe weiterer Verlusterlebnisse, um die wir alle nicht herumkommen: Denken Sie nur an den Rückzug aus dem Berufsleben. Viele trifft er unvorbereitet. Sie hatten keine Zeit oder auch keinen inneren Zugang, sich darauf einzustellen. Eine Aktivität, die dem jetzigen Lebensabschnitt Sinn geben könnte, scheint nicht in Sicht. Vor allem Menschen, die in ihrem Beruf aufgegangen sind, denen private Kontakte, Freunde oder überhaupt ein Leben außerhalb des beruflichen Alltags wenig bedeutet haben, verlieren mit dem Ausscheiden aus dem Beruf nicht nur die stabilisierende Strukturierung ihres Alltags. Sie verlieren Kollegen, Ansprache und Austauschmöglichkeit. Viele sind plötzlich sozial isoliert. Für die Menschen, denen beruflicher Erfolg, Achtung und Anerkennung durch Kollegen, Mitarbeiter und Vorgesetzte der Selbstachtung und dem Selbstwertgefühl dienten, kommt der Ruhestand einem Verlust der Daseinsberechtigung gleich. Auch das kann niederschlagen.

→ Ein Beispiel:

Siegfried (66 Jahre): „Den Tag meiner Pensionierung habe ich richtig herbeigesehnt! Während der letzten Jahre meines Dienstes bei der Stadtverwaltung ist es mir schwergefallen, immer war etwas Neues zu erlernen. Und dann noch die verdammten Computer. Meine jüngeren Kollegen beherrschten das alles wie im Spiel. Das hat mich bedrückt. Für die Zeit nach der Pensionierung hatte ich viele Pläne. Ich wollte regelmäßig in die Berge fahren. Und ich wollte endlich mehr Zeit für meine Modelleisenbahn haben. Doch dann kam alles anders. Ein richtig positives Gefühl wollte sich nach meiner Verabschiedung nicht einstellen. Das wird sich schon geben, sagten meine Frau und meine Freunde. Doch meine Lustlosigkeit wurde immer größer. Nichts interessierte mich mehr. Die Kinder nahmen mich mit zu einem Ausflug in die Berge. Dort war alles zäh wie Kaugummi, jeder Schritt tat mir weh. Mir war, als sei innerlich eine Handbremse angezogen, gegen die ich anzukämpfen hatte. Nichts funktionierte mehr richtig, nicht einmal der Stuhlgang. Häufiger erwachte ich sehr früh morgens mit einem Druck auf der Brust, als liege dort ein Mahlstein. Eines Morgens war da nicht nur dieser Druck, sondern auch ein Stechen und Brennen, direkt über dem Herz. Zum ersten Mal weckte ich meine Frau, sie rief die Sanitäter …"

Ein anderer wichtiger Aspekt: Besonders Frauen schmerzt die Erfahrung, dass die Kinder nun ihr eigenes Leben führen, beruflich eigene Wege gehen, eine Familie gründen – und dies eben oft, ohne die Lebenserfahrung der Eltern in Anspruch zu nehmen. Dieser Prozess läuft bei vielen Frauen heute parallel mit anderen Vorgängen des Rückzugs, wie etwa dem Ausscheiden aus dem Berufsleben. Nicht wenige Mütter vereinsamen mit dem Auszug der Kinder. Doch auch Männer müssen den Verlust ihrer Vaterrolle verarbeiten. Auch sie können das Gefühl empfinden, an Bedeutung, Einfluss, an Wert, an Macht zu verlieren. Und immer erinnert das Erwachsenwerden der Kinder an das eigene Älterwerden.

Altwerden: Es ist nicht nur unsere Jugendkultur, die es schwer macht, die Abnahme der körperlichen und geistigen Flexibilität und Belastbarkeit zu akzeptieren. Die eigene Vergänglichkeit wird deutlich. Neue Fragen tauchen auf und müssen geklärt werden: Wie lange kann ich mich noch selbst versorgen? Wie lange kann ich meine Wohnung halten? Ist der Umzug in ein Altenheim nicht der Anfang vom Ende?

Ist dies nicht alles Grund genug zu resignieren, depressiv zu werden? Besonders jüngere Menschen und leider oft auch alte Menschen sind fest von dieser Zwangsläufigkeit überzeugt.

Alt sein und Depression gehören nicht unabdingbar zusammen

Der Verlust eines nahestehenden Menschen, mit dem vor allem ältere Menschen immer öfter konfrontiert werden, macht traurig. Aber muss er depressiv machen? Neuere Untersuchungen über den Zusammenhang von Trauer und Depression im Alter lassen den Schluss zu, dass gerade ältere Menschen häufig mehr Fähigkeiten entwickeln als jüngere, den notwendigen Trauerprozess zuzulassen, durchzustehen und abzuschließen. Sie haben dies als Lebensrealität ihres gegenwärtigen Alters akzeptiert, sie wissen zu trauern.

Und die Berentungs- oder Pensionsdepression? Das Ausscheiden aus dem Berufsleben ist eine Schwellensituation, die wie jede Situation dieser Art die Gefahr birgt, erst einmal unüberwindbar zu erscheinen. Die Notwendigkeit, neue Schwerpunkte zu setzen, erschreckt. Aber gerade die gestiegene Lebenserwartung, der gute Gesundheitszustand der meisten, die heute aufhören zu arbeiten, lässt den Lebensabend tatsächlich als Chance erleben. Auch das Erwachsenwerden der Kinder bedeutet keineswegs einen Verlust, der zum Auslöser einer Depression werden muss. Vielleicht mit einem leisen Anflug von Wehmut können die meisten alt gewordenen Eltern die neu gewonnene Freiheit genießen, sind froh, Verantwortung abgeben zu können und endlich einmal nur an sich denken zu dürfen. Eine Depression im Alter als „normal" zu betrachten ist also nicht angebracht.

Dies gilt auch für den letzten Lebensabschnitt, das hohe Alter der sogenannten Hochbetagten. Gerne nehmen jüngere Menschen an, dass die Lebensqualität während dieser Phase stark eingeschränkt ist. Man kann sich einfach nicht vorstellen, dass Hochbetagte, die auf diverse Hilfen angewiesen sind, zufrieden mit ihrem Leben sind. Eine breit angelegte wissenschaftliche Untersuchung erwies jedoch das Gegenteil. Hochbetagte haben, wenn sie nicht an psychischen Störungen wie Demenz oder Depression leiden, ein hohes Maß an Lebenszufriedenheit, selbst wenn sie körperlich gebrechlich sind und fremde Hilfen beim Meistern ihres Alltags benötigen. Dies ist ein Grund mehr, auch die Depression im Alter konsequent zu behandeln und sie nicht als unausweichliche Folge des Alterns zu betrachten, mit der man sich abfinden muss.

Checkliste

Suchen Sie Hilfe!

Geben Sie nicht auf, wenn ...

- ☐ Sie keine Energie mehr haben oder mit einem Mal so unruhig sind,
- ☐ Sie unter Appetitlosigkeit, Gewichtsverlust, Schlafstörungen, Verstopfung leiden,
- ☐ Sie plötzlich auffällig vergesslich werden,
- ☐ Sie sich über lange Zeit niedergeschlagen, traurig, hoffnungslos und „zu nichts mehr nütze" fühlen,
- ☐ Sie sich nicht mehr freuen können über Menschen, Dinge, Aktivitäten, die Ihnen bisher Spaß gemacht haben,
- ☐ Sie keinen Sinn mehr darin sehen, weiterzuleben.

Denn das sind nicht einfach Alterserscheinungen, sondern möglicherweise Folgen einer depressiven Erkrankung – und damit behandlungsbedürftig. Es gibt Behandlungsmöglichkeiten – nutzen Sie sie!

Schwierigkeiten der Diagnose

Vor jeder Behandlung steht die Diagnose. Aber gerade sie ist bei Depressionen im Alter nicht einfach.

Die richtige Diagnose zu stellen wird dadurch erschwert, dass zahlreiche Symptome einer Depression durchaus den Beschwerden des Alters ähneln. Sie werden deshalb nur allzu leicht als Folge des Älterwerdens missverstanden. Dazu gehören beispielsweise depressive Schlafstörungen, Konzentrations- und Gedächtnisstörungen. Vor allem Störungen der Konzentrationsfähigkeit, der Gedächtnisfunktionen und des Denkens werden in vielen Fällen als altersbedingter Abbauprozess missverstanden, als beginnende senile Demenz oder erste Zeichen einer Alzheimerkrankheit (siehe „Das Problem ‚Alzheimer'", S. 276). Nur selten denken Betroffene, Angehörige, aber auch die behandelnden Ärzte an eine depressive Erkrankung und versäumen so die therapeutischen Chancen einer gezielten antidepressiven Therapie.

Ein Grund dafür mag auch sein, dass ältere Menschen, die oft weniger gewohnt sind, über Gefühle und Stimmungen zu sprechen, häufig ausschließlich die körperlichen Symptome einer Depression berichten. Sie klagen über Appetitverlust, Schlaflosigkeit, Probleme mit der Verdauung, vor allem Verstopfung, oder Gewichtsverlust. Die Folge ist oft eine Vielzahl von Untersuchungen durch den Hausarzt oder Internisten, ohne dass diese dem (nicht internistischen) Problem auf die Spur kommen.

Mögliche körperliche Symptome einer Depression, über die vor allem ältere Menschen klagen, sind beispielsweise:

- Schlafstörungen (Ein- und Durchschlafstörungen, frühes Erwachen)
- Schwitzen und Frieren, kalte Hände und Füße
- allgemeine körperliche Abgeschlagenheit, Mattigkeitsgefühl
- ständige Müdigkeit
- Appetitstörungen, Völlegefühl, Übelkeit, Erbrechen, Gewichtsverlust, Verstopfung, Durchfall
- Kopfschmerzen
- Druckgefühl im Hals und in der Brust
- Funktionsstörungen von Herz und Kreislauf, Atmung, Magen und Darm
- Schwindel
- Flimmern vor den Augen, Sehstörungen
- Gelenkbeschwerden
- Muskelverspannungen
- diffuse oder wandernde Schmerzen
- Blasenstörungen
- Impotenz, Frigidität, Verlust des sexuellen Verlangens
- Tagesschwankungen des Befindens.

Körperliche Erkrankung und depressive Symptome

Machen Depressionen körperlich krank? Oder sind körperliche Krankheiten der Grund für Depressionen? Beides ist möglich.

Besonders im Alter – aber nicht nur in diesem Lebensabschnitt! – gibt es enge Verknüpfungen zwischen Depressionen und körperlichen Erkrankungen (siehe „Symptomatische Depression", S. 82). Manche Krankheiten, unter denen vor allem alte Menschen leiden, zeigen Symptome, die denen einer Depression ähneln. Körperliche Erkrankungen können aber auch die Ursache einer Depression sein.

Daneben gibt es eine ganze Reihe von körperlichen Erkrankungen, bei denen recht häufig gleichzeitig eine Depression auftritt. Gedacht werden muss an Hirnerkrankungen (Demenz, Gefäßerkrankungen des Gehirns, Parkinsonerkrankung), eine mögliche Herzminderleistung (Herzinsuffizienz) oder eine chronische Atemwegserkrankung, Störungen der Stoffwechselfunktionen (zum Beispiel eine Schilddrüsenunter- oder -überfunktion, eine Leber- oder Niereninsuffizienz), eine mögliche Fehl- oder Mangelernährung (unter anderem ein Vitamin-B-12-Mangel), Tumore, Drogenmissbrauch (zum Beispiel starker Alkoholkonsum oder Beruhigungsmittel) oder Schlafstörungen, wie beispielsweise ein Schlaf-Apnoe-Syndrom, bei dem es zu Atempausen mit Sauerstoffmangel kommt. Treten Depressionen als Begleiterkrankungen dieser Krankheiten auf, werden sie leider oft im Behandlungsplan nicht berücksichtigt, was zu weiteren massiven Einbußen der Lebensqualität führt. Zudem kann die Behandlung der Depression die Behandlung der körperlichen Beschwerden positiv beeinflussen.

Medikamente und ihre unerwünschten Wirkungen

Viele alte Menschen benötigen Medikamente, durch die nicht selten unerwünschte Wirkungen wie Abgespanntheit, niedergedrückte Stimmung, Schlaf- und Appetitstö-

Was nicht passieren sollte

Ihr Arzt erkennt Ihre Depression als Begleiterkrankung einer anderen Krankheit, beschränkt sich aber auf die Behandlung dieser Erkrankung.

Checkliste

Beim Arzt

- ☐ Lassen Sie sich gründlich körperlich untersuchen.
- ☐ Sprechen Sie über Ihre Beschwerden! Nennen Sie alle Veränderungen, die Ihnen auffallen.
- ☐ Geben Sie die Medikamente an, die Sie einnehmen oder bis vor kurzem eingenommen haben, ob vom Arzt verordnet oder nicht. Fachkundiges Abwägen der Vor- und Nachteile einer Medikamenteneinnahme ist stets nötig.
- ☐ Litten Sie schon früher an einer Depression, bedarf es genauer Analyse der Vorgeschichte und gewissenhafter Risikoabwägung.
- ☐ Gehen Sie sicher, dass Ihr Arzt über die Besonderheiten des Alters Bescheid weiß und depressive Beschwerden nicht als normale Alterserscheinungen verkennt.
- ☐ Bestehen Sie ggf. auf einer Überweisung zu einem Psychiater, möglichst mit geriatrischer Zusatzausbildung, also eingehender Kenntnis der Altersheilkunde!

rungen, Gewichtsverlust und Müdigkeit auftreten können. Das Auftreten solcher unerwünschten Wirkungen von Medikamenten hängt auch von der individuellen Veranlagung des Patienten ab. Besonders anfällig für eine durch Medikamente verursachte Depression sind diejenigen, die bereits früher unter Depressionen litten, und eben auch ältere Menschen. Die Frage, ob eine Depression als unerwünschte Wirkung eines Medikaments anzusehen ist, lässt sich meist nur schwer beantworten. Auch dafür braucht es das eingehende ärztliche, besser noch das psychiatrische Gespräch.

Wichtig ist, dass Sie bei einem Besuch beim Psychiater wirklich alle Medikamente angeben, die Sie gerade einnehmen, auch wenn diese auf den ersten Blick nichts mit der Depression zu tun zu haben scheinen. Am besten nehmen Sie die Beipackzettel mit der notierten Dosierung zum Arztbesuch mit.

Verschiedene Fachärzte müssen zusammenarbeiten

Eine exakte Diagnose setzt meist eine gute Zusammenarbeit verschiedener Ärzte voraus. Da ist vor allem Ihr Hausarzt, der Sie seit langem kennt, dem Veränderungen auffallen, der über Ihren augenblicklichen körperlichen Gesundheitszustand und alle Medikamente, die Sie einnehmen, Bescheid weiß und mit dem Sie vertrauensvoll sprechen können. Er wird Sie gegebenenfalls zu einem Internisten überweisen, der mögli-

Wenn Sie ein Medikament wegen einer anderen Krankheit einnehmen und Symptome einer Depression feststellen, sprechen Sie mit Ihrem Arzt über Alternativen.

che Krankheiten des Inneren (zum Beispiel Herz-Kreislauf-Erkrankungen, Infektionen, einen Tumor, Stoffwechselstörungen) ausschließen soll oder sie gegebenenfalls behandelt, und zu einem Psychiater, der mit den speziellen Bedingungen des Alters vertraut ist. Wichtig ist, dass auch er über Ihre besondere gesundheitliche, familiäre und soziale Situation in allen Einzelheiten informiert ist.

Depression als Risikofaktor

Neuere Untersuchungen haben gezeigt: Wenn Frauen und Männer, die über 65 Jahre alt sind, an einer Depression erkranken, erhöht sich für sie das Risiko, einen Herzinfarkt zu erleiden, um mehr als das Zweieinhalbfache. Damit gehören Depressionen neben Rauchen, Bluthochdruck, hohen Cholesterinwerten und Diabetes zu den größten Risikofaktoren für Herz-Kreislauf-Erkrankungen. Andere Studien haben ergeben, dass ältere depressive Menschen sich weniger schnell von einem Herzanfall oder einer schweren Lungenentzündung erholen, dass selbst Knochenbrüche, zum Beispiel die im Alter häufige Hüftgelenksfraktur, schlechter heilen, dass sich im Grunde genommen jeder Heilungsprozess durch eine Depression verlangsamt.

Heute vermuten Experten auch, dass eine längere Depression die Funktionstüchtigkeit unseres Immunsystems insgesamt beeinträchtigt, depressive Menschen also einem weit höheren Risiko ausgesetzt sind, körperlich zu erkranken. Eine unbehandelte Depression wirkt als Dauerstress, der den Körper in seiner Fähigkeit schwächt, mit schädigenden äußeren und inneren Einflüssen umzugehen. Infektionskrankheiten, Autoimmunerkrankungen und bösartige Tumoren können die Folge sein.

Dazu kommt: Depressionen erhöhen gerade im Alter die Gefahr, einen Suizid zu begehen. Alte Menschen begehen sehr viel mehr Suizide als jüngere. Vor allem depressive Männer über 65 Jahren sind in Gefahr.

Depressionen müssen behandelt werden, und das nicht nur, um die Stimmung aufzuhellen.

Die Behandlung

Depressionen im Alter müssen und können behandelt werden – wie jede andere Depression auch.

Grundsätzlich bestehen für die Behandlung einer Depression im Alter keine anderen Leitlinien als für die im jüngeren und mittleren Lebensalter. Eine effektive Therapie wird sowohl eine Behandlung mit Antidepressiva als auch eine Psychotherapie, oft aber auch eine Beratung in sozialen und familiären Belangen umfassen. Ein guter Therapeut muss gerade für alte Menschen einen Gesamtbehandlungsplan erarbeiten, in dem er ihre soziale und familiäre Situation ebenso berücksichtigt wie den aktuellen und voraussichtlich zu erwartenden körperlichen, seelischen und geistigen Gesundheitszustand und die ganz persönliche Lebensgeschichte. Häufig ist es sinnvoll, die Kinder und deren Familien in einen solchen Behandlungsplan einzubeziehen.

Medikamente im Alter

Im Allgemeinen stehen alten Menschen dieselben Medikamente zur Verfügung wie jüngeren. Bei ihrer Verschreibung muss jedoch auf die speziellen Bedingungen des Alters Rücksicht genommen werden.

Im höheren Alter verlangsamten sich Aufnahme und Verarbeitung der meisten Medikamente. Dies hat zur Folge, dass häufig geringere Dosierungen ausreichen, um den gewünschten Effekt zu erzielen. Gelegentlich genügt bei einer antidepressiven Therapie bereits die Hälfte der Standarddosis.

Ältere Menschen sind häufiger körperlich krank und nehmen oft unterschiedliche Medikamente: Dies bedeutet, dass Wechselwirkungen mit anderen Medikamenten, die

Wenn der Verdacht auf eine beginnende Alzheimerkrankheit besteht, sollten die meisten der trizyklischen Antidepressiva nicht verordnet werden, weil sie sich negativ auf das Denken und Erinnern auswirken können, eine Ausnahme bildet allenfalls Nortriptylin. Im Rahmen einer antidepressiven Therapie sollten dann bevorzugt neuere Medikamente eingesetzt werden (zur Behandlung mit Medikamenten siehe „Die wichtigsten Medikamente und ihre Wirkweise", S. 146).

beispielsweise der Internist verordnet hat, beachtet werden müssen.

Und schließlich: Die unerwünschten Wirkungen der Antidepressiva können sich bei älteren Menschen stärker bemerkbar machen als bei jüngeren, gerade weil manche körperliche Funktion nicht mehr ungestört abläuft. Der Psychiater kann also in der Auswahl der Medikamente, die er zur Behandlung der Depression verschreibt, eingeschränkt sein.

Psychotherapie im Alter

Unverzichtbar ist auch das unterstützende ärztliche Gespräch, das jede Behandlung mit Medikamenten begleiten muss. Und eine „richtige" Psychotherapie? Vergessen Sie ein weit verbreitetes Vorurteil aus der Vergangenheit der Psychotherapie, dass ab einem bestimmten Lebensalter psychotherapeutische Verfahren nicht mehr sinnvoll einzusetzen seien! Richtig ist vielmehr, dass zwar die besondere Situation berücksichtigt werden muss, Psychotherapie aber gerade bei Älteren einen wesentlichen Bestandteil der antidepressiven Behandlung ausmacht. Bei Menschen, die auf ein langes Leben zurückblicken, kann es notwendig werden, ungelöste Konflikte wieder aufzunehmen und schwierige Lebensabschnitte noch einmal vorbeiziehen zu lassen.

Ältere Menschen sehen sich – angesichts einer Erkrankung – viel eher in eine Situation des Erinnerns und Bilanzziehens versetzt als jüngere. Lang Vergessenes taucht plötzlich wieder auf – vielleicht in derselben Gewichtung wie früher, vielleicht aber auch verändert durch die jetzige Brille der Depression.

→ Ein Beispiel:

Frieda (67 Jahre): Eine kürzlich pensionierte Pastorin erkrankte an einer Depression, die im Kern der Selbstvorwürfe die Vorstellung enthielt, eine Sünde begangen, also etwas getan zu haben, was der Werteordnung, die sie durch ihr bisheriges Leben begleitet hatte, elementar zuwiderlief. In den Gesprächen beim Arzt war die Gewissheit, sündig geworden zu sein, das zentrale Thema. Ihr Hausarzt schlug ihr eine Psychotherapie vor. Deren Ziel war es, sie in dem ‚falschen' Urteil über sich selbst zu korrigieren, ihr eine positive Sicht auf ihr vergangenes und auch zukünftiges Leben zu ermöglichen. Doch erst nachdem die Depression so weit abgeklungen war, dass sich die Gespräche nicht immer nur im Kreis drehten, berichtete die Patientin, dass sie als junge Theologiestudentin eine Abtreibung hatte vornehmen lassen. Zu Beginn der Depression war ihr dieses Thema wieder unabweislich in den Sinn gekommen. Die Schuldgefühle der Depression waren aus dieser vergangenen Lebenssituation entstanden und hatten sich verselbstständigt.

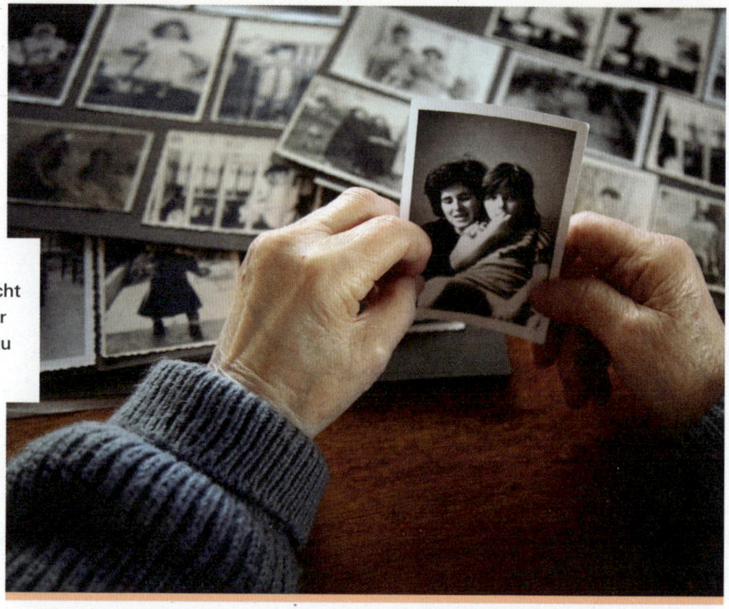

Erinnerungen
Wünschen wir uns nicht alle, dankbar auf unser Leben zurückblicken zu können?

Die sich anschließende Psychotherapie hatte damit eine Leitthematik erhalten. Erst jetzt konnte sich die Patientin noch einmal mit der Entstehung ihrer religiösen Bindung im Elternhaus bis in das Erwachsenenleben auseinandersetzen und wichtige Impulse für die weitere Gestaltung ihres Ruhestands gewinnen. War ihr bisheriges Leben nur in Aufopferung für andere verlaufen, gelang es ihr nun, sich für den jetzt beginnenden Lebensabschnitt auch unerfüllte Wünsche und Ziele einzugestehen und – wenn anfänglich auch nur zaghaft – zu erfüllen.

Die Psychotherapie älterer depressiver Patienten muss sich immer auch diesen lebensgeschichtlichen Aspekten stellen. Sie verlangt vom Therapeuten die Fähigkeit, sich auf ihre besondere Lebenssituation seines Patienten einzustellen. Ältere Menschen fühlen sich daher oft bei Therapeuten mit größerer Lebenserfahrung wohler als bei solchen, die noch am Anfang ihres Berufslebens stehen (obwohl es hier durchaus Ausnahmen gibt).

Auch bei älteren Patienten kommt eine Vielzahl psychotherapeutischer Verfahren zum Einsatz. Einige davon sind wissenschaftlich recht gut belegt, andere weniger (siehe „Psychotherapie …", S. 116). Mehrere Untersuchungen haben gezeigt, dass bei Altersdepressionen tiefenpsychologisch orientierte Verfahren (siehe „Tiefenpsychologisch …", S. 118) und kognitiv-verhaltenstherapeutische Verfahren (siehe „Kognitive …", S. 122) etwa gleich erfolgreich sind.

Besser kombinieren

Die Kombination von Medikamenten und Psychotherapie ist bei schweren Depressionen im höheren Lebensalter einer eingleisigen Behandlungsform vorzuziehen.

→ **Ein Beispiel:**

Siegfried (66 Jahre): „... der Sanitäter brachte mich ins Krankenhaus. Dort stellten die Ärzte fest, dass ich keinen Herzinfarkt gehabt hatte und mein Herz ausreichend durchblutet war. Eigentlich sei ich organisch topfit, meinte der Stationsarzt, nachdem ich fünf Tage untersucht worden war. Das Brennen und Stechen über dem Herz hatte aber eher zu- als abgenommen. Ich spürte dann auch diese tiefe Traurigkeit, die ich nicht einordnen konnte. Zufrieden müsste ich doch sein, meinte mein Zimmernachbar, ich sei doch gesund, ich solle mich doch nur unter meinen Mitpatienten umschauen.

Erst als der Stationsarzt einen Psychiater hinzuzog, weil er nicht mehr weiterkam und sich meine Beschwerden nicht recht erklären konnte, spürte ich Erleichterung. Er fragte gezielt. Und allein, dass er mich auch direkt auf meinen Lebensüberdruss ansprach, den ich schon seit Wochen spürte, hat mich sehr erleichtert. Als der Psychiater mir anbot, die Behandlung in der psychiatrischen Abteilung fortzusetzen, musste ich mich schon sehr überwinden zuzustimmen. Ich in der Psychoabteilung! Ich hatte Angst, dass meine ehemaligen Kollegen davon erfahren könnten. Die Behandlung zog sich ewig hin. Erst das dritte Medikament hat gewirkt. Es war schwierig. Zwischendurch habe ich immer wieder die Geduld verloren. Aber jetzt ist alles vorbei, wie ein schlechter Film. Nur das Antidepressivum, das ich zur Vorbeugung eines Rückfalls weiter einnehmen muss, erinnert mich jeden Morgen daran."

Und wenn nichts hilft?

Für ältere Menschen mit Depressionen, die auf Medikamente und Psychotherapie nicht ansprechen, ist die Elektrokrampftherapie eine vielversprechende Möglichkeit (siehe „Elektrokonvulsive Therapie (EKT)", S. 173). Viele Studien belegen besonders für ältere Menschen, denen andere Verfahren nicht geholfen haben, gute Ergebnisse. Allerdings verringert eine erfolgreiche Elektrokrampfbehandlung bei wiederkehrenden Depressionen nicht das Risiko, neuerlich an einer Depression zu erkranken.

Die repetitive transkranielle Magnetstimulation (siehe „Repetitive transkranielle Magnetstimulation", S. 171) zeigt bei Patienten mit einer Depression im höheren Lebensalter nach den bisher vorliegenden Daten durchaus auch eine Wirkung, ein Behandlungsversuch kann im Einzelfall also sinnvoll sein.

Wenn die (alten) Eltern depressiv sind

Niedergeschlagen, antriebslos, ohne Interesse an den Enkeln – so kenne ich meine Mutter, meinen Vater nicht!

Es ist nicht einfach für (erwachsene) Kinder, Vater oder Mutter als depressiv und therapiebedürftig zu erkennen. Noch schwieriger kann es sein, die Eltern von der Notwendigkeit einer Therapie zu überzeugen. Leider gibt es auch unter jungen Ärzten und Psychotherapeuten das Vorurteil, dass eine niedergedrückte Stimmung die adäquate Antwort auf die nun immer deutlicher zutage tretenden Alterungsprozesse sei, eine Therapie also nicht möglich – und vor allem nicht nötig.

Schwierigkeiten der Eltern

Viele ältere depressive Menschen halten ihre Niedergeschlagenheit, Traurigkeit, Hoffnungslosigkeit für durchaus „berechtigt": Ihre Gesundheit lässt zu wünschen übrig, vielleicht sind sie verwitwet, vereinsamt, die Kinder leben ihr eigenes Leben. Was also macht das Leben lebenswert? So empfinden sie in ihrer Depression und können nicht sehen, dass die Mehrheit älterer Menschen durchaus nicht so fühlt und erlebt, dass vielmehr diese Gestimmtheit ein Symptom einer Depression ist.

Ihre Vergesslichkeit, ihre Konzentrationsschwäche beklagen sie als Senilität und Leistungsschwäche, als den Anfang vom Ende, und zeigen gerade durch ihr Jammern über ihre nachlassenden Fähigkeiten, dass hinter ihrer Beeinträchtigung der Merkfähigkeit eher eine Depression denn eine Demenz zu vermuten ist. Weniger noch als jüngeren erscheint es älteren Menschen selbstverständlich, bei psychischen Problemen professionelle Hilfe in Anspruch zu nehmen. Viele erleben den Besuch beim Psychiater als Makel.

Älteren Menschen überhaupt, besonders aber Eltern gegenüber ihren Kindern, fällt es oft schwer, über ihre Gefühle zu sprechen. Vor allem Gefühle, die belasten, die – so empfinden sie es – Schwäche zeigen, sind tabu. Sie sprechen über körperliche Gebrechen und Beschwerden, wie Appetitlosigkeit, Verstopfung, Gewichtsverlust, Schlaflosigkeit oder aber Vergesslichkeit und Konzentrationsschwäche, nehmen eine Vielzahl von Untersuchungen, Verordnungen und Medikamenten für ihre vermeintlich rein körperlichen Erkrankungen in Kauf und maskieren häufig damit ihre depressiven Gefühle.

Eltern fühlen sich oft noch verantwortlich für ihre erwachsenen Kinder. Viele können die Position dessen, der Hilfe braucht, nicht mit ihrem Selbstbild als Eltern vereinbaren. Dies wird zum Grund, Symptome herunterzuspielen oder zu leugnen.

Schwierigkeiten der Kinder

Erwachsene Kinder, die ihre Eltern altern sehen, neigen dazu, das Altern selbst für die Depression verantwortlich zu machen. Sie vergleichen den Vater von früher mit dem von heute und halten seine depressive Weltsicht für nur zu berechtigt. Diese Einschätzung verkennt, dass alte Menschen normalerweise nicht depressiv sind.

Erwachsenen Kindern fällt es oft schwer, sich den eigenen Eltern gegenüber erwachsen zu verhalten. Denn: Waren es nicht immer die Eltern, die trösteten, unterstützten? Die ein offenes Ohr und Lösungen für alle Probleme hatten? Jetzt die Rollen zu tauschen, zuzuhören, die Probleme der Eltern ernst zu nehmen und gar die Zügel selbst in die Hand zu nehmen, ist nicht leicht.

Kinder, auch erwachsene, fühlen sich oft verantwortlich für die Stimmungslage der Eltern. Depressive Eltern verursachen Schuldgefühle, die vernünftige Entscheidungen erschweren. Zudem machen sie es schwer, Hilfe in Anspruch zu nehmen, sich also vermeintlich der Pflicht, für die Eltern da zu sein, zu entziehen. Aber: Professionelle Helfer aufzusuchen bedeutet nicht, die Verantwortung für die Eltern abzuschieben, sondern gerade, diese zu übernehmen. Familiäre Bindungen erfordern Loyalität. Vielen erwachsenen Kindern erscheint es wie ein Bruch dieser Loyalität gegenüber den Eltern, wenn sie deren Verleugnung psychischer Probleme nicht mitmachen und etwa „hinter deren Rücken" dem Arzt ihre Befürchtung mitteilen. Aber: Loyalität gegenüber den Eltern bedeutet gerade, ihnen nicht unnötiges Leiden zuzumuten, sondern adäquate Behandlung zu ermöglichen.

Ein Grund, warum so viele Altersdepressionen unerkannt und damit unbehandelt bleiben, ist, dass Ärzte nicht danach fragen!

Bedenken Sie: Auch Ärzte verwechseln häufig die Symptome einer depressiven Erkrankung mit typischen Alterssymptomen. Deshalb: Wenn Sie sich um das psychische und körperliche Wohlbefinden Ihrer Mutter/Ihres Vaters Sorgen machen und an die Möglichkeit einer Depression denken, sprechen Sie mit dem Hausarzt. Ein Grund, warum so viele Altersdepressionen unerkannt und damit unbehandelt bleiben, ist, dass Ärzte nicht danach fragen! Vermitteln Sie gegebenenfalls einen Termin beim Psychiater und überzeugen Sie sich davon, dass dieser Erfahrung mit älteren Menschen hat.

Vorsicht vor der Fehldiagnose Demenz

Ich kann nicht mehr denken: Vergesslichkeit, Konzentrationsschwierigkeiten, die Unfähigkeit, bei der Sache zu bleiben – alles Symptome, die leicht verkannt werden können. Mit dem Begriff der „depressiven Pseudodemenz" bezeichnen Ärzte ein Symptom, das wie kein anderes zu Fehldiagnosen führt. Dies ist besonders fatal, weil eine solche Fehldiagnose den Betroffenen eine hilfreiche Behandlung vorenthält. Deswegen erscheint es uns wichtig, in einem Ratgeber zu depressiven Störungen die Unterschiede zwischen einer Depression im Alter und einer Alzheimerkrankheit oder einer anderen Demenzform genauer zu erläutern.

Das Problem „Alzheimer"

Die Alzheimerkrankheit entsteht durch Veränderungen in der Struktur des Hirngewebes. Sie ist die häufigste Demenzerkrankung. So bezeichnen Ärzte einen Hirnabbauprozess mit Hirnleistungsschwäche. Daneben gibt es noch andere Demenzformen, die durch Stoffwechselstörungen oder Gefäßleiden verursacht werden.

Am häufigsten unter ihnen sind die vaskulären Demenzen, die sich aus Durchblutungsstörungen des Gehirns entwickeln, und Mischformen zwischen vaskulären Demenzen und Demenzen vom Alzheimer-Typ. Bei beiden können Veränderung der Stimmung, starke Stimmungsschwankungen, sozialer Rückzug und mangelnde Belastbarkeit am Anfang der Erkrankung stehen, also Symptome, wie sie auch bei Depressionen in Erscheinung treten.

Sowohl die Depression als auch die Alzheimerkrankheit bleiben dem Umfeld der Betroffenen nicht verborgen. Beide Erkrankungen beeinflussen das Verhalten zu anderen Menschen erheblich. Bei beiden sind kognitive Störungen möglich. Dabei handelt es sich um Störungen des Gedächtnisses und der Merkfähigkeit, der Konzentrationsfähigkeit und des abstrakten Denkens. Sie können die üblichen Alltagsaktivitäten, wie Einkaufen, Körperpflege, Planen und Organisieren stark beeinträchtigen.

Diese Störungen können in den Anfangsstadien beider Erkrankungen sehr ähnlich sein. Dennoch gibt es Unterscheidungsmerkmale, die auch Laien erkennen können. Wenn das Krankheitsbild typisch ist, reichen die Entscheidungshilfen in der Tabelle auf der rechten Seite. Nur: Wie in anderen Lebenszusammenhängen auch, gibt es Einzelfälle, bei denen man sich mit einer Zuweisung zu einer der beiden Gruppen, zumindest eine Zeitlang, schwertun kann. Die Diagnose kann dann nur der Psychiater aus dem Verlauf der Störung stellen.

Eine weitere Abklärung ist in einer Gedächtnissprechstunde möglich. Wichtig ist aber, dass die geschilderten Überlegungen überhaupt angestellt werden und nicht vorschnell eine Festlegung in die eine oder andere Richtung erfolgt.

Alzheimerkrankheit oder Depression?

Die Tabelle zeigt die wichtigsten Unterscheidungsmerkmale.

Alzheimerkrankheit/ andere Demenzformen	**Depression**
Der Beginn der kognitiven Störungen verläuft schleichend.	Der Beginn dieser Störungen lässt sich vom Erkrankten oder seinen Bezugspersonen oft recht präzise angeben.
Der Betroffene hat keine Einsicht in seine Beschwerden, er versucht, seine geminderte Leistungsfähigkeit zu vertuschen, eine Fassade aufzubauen. Er klagt nicht.	In der Regel nimmt der Betroffene die Störungen sehr viel stärker wahr, als es ihrem eigentlichen Ausmaß entspricht. Er klagt viel über diese Beschwerden.
Anfänglich meist keine rasche Verschlechterung, das heißt, die Phase leichter Störungen kann Monate, sogar Jahre andauern.	Bei einer Depression nehmen diese Störungen rasch, das heißt innerhalb von wenigen Wochen, rapide zu.
Häufig keine nervenärztlichen Behandlungen in der Vorgeschichte.	Früher schon häufigere Behandlungen durch Psychiater oder Psychotherapeuten, zum Teil auch wegen anderer Beschwerden wie etwa Angstsymptomen.
Der Betroffene sucht eher spät nach kompetenter Hilfe, das heißt oft erst dann, wenn sich kognitive Einbußen überhaupt nicht mehr vertuschen lassen.	Der Betroffene sucht schon recht früh, meist innerhalb der ersten Wochen nach Einsetzen seiner depressiven Beschwerden, die meist nicht nur seine Denk- und Merkfähigkeit betreffen, ärztliche Hilfe.
Bei Gedächtnisstörungen ist das Langzeitgedächtnis, das Gedächtnis für lang zurückliegende Begebenheiten, in aller Regel zunächst ausgespart.	Der Betroffene beklagt häufig auch Störungen des Langzeitgedächtnisses.
Die kognitiven Störungen bilden sich nicht zurück.	Die kognitiven Störungen bilden sich mit der Besserung der Depression zurück.

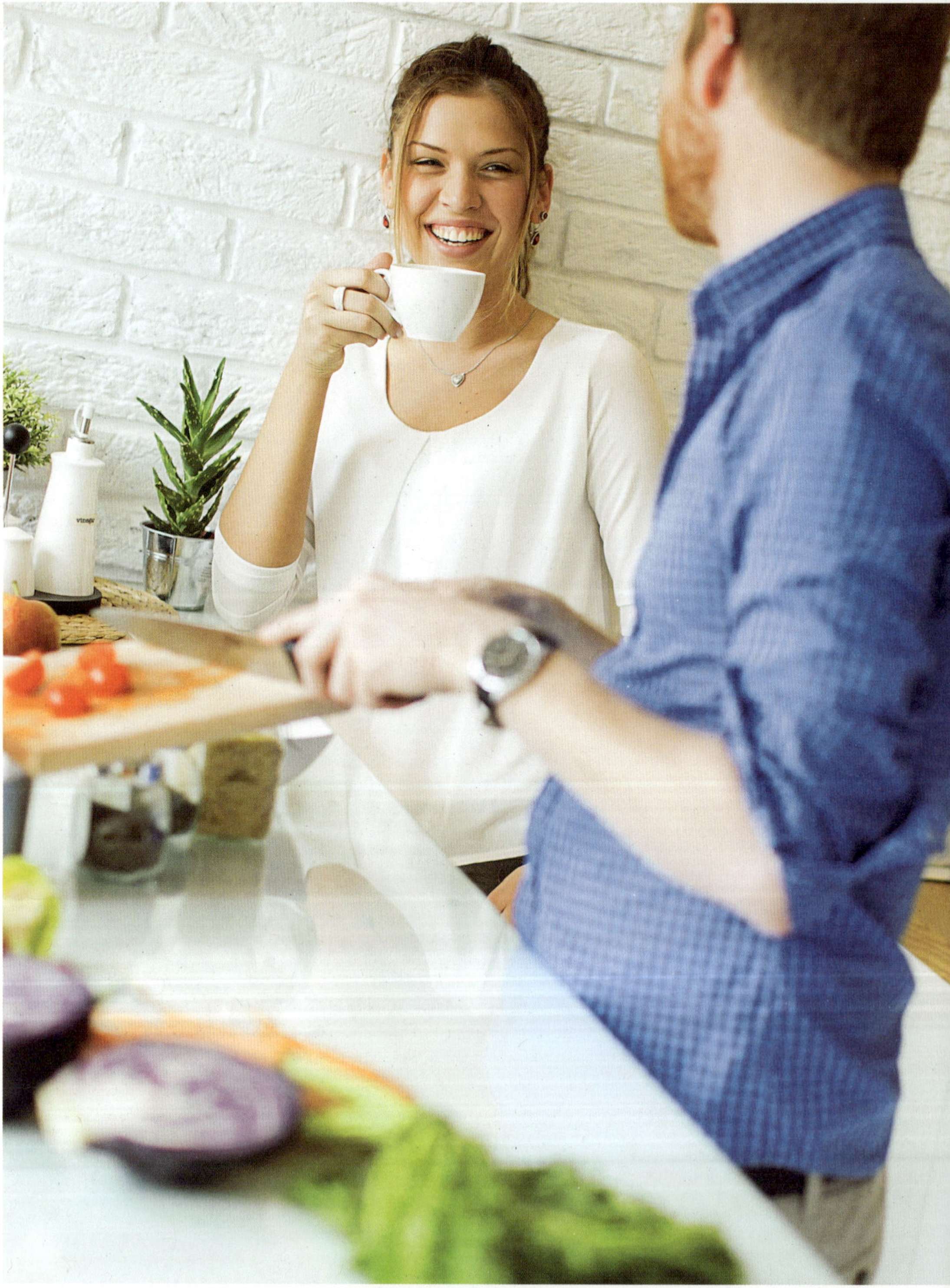

Gesund bleiben

Auch wenn Sie es während der Depression nicht zu hoffen wagten: Depressionen gehen vorbei. Jetzt geht es um Stabilisierung und Vorbeugung. Ihre Mitarbeit ist (weiterhin) gefragt, um die Gefahr einer Wiedererkrankung so gering wie möglich zu halten.

Sie haben es geschafft: Ihnen geht es wieder gut! Was gestern noch all Ihre Kräfte und Möglichkeiten zu übersteigen schien, schaffen Sie heute mit links. Aufgaben und Pflichten, die Angst machten, können Sie wieder als eine der vielen Anforderungen erkennen, die Sie schon immer gemeistert haben. Schuldgefühle und die Gewissheit, immer und in allen Situationen zu versagen, ein „Nichts“ zu sein, und Gedanken, die Ihnen das Leben sinnlos erscheinen ließen, sind für Sie kaum mehr nachvollziehbar. Plötzlich können Sie wieder schlafen. Der frühe Morgen hat seinen Schrecken verloren – Sie stehen auf und haben Lust, den Tag zu planen.

Selbst die Menschen um Sie herum scheinen wie verwandelt. Während der Depression sahen Sie Nachbarn hinter Ihrem Rücken über Sie tuscheln. Freunde und Kollegen schienen Sie links liegen zu lassen oder nur aus Mitleid Interesse an Ihnen vorzugeben. Und heute? Ihr Chef hat Sie um Rat gefragt. Die Kinder sind „wohlgeraten“. Und der Nachbar grüßt freundlich, und die aus dem dritten Stock, die schon wieder so mürrisch aussieht, können Sie sowieso nicht leiden.

Wie es weitergeht – Rückfälle verhindern!

Beenden Sie die Therapie keinesfalls zu früh! Auch wenn die Geduld gerade auf den letzten Metern schwerfällt: Gesundung braucht Zeit.

Was Betroffene wie einen Umschwung von einem Tag auf den anderen erleben, hat sich meist über Tage oder Wochen angebahnt. Die Symptome der Depression klangen ab, verschwanden nach und nach. Oft sind es zuerst Angehörige und Freunde, die feststellen: „Wie gut du heute wieder aussiehst!" Oder sie registrieren mit Erleichterung, dass Ihr Händedruck wieder Kraft und Energie signalisiert, Ihr Gang sich normalisiert hat, Ihre Haare und Augen wieder glänzen und Ihre Stimme ihren Klang zurückerhalten hat.

Und Sie selbst? Wie ein böser Traum liegt die Depression nun hinter Ihnen. Aber auch wenn Sie sich kaum mehr daran erinnern können oder mögen, sollten Sie sich bewusst machen, dass es gerade in den ersten Monaten, nachdem Sie das „Anschlagen" der Therapie an der Besserung Ihrer Symptome erkennen und genießen, zu Rückfällen kommen kann. Deshalb Vorsicht!

Medikamentöse Erhaltungstherapie

Viele Menschen neigen dazu, mit dem Abklingen der Symptome nachlässig zu werden. Sie vergessen, wie gefährlich ein vorzeitiger Therapieabbruch sein kann. Die sogenannte Akuttherapie, mit der Ihre akute depressive Episode behandelt wurde, kann jetzt zwar als abgeschlossen betrachtet werden. Aber leider kann ein Rückfall nicht ausgeschlossen werden. Das heißt: Auch wenn die quälenden Symptome der Krankheit der Vergangenheit angehören – Sie dürfen auf keinen Fall die Therapie vorzeitig abbrechen!

Auch wenn Sie sich völlig gesund fühlen, nehmen Sie Ihre Medikamente weiter – möglichst über ein halbes Jahr hinaus.

Was heißt vorzeitig? Zwar verkürzt eine antidepressive Behandlung die Leidenszeit einer Depression erheblich. Dennoch betonen Psychiater immer wieder: Eine typische Depression dauert ohne Behandlung vom ersten Auftreten einzelner Symptome bis zur völligen Ausheilung durchschnittlich ein Jahr. Psychiater empfehlen, selbst wenn die Symptome längst abgeklungen sind, sich auf einen ähnlichen Zeitraum für die besondere Rückfallgefährdung einzustellen. Untersuchungen zeigen, dass ein vorzeitiges und abruptes Absetzen der Medikamente das Risiko wesentlich erhöht, schnell wieder und sogar verstärkt unter depressiven Symptomen zu leiden. Deshalb: Auch wenn Sie sich völlig gesund fühlen, nehmen Sie Ihre Medikamente weiter – möglichst über ein halbes Jahr hinaus.

Genauer: Für die Erhaltungstherapie, die sich direkt an die Akuttherapie anschließt, wird heute generell eine Mindestdauer von 6 Monaten empfohlen. Je nach Risikofaktoren (zum Beispiel eine lange vorangegangene depressive Episode, vor allem wenn diese schon ein Rückfall war) kann sie sich auch auf bis zu 12 Monate auszudehnen. Danach wird ein „ausschleichendes" Absetzen empfohlen – Ihr Arzt verordnet Ihnen zum Beispiel nur noch eine halbe Tagesdosis, später dann noch weniger und so weiter.

→ Die Statistik zeigt leider,

dass das Absetzen der antidepressiven Medikation während der Remissionszeit, also der ersten Zeit nach dem Abklingen der Symptome, in bis zu 75 Prozent der Erkrankungen einen Rückfall zur Folge hat.

Psychotherapeutische „Erhaltungstherapie"

Aber nicht nur die medikamentöse Behandlung erfordert Disziplin bei der Fortsetzung, auch vorzeitige Psychotherapieabbrüche können Rückfälle provozieren. Ihre alte Weltsicht, Ihre Lebens-, Alltags- und Beziehungsgestaltung, die Sie in vielen Lebensjahren erworben und lange „geübt" haben, haben sich möglicherweise als Faktoren erwiesen, die zum Ausbruch der Depression beigetragen haben. Das haben Sie in der Psychotherapie erfahren, erlebt und neu gelernt. Erste kleinere und größere Veränderungen haben Sie geschafft. Aber „dysfunktionales" Denken und Fühlen, Erleben und Handeln umkrempeln? Wer schafft das alles in wenigen Wochen?!

Das heißt: Selbst wenn Sie inzwischen die „verordneten Gespräche" als lästig, zeitraubend und unnötig erleben, bedenken Sie: Emotionale und psychische Veränderungen, Einsichten und Lernprozesse geschehen nicht von heute auf morgen.

Bleiben Sie dabei. Sprechen Sie über Ihren Überdruss, die Langeweile und das Gefühl, die Therapie bringe nichts mehr. Nur gemeinsam mit Ihrem Psychotherapeuten können Sie klären, ob Ihr Wunsch aufzuhören das Zeichen Ihrer völligen Gesundung ist oder vielleicht ein Ausdruck der Angst, wirklich etwas ändern zu müssen.

Rückfälle vermeiden – mit Medikamenten

Eine medikamentöse Langzeittherapie kann eine Wiedererkrankung oder Chronifizierung der Depression verhindern.

Depressionen sind leider häufig kein einmaliges Ereignis. Es gibt Depressionen, die immer wiederkommen. Fachleute sprechen dann von einem rezidivierenden Verlauf. Wenn aus dem Verlauf der Depression oder der bipolaren Störung, bei der sich depressive Phasen mit manischen abwechseln (siehe „Bipolare Störung"; S. 75), deutlich wird, dass Sie auch mit weiteren depressiven Episoden rechnen müssen, dann ist eine vorbeugende Behandlung mit Medikamenten – eine sogenannte Phasenprophylaxe – unverzichtbar, um das Risiko einer Wiedererkrankung möglichst gering zu halten. Es geht dabei um die Behandlung der biologischen Seite Ihrer Erkrankung auch nach dem Abklingen der Symptome. Die lange Behandlung mit den richtigen Medikamenten kann die ausgewogene Balance der einzelnen Botenstoffe im Gehirn wiederherstellen. Zur Vorbeugung wiederkehrender Depressionen ohne manische Phasen sind Mittel der ersten Wahl Antidepressiva, Lithiumsalze und – wenn diese nicht wirken oder zu starke unerwünschte Nebenwirkungen haben – auch Carbamazepin. Es hängt von den jeweils auftretenden unerwünschten Wirkungen ab, welchem dieser Wirkstoffe der Vorzug zu geben ist.

Antidepressiva

Früher neigten Ärzte dazu, die tägliche Dosis der Antidepressiva im Rahmen einer vorbeugenden Behandlung zu reduzieren. Mittlerweile liegen Untersuchungsergebnisse vor, die ein Beibehalten derselben Dosierung wie während der Akutbehandlung sinnvoll erscheinen lassen. Dies ist aber immer eine Einzelfallentscheidung, bei der die Verträglichkeit der Medikamente eine wesentliche Rolle spielt. Dabei ist bei Depressionen ohne manische Zustände das Medikament, das in der Akutphase geholfen hat, das Mittel der ersten Wahl.

Lithium

Lithium ist ein Element aus der Gruppe der Alkalimetalle, das in der Natur häufig vorkommt, und zwar als Salz in mineralhaltigem Wasser, in Seewasser, Pflanzen und Tiergeweben. Schon in der Antike wurde von lithiumhaltigen Heilquellen bei der Behandlung körperlicher und seelischer Störungen berichtet. In der Neuzeit wurden Lithiumsalze im Jahr 1850 wieder in die medizinische Behandlung eingeführt, und 1949 entdeckte der australische Psychiater Cade die positive Wirkung von Lithiumsalzen bei Manien. Seit den 1960er-Jahren werden Lithiumsalze systematisch zur vorbeugenden Behandlung bei Manien und bipolaren Störungen eingesetzt.

Wie wirken Lithiumsalze?

Wie Lithium wirkt, ist bis heute noch nicht endgültig geklärt. Grundsätzlich setzt es die Erregbarkeit in verschiedenen Geweben, so auch im zentralen Nervensystem, herauf. Eine sogenannte neuroprotektive Wirkung von Lithium wird (auch aus diesem Grund) derzeit in der Wissenschaft diskutiert. Dabei sind wieder die an der Depressionsentstehung beteiligten Botenstoffe im Spiel. Noch ist unklar, warum Lithium mehrere Monate braucht, um seine vorbeugende Wirkung entfalten zu können.

Wer sollte eine Lithiumbehandlung erhalten?

Lithium ist ein Medikament mit einer engen therapeutischen Breite: Das bedeutet, dass zwischen der wirksamen Dosis und derjenigen, die zu schweren unerwünschten Wirkungen, ja sogar zu Vergiftungserscheinungen führt, ein sehr geringer Abstand besteht. Deshalb sind an Patienten, die eine Lithiumbehandlung erhalten sollen, sehr hohe Anforderungen hinsichtlich Einsicht in die Erkrankung, Mitarbeit und Zuverläs-

Checkliste

Vorbeugende Behandlung

Wann ist sie sinnvoll?

- ☐ bei wiederkehrenden Depressionen
- ☐ bei wiederkehrenden manischen und depressiven Phasen (siehe „Bipolare Störung", S. 75)

Wann ist sie unverzichtbar?

- ☐ bei schweren und häufigen Krankheitsphasen im Rahmen einer bipolaren Störung (im Allgemeinen bei drei oder mehr Phasen)
- ☐ bei wiederkehrenden manischen Störungen, oft schon nach der ersten Manie
- ☐ bei sehr häufigen Phasen einer typischen Depression (vier oder mehr pro Jahr)
- ☐ bei schizoaffektiven Störungen (siehe „Die verschiedenen Formen depressiver Störungen", S. 81)

Lithium – eine Auswahl der Präparate

Wirkstoff	Handelsname (Beispiele)	Dosierung
Lithiumcarbonat	Hypnorex retard, Lithium Apogepha, Quilonum retard	Entscheidend ist der Serumspiegel

sigkeit zu stellen. Sie ist nicht geeignet für Patienten, die häufig ihre Medikamente vergessen, sprunghaft sind und nicht akzeptieren können, sich regelmäßigen Kontrolluntersuchungen zu unterziehen. Arzt und Patient müssen sich auch darüber klar sein, dass diese Behandlung unter Umständen lebenslang fortgesetzt werden muss. Daneben gibt es aber noch eine ganze Reihe von medizinischen Gegenanzeigen für eine (Dauer-)Behandlung mit Lithiumsalzen.

Wer verträgt eine Lithiumbehandlung nicht?

Medizinische Gründe, die gegen eine Lithiumbehandlung sprechen, sind:

- schwere Nierenfunktionsstörungen
- schwere Herz-Kreislauf-Erkrankungen, beispielsweise ein kürzlich erlittener Herzinfarkt
- schwere Störungen des Mineralstoffhaushalts.

Vorsicht ist geboten bei:

- Bluthochdruck
- Gicht
- Arteriosklerose
- zerebralen Anfallsleiden (Krampfanfällen)
- Parkinsonkrankheit
- Schuppenflechte
- Unterfunktion der Schilddrüse.

Während Schwangerschaft und Stillzeit bedarf eine Lithiumbehandlung besonders strenger und einzelfallbezogener Risikoabwägung durch den Facharzt.

Dennoch: Wie erwähnt erfordern häufige oder schwere Phasen bei wiederholt auftretenden depressiven oder bipolaren Störungen eine vorbeugende Behandlung. Mittel der ersten Wahl ist dabei immer noch Lithium, zumal seine suizidvorbeugende Wirkung mittlerweile als erwiesen gelten kann.

Wenn Sie Lithium einnehmen,

- nehmen Sie Ihre Medikamente möglichst immer zur selben Uhrzeit, um zu starke Schwankungen des Serumspiegels zu vermeiden,
- nehmen Sie unmittelbar vor einer Bestimmung des Serumspiegels kein Me-

Carbamazepin – eine Auswahl der Präparate

Wirkstoff	Handelsname (Beispiele)	Dosierung
Carbamazepin	Carbadura, Carbamazepin AL, Carbamazepin Aristo, Carbamazepin Heumann, Carbamazepin HEXAL, Carbamazepin-neuraxpharm, Carbamazepin-ratiopharm, Tegretal, Timonil	Je nach individuellen Gegebenheiten sind Tagesdosierungen zwischen 400 und 1 600 mg notwendig. Ein Serumspiegel zwischen 6 und 12 Mikrogramm/ml wird angestrebt.

dikament. Die letzte Lithiumeinnahme sollte möglichst exakt zwölf Stunden zurückliegen,

- informieren Sie jeden Arzt darüber, dass Sie Lithium nehmen. Wegen möglicher Wechselwirkungen muss er dies unbedingt berücksichtigen, wenn er weitere Medikamente verschreibt.

Wie sind Lithiumpräparate einzunehmen?

Die Dosierung der Therapie richtet sich nach der Konzentration von Lithium im Blutserum. Angestrebt wird für die vorbeugende Behandlung ein Wert von 0,6 bis 0,8 millimol (mol = Gramm-Molekül, millimol = 1/1000 mol) pro Liter. Unter langsamer „einschleichender" Behandlung wird der Serumspiegel so lange kontrolliert, bis die Dosis gefunden ist, bei der keine Schwankungen mehr auftreten.

Und die unerwünschten Nebenwirkungen?

Lithium zeigt eine ganze Reihe unerwünschter Wirkungen. Dennoch gilt auch hier: Unerwünschte Wirkungen können, müssen aber nicht auftreten. Wichtig ist, dass Arzt und Patient über Wirkungen und Nebenwirkungen genau Bescheid wissen und gemeinsam die Behandlung gestalten. Der Patient muss wissen, dass er sich regelmäßig Untersuchungen der Schilddrüse, der Nierenfunktion, des Herz-Kreislauf-Systems, des Mineralstoffwechsels und der Lithiumkonzentration im Blut unterziehen muss, soll die Therapie möglichst nebenwirkungsfrei verlaufen. Vom Arzt wird verlangt, dass er bei diesen Langzeitbehandlungen immer wachsam bleibt und niemals – selbst wenn die Behandlung über Jahre ohne unerwünschte Wirkungen bleibt – von der erforderlichen Untersuchungsroutine abweicht.

Wenn Lithium nicht hilft: Carbamazepin

Carbamazepin wird seit Jahren in der Epilepsiebehandlung eingesetzt. Erstmals wurde in den 1970er-Jahren berichtet, dass dieser Wirkstoff auch positive Wirkungen bei der Phasenprophylaxe manisch-depressiver Erkrankungen zeigt. Mittlerweile ist Carbamazepin auch für diesen Anwendungsbereich zugelassen, weil in diversen wissenschaftlichen Studien eine gute vorbeugende Wirkung nachgewiesen werden konnte.

Wie wirkt Carbamazepin?

Auch bei diesem Wirkstoff ist die Wirkweise im Rahmen der vorbeugenden Behandlung noch nicht geklärt. Ähnlich wie Lithium hat die Substanz mehrere Angriffspunkte sowohl in den Nervenzellen selbst als auch an verschiedenen Rezeptorbindungsstellen im Gehirn. Carbamazepin scheint erregende Botenstoffe zu blockieren und dämpfende zu verstärken.

Wer sollte Carbamazepin erhalten?

Es gibt eine Reihe von Patienten, denen Lithium nicht verordnet werden kann, weil sie es nicht vertragen oder nicht ausreichend darauf ansprechen. Dann ist für die vorbeugende Behandlung Carbamazepin das Mittel der Wahl. Es mehren sich Hinweise, dass Patienten mit häufigen Episoden pro Jahr (mehr als vier Episoden, die Wissenschaft nennt das „rapid cycling") von einer Behandlung mit diesem Mittel stärker profitieren (beziehungsweise, wenn sie bereits Lithium erhalten, von einer Kombinationstherapie aus Lithium und Carbamazepin).

→ Der Notfallausweis

Bei der Einnahme der Präparate Lithium und Carbamazepin ist es empfehlenswert, stets einen Notfallausweis bei sich zu tragen. Fragen Sie Ihren Arzt danach. Dieser Ausweis liefert etwa dem Unfallarzt wichtige Cave-Informationen (lateinisch: cave = Vorsicht). Die Weiterbehandlung im Krankenhaus (Narkose, Operation) kann dann darauf abgestimmt werden. So lassen sich unnötige Komplikationen vermeiden (zum Beispiel Vergiftungsgefahr, Blutgerinnungsprobleme).

Vorbeugung mit EKT

Sie haben es im Behandlungskapitel gelesen – die Elektrokrampftherapie, kurz: EKT, hat sich bei besonders hartnäckigen und vermeintlich therapieresistenten Depressionen als hilfreich erwiesen. Auch in der Vorbeugung spielt sie mittlerweile eine wichtige Rolle. Bei Patienten, die schon während der Zeit ihrer Depression durch Medikamente keine Besserung erlebten oder unter unerträglichen unerwünschten Wirkungen litten und deshalb keine Medikamente mehr einnehmen konnten, hat eine Serie von sogenannten Erhaltungs-EKTs eine gute vorbeugende Wirkung gezeigt.

Rückfälle vermeiden – mit Psychotherapie

Psychotherapie bedeutet immer noch Unterstützung, Beratung, Ermunterung, Anstoß für Veränderung und das Einüben des veränderten Denkens, Fühlens und Erlebens.

Jede lange vorbeugende Behandlung braucht im weitesten Sinn psychotherapeutische Elemente. Viele Menschen, die für längere Zeit oder gar auf Dauer Medikamente einnehmen müssen, geraten leider in Versuchung, die Behandlung nicht konsequent fortzusetzen oder gar abzubrechen. Die „Compliance" – oder, wie man heute eher sagt , die „Adhärenz" – also Bereitschaft, dabeizubleiben und mitzuarbeiten, nimmt einfach mit der Zeit ab. Hier sind also Beratung, Ermunterung, Unterstützung und Aufklärung wichtig. Für viele Patienten ist es darüber hinaus bedeutsam, auch weiterhin bei der Bewältigung und Bearbeitung möglicher Auslöser für eine drohende neue depressive Episode Unterstützung zu bekommen. Dies ist dann Psychotherapie im engeren Sinn.

Gespräch und Psychoedukation

Im Kapitel über die erste Säule der Behandlung, die Psychotherapie, haben wir die Bedeutung des ärztlichen Gesprächs als Basistherapie schon beschrieben. Menschen, die aufgrund des bisherigen Verlaufs damit rechnen müssen, dass sie irgendwann wieder einmal eine depressive Episode erleiden werden, sind besonders auf solche Gespräche angewiesen. Sie müssen wissen, woran sie sind, was sie zu erwarten haben, welche Möglichkeiten der Behandlung und Vorbeugung es gibt und welche Risiken sie tragen. Sie brauchen „Psychoedukation", die sie und ihre Angehörigen über die jeweilige Krankheit und ihre Behandlung informiert, das Krankheitsverständnis und den selbstverantwortlichen Umgang mit der Krankheit fördert und sie auf diese Weise bei ihrer Bewältigung unterstützt. Jetzt nach der Depression kommt dazu: Psychoedukation soll den Blick schärfen für Frühwarnzeichen, zum Beispiel Veränderung der Stimmung, des Schlafes, des Appetits und so weiter. Denn eine ganz wichtige vorbeugende Maßnahme ist es, Frühwarnzeichen zu erkennen und richtig darauf zu reagieren.

Psychotherapie

Leider gibt es in der Psychotherapieforschung auch zur Frage ihrer vorbeugenden Wirkung weitaus weniger und vor allem we-

Wenn Sie selbst oder andere erste Frühwarnzeichen bemerken, zögern Sie nicht! Vereinbaren Sie sofort einen Termin bei Ihrem Arzt oder Psychotherapeuten, der Sie schon durch Ihre „alte" Depression begleitet hat.

niger methodisch strenge Langzeituntersuchungen als zur Vorbeugung mit Medikamenten – und wenn es sie gibt, dann vor allem für die verhaltenstherapeutischen (siehe „Verhaltenstherapeutische Verfahren", S. 121) und interpersonellen (siehe „Interpersonelle Psychotherapie", S. 125) Therapierichtungen. Die wenigen Studien jedoch zeigen eindeutig: Psychotherapie allein oder in Kombination mit einer medikamentösen Therapie kann sowohl Rückfälle vermeiden als auch neuen depressiven Episoden vorbeugen helfen.

Wenn Sie in der akuten Phase der Depression eine Psychotherapie gemacht haben, haben Sie dort gelernt, besser mit kritischen Lebensereignissen umzugehen, und Sie haben Strategien entwickelt, Ihr Leben so zu gestalten, dass ehemalige „Auslöser" heute keinen depressiven Einbruch mehr hervorrufen. Auch viele „Denkfehler" konnten Sie inzwischen korrigieren:

- Sie können jetzt Ihre Meinung sagen und sogar einmal Ihrem Ärger Luft machen, ohne Angst zu haben, für immer verlassen zu werden.
- Sie können „nein" sagen, wenn Ihr Kollege Ihnen noch einen Stoß Arbeit auf den Tisch packt, weil er so viel Dringenderes zu tun hat.
- Sie können „mit der Faust auf den Tisch hauen", wenn Ihre Kollegin immer auf Ihre Kosten früher Feierabend macht.
- Sie können Wünsche und Bitten äußern.
- Und wenn Ihre Bitte abgeschlagen wird, dann geht die Welt nicht unter und vor allem nicht Ihre Selbstachtung und Ihr Selbstwertgefühl.
- Sie können Fehler machen und fühlen sich nicht als Versager, wenn Sie andere auf einen Fehler aufmerksam machen.
- Sie haben gelernt, nicht aus einer Mücke einen Elefanten zu machen.
- Sie haben gelernt, Ihre (negativen) Schlussfolgerungen an der Wirklichkeit zu messen und gegebenenfalls zu korrigieren.
- Sie beziehen Negatives nicht immer auf sich selbst.

Kurz: Sie können jetzt realistisch mit eigenen Schwächen, Niederlagen und Missgeschicken umgehen, von Kleinigkeiten absehen und vor allem: Sie konnten die dunkle Brille ablegen und wissen jetzt, dass Ihre schwarzen Gedanken Symptome der Depression waren.

Diese Einsichten und Lernprozesse geschehen jedoch nicht von heute auf morgen. Sie erfordern Zeit, Geduld, Erprobung und Übung!

Erfahrung, Einsicht und Lernen – die biologische Wirkung der Psychotherapie

Eine der Fragen, die sich die Forschung heute stellt, lautet: Wie können die Zielsetzungen der Psychotherapie mit den neurobiologischen Veränderungen im Gehirn, die im Zusammenhang mit einer depressiven Erkrankung beobachtet werden können, in Verbindung gebracht werden?

Während früher Wissenschaftler, die sich mit der Anatomie und Biologie des Gehirns beschäftigten, dem Hirn nur geringe Veränderungsmöglichkeiten zuschrieben, weiß man inzwischen: Erfahrungen und gezieltes Lernen verändern nicht nur den „Geist" (also Denken, Fühlen, Empfinden), sie schlagen sich auch in den Strukturen des Gehirns und sogar in den Größenverhältnissen einzelner Hirnregionen nieder. Zellverbände, die eine bestimmte Aufgabe haben, werden zum Beispiel größer, wenn diese Aufgabe umfangreicher wird.

Das Gehirn zeigt sich gerade gegenüber Erfahrungen, Lernprozessen und Einsichten als das anpassungsfähigste Organ des Menschen. Das neuronale Netzwerk des Gehirns erweist sich als ungemein plastisch.

Psychotherapie hat direkte Auswirkungen auf Stoffwechselvorgänge des Gehirns.

Diese Erkenntnis – nachgestellt und beobachtet auch in Computersimulationen – hat ganz neue Möglichkeiten eröffnet, die antidepressive Wirkung der Psychotherapie zu erklären und zu verstehen, bedeutet sie doch eine besondere Art der Erfahrung, der Einsicht und des Lernens: Auch Psychotherapie hat direkte Auswirkungen auf Stoffwechselvorgänge des Gehirns. Und diese Veränderung ist dann die Voraussetzung ihrer vorbeugenden Wirkung.

Vorbeugung im Alltag

Antidepressiv leben – geht das?

Sicher sind auch Sie nicht verschont geblieben: Freunde und Familienangehörige sparen nicht mit Tipps, wie Sie Ihr Leben so gestalten sollten, damit Sie fortan gesund bleiben. Auch in den Medien finden Sie eine Vielzahl von mehr oder weniger sinnvollen Ratschlägen, die Sie möglichst zu befolgen haben, um einer neuen Depression vorzubeugen. Alle diese Tipps sind sicher gut gemeint. Aber sind sie auch gut? Gibt es eine vorbeugende – antidepressive – Lebensführung?

Nikotin, Alkohol und Depression

Beginnen wir mit dem, was nun wirklich schadet: Nikotin und Alkohol. Also Stopp! Dass Nikotin ihren Körper schädigt, wissen inzwischen alle. Nicht jeder weiß allerdings, dass zwischen Rauchen und Depression ein enger Zusammenhang besteht. Dafür gibt es mittlerweile viele statistische „Beweise". Zum Beispiel: Menschen mit diagnostizierter Depression rauchen mit fast doppelt so hoher Wahrscheinlichkeit wie gesunde Personen. Oder: Eine Studie der Weltgesundheitsorganisation untersuchte knapp 2000 Personen. Das Ergebnis: Bei 23 Prozent der Raucher treten Depressionen auf, bei 14 Prozent in der Gruppe der Ex-Raucher, und bei Nichtrauchern lag die Häufigkeit nur bei 6 Prozent. Eine neuere kanadische Studie ergab sogar noch signifikantere Zahlen. Die Forscher beobachteten über Jahre drei verschiedene Gruppen: starke Raucher, Ex-Raucher und Nichtraucher. Hier zeigte sich, dass die starken Raucher ein dreifach erhöhtes Risiko hatten, an einer Depression zu erkranken, gegenüber den Ex-Rauchern (und das, selbst wenn man die Unterschiede durch Alter, Geschlecht und Stress herausrechnete).

Leider haben viele Menschen den Eindruck, dass Zigaretten „irgendwie" antidepressiv wirken. Die Nervosität, die innere Unruhe, Angstgefühle..., alles wird besser, wenn ich rauche. Stimmt das denn? Was man sicher weiß: Nikotin ist einem Neurotransmitter sehr ähnlich und „dockt" binnen Millisekunden an bestimmten Rezeptoren im Gehirn an. Man spricht sogar – nicht ganz richtig – von Nikotin-Rezeptoren. Es kommt dadurch zur Ausschüttung unterschiedlicher Botenstoffe, zum Beispiel von Dopamin, Serotonin, Noradrenalin und Azetylcholin. Darin besteht auch der große Einfluss des Nikotins auf das (dopaminerge) Belohnungssystem, was den hohen Suchtfaktor erklärt. Ist Rauchen also eine Art antidepressiver Selbstbehandlung mit leider starken unerwünschten Nebenwirkungen,

Starke Raucher laufen Gefahr, zwischen den Zigaretten immer wieder ein leicht überdurchschnittliches Stress-Niveau als Folge der Entzugserscheinungen mit den dazugehörigen Symptomen zu erleben. Und Stress tut nicht gut!

die Sie ja inzwischen auf jeder Zigarettenschachtel erwähnt finden?

Die oben genannte kanadische Studie lässt aber auch am Erfolg dieser Selbstbehandlung zweifeln: Denn das Risiko einer depressiven Erkrankung verminderte sich mit dem Tag, an dem die starken Raucher aufhörten zu rauchen. Genauer: Unter früheren Rauchern nahm die Gefahr, an einer Major Depression zu erkranken, stetig ab im direkten Vergleich zu den Menschen, die immer noch zur Zigarette griffen – und zwar von Anfang an bis zum Ende des Beobachtungszeitraums, das war bei den ersten nach mehr als 21 Jahren.

Inzwischen zeigte auch eine groß angelegte Studie in England, dass Raucher mit depressiven Symptomen von einem Rauchstopp profitieren. Denn das Einstellen des Rauchens führte zu signifikanten Verbesserungen der depressiven Symptome und steigerte insgesamt die psychische Lebensqualität. Diese Beobachtung widerspricht der landläufigen Ansicht, dass Nikotin gut gegen depressive Niedergeschlagenheit, innere Unruhe und Angstgefühle wirke, ein Entzug – so die Schlussfolgerung – also geradezu eine Depression auslösen könne. Man vermutet inzwischen, dass viele Raucher, die zur Stimmungsaufhellung zum Beispiel zur Zigarette greifen, nicht die Symptome einer Depression, sondern die eines Nikotinentzugs „behandeln". Der entspannende Effekt des Rauchens kommt dadurch zustande, dass durch den Griff zur Zigarette die Spannung, die durch ein Sinken des Nikotin-Levels entstanden ist, wieder aufgehoben wird. Davor erlebt der Raucher den Neurotransmittermangel mit den Folgen der Entzugssymptome: depressive Verstimmung, Angst, Unruhe, Konzentrationsschwierigkeiten.

Deshalb: Lassen Sie die Finger vom Nikotin! Und halten Sie den Nikotinentzug durch! Die Symptome, unter denen Sie wahrscheinlich leiden werden, sind nicht die Symptome einer neuen depressiven Episode, sondern Entzugserscheinungen.

Risiken des Alkoholkonsums

Auch für Alkohol gilt: Viele Menschen erleben seine Wirkung als antidepressiv – und verwenden ihn in dieser Funktion möglicherweise schon lange, bevor sie ihre psychischen Beschwerden als Symptome einer Depression erkennen (siehe „Depression bei

Abhängigkeitserkrankungen", S. 82). Sicher: Alkohol löst die Spannung und lässt Sorgen vergessen – aber nur für kurze Zeit. Längerfristig verschlimmert der Alkoholkonsum die Depression.

Was man auch weiß: Lang anhaltender und hoher Alkoholkonsum kann schwere depressive Symptome auslösen. Auch die Rate der Selbsttötungsversuche ist höher als bei depressiven Menschen, die kein Alkoholproblem haben. Oft lässt sich nicht unterscheiden, ob eine alkoholbedingte Depression vorliegt oder das Trinken die Folge der Depression ist.

Auf jeden Fall gilt: Hat sich der Betroffene bereits an den Alkohol gewöhnt, besitzt die Entzugsbehandlung Vorrang vor anderen Therapiemaßnahmen.

Übrigens: Leiden Menschen sowohl an einer Alkohol- als auch an einer Nikotinabhängigkeit, was leider häufig der Fall ist, steigt die Risikoquote, an einer Depression zu erkranken, noch einmal dramatisch an. Auch die Rückfallgefahr nach einer schon überstandenen Depression ist viel größer. Deshalb: Wenn Sie sich während der akuten Depression angewöhnen mussten, auf Alkohol zu verzichten, weil etwa Wechselwirkungen mit den Antidepressiva zu befürchten waren – bleiben Sie dabei. Sie reduzieren Ihr persönliches Risiko, wieder an einer Depression zu erkranken, erheblich.

Antidepressiv essen?

Um falschen Erwartungen vorzubeugen: Es gibt keine Anti-Depressions-Diät.

Bestimmten Inhaltsstoffen unserer Ernährung werden auch in der Fachwelt mögliche antidepressive Wirkungen zugesprochen – entweder aufgrund von Untersuchungsergebnissen oder weil man ihren jeweiligen biologischen Wirkmechanismus durchschaut hat. Die drei wichtigsten dieser Inhaltsstoffe sind:

- Kohlenhydrate,
- Tryptophan und
- Omega-3-Fettsäuren.

Depression und Kohlenhydrate

Beginnen wir mit den Kohlenhydraten, zu denen vor allem die verschiedenen Zuckerarten und Stärken gehören. Sie sind neben

Fett und Eiweiß die entscheidenden Energielieferanten unserer Ernährung. Enthalten sind sie unter anderem in Getreide, Kartoffeln, Hülsenfrüchten und Früchten.

Nun weiß man, dass Menschen, die sich über längere Zeit kohlenhydratarm ernähren, weil sie etwa eine sogenannte Low-carb-Diät befolgen, zu depressiven Symptomen neigen. Diäten mit einem hohen Kohlenhydratanteil sind dagegen mit weniger depressiven Verstimmungen verbunden. Der Grund: Kohlenhydratmangel senkt den Serotoninspiegel. Genauer: Die Kohlenhydrate, die wir durch die Ernährung zu uns nehmen, werden im Körper vor allem in Glukose umgewandelt, was die Produktion von Insulin anregt. Insulin wiederum fördert die Aufnahme des Eiweißbausteins Tryptophan ins Gehirn, das dort in Serotonin umgewandelt wird. Der Serotoninspiegel steigt und die Stimmung hellt sich auf.

Leider ist diese Wirkung der Kohlenhydrataufnahme nicht so bedeutend, dass daraus eine vorbeugende antidepressive Diät entwickelt werden könnte. Vorsichtig formuliert kann man jedoch die Empfehlung aussprechen. Wer zu depressiven Verstimmungen neigt, sollte auf Kohlenhydrate in der Ernährung nicht verzichten. Mindestens 50 Prozent der Energie, die wir durch die Ernährung aufnehmen, sollten uns die Kohlenhydrate liefern. Dabei gelten natürlich die Regeln einer ausgewogenen Mischkost, wie wir sie in jeder vernünftigen Ernährungsempfehlung finden.

Tryptophan

Tryptophan ist eine essentielle Aminosäure, die wir mit der Nahrung zu uns nehmen. Es ist in vielen Lebensmitteln enthalten, vor allem in Milch und Milchprodukten, Fleisch und Wurstwaren, Eiern, Erbsen, Nüssen und Kartoffeln, aber auch reichlich in der Schokolade. Wir benötigen diese Aminosäure zum Aufbau verschiedenster Eiweißstoffe, die wiederum unter anderem zur Bildung von Botenstoffen wie Serotonin und Melatonin notwendig sind. Tatsächlich kann eine tryptophanarme Diät sehr rasch zu vorübergehenden depressiven Symptomen führen. Warum also nicht zur Vorbeugung einer Depression auf eine tryptophanreiche Ernährung achten?

Weil leider einiges dagegenspricht: Eine solche „Tryptophan-Diät" ist auch viel zu einseitig. Man weiß, dass bei längerer und hochdosierter Tryptophanaufnahme als Nahrungsergänzungsmittel schwerwiegende Gesundheitsschäden möglich sind. Eine Nahrungsergänzung mit Tryptophan wäre zudem nur bei nachgewiesenem Tryptophanmangel sinnvoll, der aber bei normaler Ernährungsweise in Industrieländern sehr unwahrscheinlich bis unmöglich ist.

→ Tryptophan als Medikament?

Vor einigen Jahren schien der Zusammenhang zwischen Tryptophanmangel und Depression so zwingend, dass Tryptophan sogar als Arzneimittel in die Depressionsbehandlung eingeführt wurde. Inzwischen werden solche Arzneimittel jedoch sehr skeptisch beurteilt und können deshalb nicht empfohlen werden. In Deutschland ist L-Tryptophan rezeptfrei als mildes Schlaf- und Beruhigungsmittel erhältlich, als Antidepressivum ist es allerdings nicht zugelassen. In Österreich und in der Schweiz ist Tryptophan rezeptpflichtig.

Schokolade – das Antidepressivum, das schmeckt?!

„Schokolade macht glücklich!" Nicht nur in der Laienpresse, auch unter Fachleuten ist immer wieder die Rede davon, dass Schokolade die körpereigene Produktion des „Glückshormons" Serotonin stimuliere. Viele Menschen schwören auch aus eigener Erfahrung auf den positiven Einfluss von Schokolade auf ihre Stimmung. Tatsächlich weiß man inzwischen, dass Schokolade beachtliche psychoaktive Eigenschaften aufweist: In der Kakaomasse sind eine ganze Reihe von Eiweißstoffen nachweisbar, die sowohl stimulierend als auch dämpfend wirken können. In unserem Zusammenhang besonders wichtig: das oben erwähnte Tryptophan, dem gerade in der Verbindung mit dem Zucker der Schokolade antidepressive Wirkungen zugeschrieben werden.

Doch wie sieht die wissenschaftliche Betrachtung der Schokolade aus? Der bekannte australische Depressionsforscher Gordon Parker kam in der Auswertung der bisher vorliegenden Literatur zu dem ernüchternden Ergebnis, dass Schokolade höchstens sehr kurzfristig die Stimmung leicht bessert. Bei Menschen, die auf Schokolade schwören und sie mit gewisser Gier bei emotionalen Spannungszuständen verzehren, kann es sogar zum Gegenteil kommen: Bei ihnen kann Schokolade emotionale Spannungszustände eher noch verlängern und intensivieren. Ein nachvollziehbarer antidepressiver Effekt besteht nicht.

Zudem haben viele Untersuchungen gezeigt, dass bei Menschen, die von einem „Jieper" nach Schokolade berichten, dieser vor allem als Gier nach Milchschokolade auftritt und nicht nach Schokoladesorten, die dunkel und kakaoreich sind und deshalb einen höheren Tryptophangehalt aufweisen. Auch das zeigt, dass die stimmungsaufhellende Wirkung nicht unbedingt auf diesen zurückzuführen ist. Auf jeden Fall wäre eine „Überdosis" an Schokolade nötig, um überhaupt eine relevante Dosis von Tryptophan zu sich zu nehmen.

Fastfood macht depressiv

Eine große Studie, die oft in den Medien zitiert wurde, ergab: „Wer viel Fastfood isst, steigert das Risiko einer Depression um 51 Prozent. (...) Je mehr Fastfood man isst, desto höher ist das Risiko einer Depression." Zu dem untersuchten Fastfood gehörte natürlich all das, was wir an einem Imbissstand „hinunterschlingen", aber auch bestimmte kommerziell hergestellte Backwaren und Fertiggerichte, die zu Hause in der Mikrowelle aufgewärmt werden. Die Vermutung: Bestimmte Fettsäuren aus dem Fastfood können Entzündungsprozesse im Körper fördern, die möglicherweise an der Entstehung einer Depression mitwirken.

Was aber bei einer einfachen ernährungsphysiologischen Erklärung leider häufig vergessen wird, obwohl es auch zum erschreckenden Ergebnis der Studie beigetragen haben dürfte: Die Studienteilnehmer, die sich besonders häufig von Fastfood ernährten, zeigten oft auch einen anderen Lebensstil als die „Kontrollgruppe": Sie hatten noch weitere schlechte Ernährungsgewohnheiten (aßen weniger Nüsse, Obst, Fisch, Gemüse oder Olivenöl), waren häufiger Singles, trieben weniger Sport und rauchten häufiger.

Omega-3-Fettsäuren als Antidepressivum?

Die heilende und vorbeugende Kraft der Omega-3-Fettsäuren, wie sie sich vor allem in fettreichen Fischen, aber auch im Leinöl, Walnuss-, Raps-, Soja- und Olivenöl finden, wird immer wieder betont, und dies nicht nur im Zusammenhang mit Herz-Kreislauf-Erkrankungen, sondern zunehmend auch mit Depressionen. Auf die Beziehung zwischen diesen Fettsäuren und depressiven Erkrankungen kam man über epidemiologische Beobachtungen: Bei Menschen, die viel Fisch verzehren, treten depressive Störungen weniger häufig auf als bei Menschen, die wenig Fisch konsumieren. Inzwischen haben auch einige Studien ergeben, dass Omega-3-Fettsäuren Depressionen und bipolare Störungen lindern können, wenn sie zusätzlich zu einer normalen Therapie eingenommen werden. Eine alleinige Omega-3-Fettsäuren-Diät als Depressionsbehandlung oder -vorbeugung wird jedoch nicht empfohlen.

Andere Nahrungsergänzungsstoffe

Darüber hinaus wird heute über eine ganze Reihe von Nahrungsergänzungsstoffen diskutiert, wenn es um Vorbeugung oder gar Behandlung der Depression geht. Am häufigsten liest man von bestimmten Spurenelementen und Vitaminen, denen aufgrund sehr weniger Einzelbeobachtungen eine hilfreiche Funktion zugeschrieben wurde. Nicht alles kann hier Erwähnung finden. Für eine ergänzende Einnahme von Chrom-, Selen- und Zinkpräparaten kann derzeit ebenso wenig eine Empfehlung gegeben werden wie für die zusätzliche Zufuhr von Vitaminpräparaten wie Folsäure und Vitamin E.

Unabhängig von der ungeklärten Frage ihrer positiven Wirkung auf eine depressive Erkrankung muss immer betont werden: Seien Sie vorsichtig bei der unkontrollierten zusätzlichen Einnahme von Vitaminen. Immer häufiger wird nicht nur von mangelnder Wirksamkeit, sondern auch von gesundheitlichen Schäden berichtet.

Sport und Bewegung

Bewegung tut nicht nur dem Körper gut!

Die möglicherweise therapeutische Wirkung von Bewegung haben wir bereits beschrieben. Langsamer Dauerlauf, Nordic Walking, Ausdauertraining und Ähnliches werden als stimmungsaufhellend empfohlen. Wenn Sie es geschafft haben, sich während Ihrer Depression zu bewegen, was ja gerade in schweren depressiven Episoden sehr mühsam ist, sollten Sie die regelmäßige Bewegung auch jetzt fest in Ihr Alltagsleben einbauen. Denn inzwischen weiß man: Sport beugt weiteren depressiven Episoden vor.

Besonders sinnvoll ist Bewegung im Freien, am besten bei Tageslicht, wie Walken, Joggen oder Radfahren – idealerweise drei- bis fünfmal pro Woche für mindestens 30 Minuten. Wenn Sie lieber mit Ihrem Partner Tennis, Badminton oder Golf spielen oder sich beim Mannschaftssport wohler fühlen, ist – solange Ihr sonstiger Bewegungsapparat mitmacht – dagegen überhaupt nichts einzuwenden. Vielleicht sind körperliche Aktivitäten in einem geselligen Umfeld ohnehin von Vorteil, weil sie einen wichtigen Aspekt in der Vorbeugung einer Depression betonen: Sie kommen aus der Isolierung, in die Sie über die Depression möglicherweise geraten sind, können wieder aktiv auf andere zugehen und zwingen sich durch Verabredungen mit anderen Menschen in einen Rhythmus, in dem Sie es wahrscheinlich leichter schaffen, die sportlichen Aktivitäten auf Dauer in Ihren Alltag zu integrieren.

Nur kein (Lauf-)Stress!

Laufen wirkt antidepressiv. Aber Vorsicht: Es geht hier nicht um die Teilnahme an läuferischen Großereignissen oder gar das Training für den nächsten Marathon, sondern um die Änderung des bisherigen Lebensstils. Nicht wenige Freizeitsportler neigen dazu, den sportlichen Ausgleich zu einer Ersatzreligion zu machen und sich mit großem Einsatz um eine permanente Leistungssteigerung zu bemühen. Schnell wird daraus eine neue stressige Herausforderung: Das Arbeitsleben wird dann auch in der Freizeit fortgesetzt, Anspannung, Hast und Leistungsanforderungen werden immer bestimmender.

Deshalb: Wenn Sie Sport als „Depressionsprophylaxe" einsetzen, achten Sie darauf, dass Ihre (neue) Aktivität nicht in Stress ausartet, sondern organisatorisch in Ihren Alltag passt, ohne dass anderes, was Ihnen Spaß macht, zu kurz kommt. Denn Risiken beim Sport nehmen dort zu, wo der Spaß aufhört und aus Freizeitsport Leistungssport wird.

Den inneren Rhythmus beachten

„Eulen" und „Lerchen" leben unterschiedlich.

Vom Morgentief und Früherwachen haben Sie bereits gelesen. Beides sind charakteristische Symptome der sogenannten Major Depression, also der am häufigsten auftretenden Depressionsform. Auch Schlafstörungen gehören dazu. Sie sind neben den Stimmungsschwankungen, die sich in eben diesem Stimmungstief am Morgen und Vormittag und einer Besserung der Stimmung gegen Abend zeigen, ein Zeichen dafür, dass der biologische Schrittmacher des Patienten aus dem Takt geraten ist.

Dieser Schrittmacher steuert als innere Uhr die meisten unserer Körperfunktionen, und zwar in einem Rhythmus, der etwa einem Tag entspricht. Man spricht deshalb von einer zirkadianen Rhythmik. Zum Beispiel unterliegt der Spiegel unserer Hormone wie Östrogen, Testosteron und Kortisol solchen 24-Stunden-Schwankungen. Ähnliches gilt auch für Serotonin. In den frühen Morgenstunden stehen die höchsten Werte zur Verfügung, am Abend und in der Nacht sind sie am niedrigsten. Auch andere Stoffwechselprozesse gehorchen solchen Rhythmen.

Der Taktgeber sitzt in unserem Gehirn, genauer im vorderen Hypothalamus. Sein Takt ist aber nicht unabhängig von äußeren Einflüssen. Zeitgeber sind zum Beispiel unsere individuellen Lebensgewohnheiten, wann wir schlafen, aufstehen, essen, zur Toilette gehen etc., und wann wir besonders aktiv sind oder ganz ruhig. Eine ganz besondere Rolle spielt dabei der Wechsel von Tag und Nacht, von Hell und Dunkel. Dass wir ganz unterschiedlich stark auf diese äußeren Rhythmus- und Taktgeber reagieren, wird deutlich in der „Winterdepression" (siehe „Saisonal abhängige Depression – die Winterdepression", S. 81), mit der manche Menschen auf den Mangel an Licht beziehungsweise die verlängerte Dunkelheit reagieren.

Lerchen und Eulen

In der Depression ist der innere zirkadiane Rhythmus aus dem Takt geraten. Dass er jetzt wieder „funktioniert", dass die biologischen Rhythmen sich wieder normalisiert haben, zeigt sich unter vielem anderen daran, dass Sie wieder schlafen können. Um das Risiko einer neuen „Desynchronisierung" und damit der Möglichkeit einer neuen depressiven Episode gering zu halten, ist es wichtig, dass Sie auf die Unterstützung äußerer Takt- und Zeitgeber setzen. Was heißt das? Leben Sie regelmäßig, gehen Sie möglichst täglich zur selben Zeit zu Bett. Nächte durchzufeiern ist nichts für Sie. Vermeiden Sie Schichtarbeit. Achten Sie auf geregelte Mahlzeiten. Auch das steuert Ihre innere Uhr.

Auf Dauer können wir nicht gegen unseren inneren Rhythmus leben, obwohl das Arbeitsleben dies uns leider oft abverlangt.

Verkriechen Sie sich nicht wie in den Tagen der Depression in Ihrem Zimmer. Halten Sie sich viel draußen auf. Gehen Sie spazieren. Warum? (Tages-)Licht ist der beste äußere Taktgeber. Chronobiologen halten einen 30-minütigen täglichen Spaziergang in den frühen Morgenstunden sogar für ähnlich wirksam wie eine Lichtbehandlung mit einer Therapielampe (10 000 Lux). Eine ganz wichtige Handlungsempfehlung ist außerdem: Achten Sie darauf, wie Ihr ganz persönlicher chronobiologischer Taktgeber „tickt". Sind Sie eine Lerche oder eine Eule – also sind Sie früh munter (wie eine Lerche) oder ein Morgenmuffel und dafür abends, wenn andere müde werden, als Nachteule noch topfit? Ob wir eine Lerche oder eine Eule sind, ist uns genetisch vorgegeben. Auf Dauer können wir nicht gegen unseren inneren Rhythmus leben, obwohl das Arbeitsleben (Schichtarbeit) dies uns leider oft abverlangt. Versuchen Sie aber zumindest, Ihre Freizeit Ihrer inneren Uhr entsprechend zu gestalten.

Ganz wichtig: Schlafen Sie zu Ihrer Schlafenszeit! Und die ist für Morgenmuffel anders als für Nachtschwärmer.

Dauerstress vermeiden

Stressreduktion ist eine der wichtigen Aufgaben, die jetzt anstehen.

Sie haben eine depressive Erkrankung erlebt. Heißt das nun, dass Sie für den Rest Ihres Lebens nicht mehr belastbar sind und nur noch im Schongang fahren können? Eigentlich sind wir sehr gut auf (akuten) Stress eingestellt. Doch nach jeder hohen Stressbelastung müssen wir die Möglichkeit zur Erholung haben. Ist dies nicht der Fall, kann Stress zum Risikofaktor werden. Wie bei den meisten Krankheiten, die mit „Stress" in Verbindung gebracht werden, ist es auch bei einer Depression weniger die Schwere einer einzelnen Belastung, sondern ihre Dauer, die unsere biologischen Stress-Systeme in einen anhaltenden Kriegszustand versetzt. Und solcher möglicherweise krankmachender Dauerstress entsteht nicht nur durch anhaltende Extrembelastungen. Ständige Über- oder Unterforderung am Arbeitsplatz und/oder in der Familie, offene oder schwelende Konflikte, ständiger Streit, andauernde mangelnde Wertschätzung, eine lange Erkrankung, aber auch die ärgerlichen täglichen Kleinigkeiten, die uns den letzten Nerv rauben, können Dauerstress auslösen.

Haben Sie herausgefunden, was Ihre persönlichen „Stressoren" sind? Vielleicht nehmen Sie sich einmal Zeit, darüber nachzudenken, in welchen Bereichen und Situationen Sie sich besonders gestresst fühlen. Und was machen Sie dann? Belastende Lebensereignisse können wir nur zu einem geringen Teil steuern und kontrollieren. Anders ist dies mit den inneren Einstellungen und Verhaltensweisen. Hier sind durchaus Einsicht und Veränderung möglich.

Damit Stress nicht zum Risikofaktor wird

Sie wissen jetzt: Selten sind Depressionen „grundlos", also ohne Auslöser. Oft war es eine chronische Überlastungssituation, eine zu große Häufung von „Stressoren", von belastenden Lebensereignissen, die an der Auslösung beteiligt waren. Nicht selten spielten aber auch innere Einstellungen, eingeschliffene Verhaltensweisen und starre Denkmuster eine entscheidende Rolle. Denn nicht alles, was wir dafür halten, ist auch wirklich Stress,. Vieles stresst uns, weil wir die „Gefahr", die vom „Stressor" ausgeht, überschätzen und unsere Möglichkeiten, damit umzugehen, unterschätzen.
Denn das eigentliche Problem ist ja nicht so sehr der „objektive Stress" – sondern unsere Bewertung dieser Stressoren und unsere negative Selbsteinschätzung. Diese zu ändern

ist ein erster Schritt, den Stress zu bewältigen, damit er nicht zum Risikofaktor für eine Wiedererkrankung wird.

Stressbewältigung beginnt im Kopf. Wenn Sie also Dauerstress vermeiden wollen, um so die Risiken einer Wiedererkrankung so gering wie möglich zu halten, sollten Sie – mit oder ohne Hilfe – herauszufinden versuchen,

- was Sie stresst,
- was Sie selbst mit Ihrem Stress zu tun haben und
- welche Strategien Sie schon haben oder nach und nach lernen können, um durch Ihren Stress nicht tatsächlich in Dauerstress zu geraten.

Wohlbefinden gegen Depression

Eine Möglichkeit, nicht im Dauerstress unterzugehen, ist es, sein Augenmerk auch auf die Alltagsfreuden zu richten – nicht nur auf das, was uns ärgert, traurig, hoffnungs- und mutlos macht, nervt oder stresst. Sie haben die Depression hinter sich – Sie können es wieder.

Erstellen Sie eine Checkliste: Welche Gedanken, welche Gefühle, welche Ereignisse, welche Aktivitäten haben mir in den letzten Tagen und Wochen wieder Spaß gemacht, worüber habe ich mich gefreut, was hat mich angeregt oder beruhigt, was hat mir das Leben lebenswert gemacht?

Die Aufgabe, Ihre persönliche Liste zu erstellen, können wir Ihnen nicht abnehmen, aber vielleicht helfen Ihnen ein paar kleine Beispiele als Denkanstoß:

- Meine Tochter hat ohne Aufforderung ihr Zimmer aufgeräumt.
- Die Nachbarin hat mich seit langem mal wieder gegrüßt.
- Mein Lieblingslied wurde heute schon zweimal im Radio gespielt.
- Jemand hatte das Papier im Drucker schon wieder aufgefüllt – bevor ich es mal wieder machen musste.
- Ich habe es tatsächlich geschafft, mich nicht über den verspäteten Bus zu ärgern, sondern habe einfach nur dagesessen und ganz entspannt in die Sonne geblinzelt!!!
- Ich habe das erste Schneeglöckchen nach dem langen Winter entdeckt!

Sie werden sehen, wenn Sie nun Abend für Abend sammeln, was der Tag für Sie gebracht hat, werden Sie bald feststellen: Täglich wird die Liste der Alltagsfreuden länger, weil Ihnen immer mehr Angenehmes, Hilfreiches, Schönes einfallen wird. Die Depression gehört der Vergangenheit an.

Was kann ich für mich selbst tun?

Wieder gesund! Jetzt heißt es: Achten Sie auf sich im Alltag und genießen Sie das Leben. Sie sind es sich wert!

Bewegung

Bewegung tut nicht nur dem Körper gut. Vielleicht haben Sie das schon in der Depression erfahren können. Machen Sie weiter! Sport beugt weiteren depressiven Episoden vor.

Gesunde Ernährung

Eine antidepressive Diät gibt es leider nicht. Genießen Sie eine gesunde Mischkost mit viel Kohlenhydraten und Fisch, möglichst häufig in geselliger Runde.

Eigenen Rhythmus beachten

Kennen Sie Ihren Biorhythmus? Passen Sie ihm Ihren Alltag an. Versuchen Sie, einen geregelten Ruhe/Aktivitätsrhythmus einzuhalten, essen Sie regelmäßig und – wichtig! – schlafen Sie zu Ihrer Schlafenszeit!

Nicht rauchen, nicht trinken

Ein maßvoller Umgang mit Alkohol und der Verzicht auf Nikotin: Beides sind Vorbeugungsmaßnahmen, die Sie unbedingt einhalten sollten. Sie schaffen das!

Dauerstress vermeiden

Wissen Sie, was Sie stresst? Versuchen Sie, Ihren Stress zu vermeiden. Sagen Sie nein, wenn es nötig ist, lösen Sie Konflikte, die Sie belasten, geben Sie Ihren Perfektionismus auf. Entspannen Sie!

Licht und frische Luft

Tageslicht hilft nicht nur als Therapie – es ist der beste Taktgeber für Ihren Biorhythmus. Gehen Sie an die frische Luft, machen Sie so oft es geht einen Spaziergang in der Sonne. Der bringt Sie auch in Bewegung.

Hilfe

1 Unerwünschte Wirkungen
Hier finden Sie alles Wichtige zu möglichen Nebenwirkungen der in unseren Ratgeber aufgenommenen Medikamente.

2 Literatur
Wenn Sie noch etwas mehr wissen möchten, finden Sie hier themenvertiefende und hilfreiche Bücher.

3 Adressen
Kontakte und Internetadressen, die Ihnen weiterhelfen können.

4 Stichwortverzeichnis
Alle wichtigen Begriffe und Fachworte für ein leichtes Nachschlagen. Namen von Arzneimitteln sind kursiv gedruckt.

Unerwünschte Wirkungen

Wir wollen Sie hier nicht mit dem Satz: „Zu Risiken und Nebenwirkungen fragen Sie Ihren Arzt oder Apotheker" abspeisen. Unerwünschte Wirkungen von Medikamenten können Angst machen. Vermeiden lassen sie sich jedoch gelegentlich nicht – denn: Keine Wirkung ohne Nebenwirkung. Was heißt das: Bei allen Einwirkungen auf unseren Organismus durch ein Arzneimittel kann es neben der gewünschten Hauptwirkung zu unbeabsichtigten oder auch unerwünschten oder gar schädlichen Nebenwirkungen kommen. Als Nebenwirkung eines Medikaments wird jede Reaktion auf ein bestimmtes Arzneimittel bezeichnet, die schädlich und unabsichtlich ist, und sei es auch aufgrund einer falschen Anwendung und/oder Dosierung. Darunter fallen also auch Wechselwirkungen mit anderen Arzneimitteln und unerwünschte Wirkungen durch Überdosierung und Missbrauch.

Nebenwirkungen oder UAW (unerwünschte Arzneimittelwirkungen) müssen in der Packungsbeilage angegeben werden. Welche und wie – dafür gibt es genaue gesetzliche Regelungen. Patienten müssen dort auch erfahren, wie hoch das (statistische) Risiko ist, dass diese oder jene unerwünschte Wirkung auftritt, und zwar in

Häufigkeitsangaben, die entsprechend den europäischen Empfehlungen in folgender Weise angegeben werden:

- **Sehr häufig:** kann mehr als 1 von 10 Behandelten betreffen
- **Häufig:** kann bis zu 1 von 10 Behandelten betreffen
- **Gelegentlich:** kann bis zu 1 von 100 Behandelten betreffen
- **Selten:** kann bis zu 1 von 1000 Behandelten betreffen
- **Sehr selten:** kann bis zu 1 von 10 000 Behandelten betreffen
- **Nicht bekannt:** Häufigkeit auf Grundlage der verfügbaren Daten nicht abschätzbar

Im Folgenden werden wir die wichtigsten UAW der im Kapitel zur medikamentösen Behandlung genannten Medikamente aufführen. Wie Sie ganz individuell auf dieses oder jenes Medikament reagieren, lässt sich nicht voraussagen. Zu viele Faktoren spielen dabei eine Rolle: Zum einen diejenigen, die mit der Dosierung, der möglicherweise falschen Anwendung oder einer nicht berücksichtigten Wechselwirkung mit anderen Medikamenten zusammenhängen. Aber auch Ihre körperliche und seelische Verfassung hat einen Einfluss. Haben Sie den Verdacht, nach der Einnahme eines Medikaments sei „irgendetwas" (sei es körperlich oder psychisch) „unerwünscht" anders, sprechen Sie mit Ihrem Arzt!

Voruntersuchungen

Um von vornherein das Risiko solcher Nebenwirkungen zu mindern, wird Ihr Arzt einige Voruntersuchungen veranlassen, bevor er Ihnen ein Antidepressivum verordnet (siehe unten und „Wichtige Voruntersuchungen …", S. 160.)

Unerwünschte Wirkungen der Trizyklischen Antidepressiva

Keine Maßnahmen erforderlich

- Es kann Mundtrockenheit auftreten, besonders bei Beginn der Behandlung. Die Nase ist wie verstopft, die Patienten sind ständig durstig.
- Der Blutdruck sinkt; Patienten, bei denen dies der Fall ist, fühlen sich benommen, schwindelig und müde. Wenn sie zu schnell aufstehen, wird ihnen schwarz vor Augen. Sie können ihren Herzschlag verstärkt und beschleunigt oder unregelmäßig wahrnehmen.
- Es können sich sowohl Verstopfung wie auch Durchfall einstellen.
- Wie bei fast allen Antidepressiva kann es zu vermehrtem Schwitzen kommen, aber auch Frösteln kann möglich sein.
- Fast alle Medikamente aus dieser Gruppe können müde machen, viele Patienten mit Schlafstörungen finden dies nicht unangenehm.

- Die Sehschärfe, besonders bei der Umstellung von Nah- auf Fernsicht, kann vermindert sein. Auch dies geht innerhalb weniger Tage vorbei. Manche Patienten lassen sich bei solchen Beschwerden eine neue Brille verordnen. Das ist sinnlos, es hilft, einige Tage abzuwarten.
- Übelkeit und Kopfschmerzen können auftreten.

Muss beobachtet werden

- Wenn das Wasserlassen schwerfällt, sollten Sie darauf achten, ob diese Beschwerden zunehmende Tendenz haben. Dies kann im Einzelfall bis zum vollständigen Harnverhalt gehen, dann müssen Sie sofort einen Arzt aufsuchen.
- Auch können trizyklische Antidepressiva das sexuelle Verlangen verringern und zu Erektionsstörungen führen. Bestehen diese Störungen über einige Wochen fort, sollten Sie Ihren Arzt nach Behandlungsalternativen fragen.
- Bewegungsunruhe oder eine Störung der gezielten Bewegung sind selten.

Sofort zum Arzt

- Sie hatten einen epileptischen Anfall (Bewusstseinsverlust mit Muskelzuckungen) oder eine Ohnmacht.
- Wasserlassen ist überhaupt nicht mehr möglich, Sie spüren einen festen Druck und Schmerz im Unterbauch.
- Der Herzschlag wird unregelmäßig, sehr schnell oder sehr langsam: Wenn Sie Ihren Puls fühlen, spüren Sie keinen festen Rhythmus mehr, oder aber es kommt zu „Aussetzern". Hier sollte rasch ein EKG angefertigt werden.
- Sehr selten ist eine Darmlähmung, die sich mit sehr starken Bauchschmerzen bemerkbar machen kann.
- Bei Patienten mit ohnehin schon erhöhtem Augeninnendruck kann es zu einem akuten Glaukomanfall kommen, der sich in heftigsten Kopfschmerzen, meist um das betroffene Auge herum, äußert.
- Besonders bei älteren Patienten können sich akute Verwirrtheitszustände entwickeln. Gedächtnisprobleme können auftreten oder sich verstärken.
- Wie die anderen Antidepressiva können Trizyklika zwar keine Selbsttötungsabsicht auslösen, können aber, wenn diese Absicht schon besteht, den bisher fehlenden notwendigen Antrieb für die Durchführung herstellen. Eine Unterscheidung, ob es sich um einen Medikamenteneffekt handelt oder um eine Verschlechterung der Depression, ist meist nicht möglich.
- Für Maprotilin gilt zusätzlich: Sehr selten kann es zu einem plötzlichen Tonusverlust der Muskulatur kommen, vor allem in den Beinen. Stürze und Unfälle sind möglich.

Nicht ohne Voruntersuchung!

Ihr Arzt wird einige Voruntersuchungen vornehmen, bevor er Ihnen ein Medikament aus dieser Wirkstoffgruppe verschreibt. Dazu gehören eine Messung des Augeninnendrucks und eine EKG-Untersuchung. Bei Patienten über 60 Jahre sollte das EKG auch während der Behandlung überprüft werden. So lässt sich das Risiko von Nebenwirkungen eindämmen.

Wer sollte Trizyklika nicht einnehmen? – Gegenanzeigen

Patienten mit Blasenentleerungsstörungen, vor allem Männer mit Vergrößerung der Prostata, Patienten mit einer Erhöhung des Augeninnendrucks (Glaukom – der grüne Star), Patienten mit einer Magenentleerungsstörung aufgrund einer Verengung des Magenausgangs dürfen Medikamente aus dieser Wirkstoffgruppe nicht verordnet bekommen. Auch bei Herzrhythmusstörungen oder anderen Herzerkrankungen ist große Vorsicht geboten.

Unerwünschte Wirkungen der Serotonin-Wiederaufnahmehemmer

Keine Maßnahmen erforderlich

- In den ersten Behandlungstagen können Sie unter leichter Übelkeit oder Brechreiz leiden, auch kann es zu Durchfällen (seltener auch zur Verstopfung) kommen.
- Häufiger wird in diesen ersten Tagen der Therapie auch über Kopfschmerzen geklagt.
- Eine während der Depression schon bestehende innere Unruhe kann ebenso wie Angst in den ersten Behandlungstagen noch verstärkt werden; dies ist kein Grund, das Medikament abzusetzen.
- Zu Beginn der Behandlung können Schlafstörungen auftreten beziehungsweise verstärkt werden. Auch dies sollte Sie nicht abhalten, die Therapie fortzusetzen.
- Wie bei allen Antidepressiva kann es unter einer Behandlung mit SSRI zu verstärktem Schwitzen ohne körperliche Anstrengung kommen. Dies geht meist nach einigen Tagen vorbei.

Muss beobachtet werden

- Vor allem bei älteren Patienten stellt sich gelegentlich eine starke Bewegungsunruhe ein. Hält diese über einige Tage an, sollten Sie dies Ihrem Arzt mitteilen.
- Die sexuellen Funktionen sind bei den meisten depressiven Patienten ohnehin beeinträchtigt. SSRI können zusätzlich einen Rückgang des sexuellen Verlangens, bei Frauen eine Unfähigkeit, einen Orgasmus zu empfinden, und bei Männern Erektionsstörungen oder eine Hinauszögerung des Ejakulationszeitpunktes verursachen. Sie soll-

ten mit Ihrem Arzt unbedingt über solche Nebenwirkungen sprechen.

- Weil viele Patienten ihre Antidepressiva längere Zeit einnehmen müssen, können diese unerwünschten Arzneimittelwirkungen auf Dauer die Lebensqualität erheblich mindern. Nicht wenige Betroffene setzen aufgrund dieser Nebenwirkungen auf ihr Sexualleben die Antidepressiva ab, ohne mit dem behandelnden Arzt über Behandlungsalternativen gesprochen zu haben.

Sofort zum Arzt

- Sehr selten sind allgemein allergische Arzneimittelreaktionen auf SSRI: Die Patienten bekommen Atemnot, die Haut oder die Schleimhäute schwellen an und es entsteht ein juckender Hautausschlag. Es besteht ein schweres Krankheitsgefühl wie bei einer körperlichen Erkrankung.
- Sehr selten ist das „Serotonin-Syndrom“: Erregungszustände, Bewusstseinstrübung, erhöhte Körpertemperatur und Muskelkrämpfe können eine sofortige Klinikeinweisung erforderlich machen.
- Wie die anderen Antidepressiva können SSRI zwar keine Selbsttötungsabsicht auslösen, sie können aber, wenn diese Absicht bereits besteht, für den bisher fehlenden notwendigen Antrieb zur Durchführung sorgen. Eine Unterscheidung, ob es sich um einen Medikamenteneffekt handelt oder um eine Verschlechterung der Depression, ist meist nicht möglich. Daher sollten die Patienten insbesondere in den ersten Behandlungstagen sehr sorgfältig beobachtet werden.
- Wenn Ihr Herzschlag beschleunigt oder stark verlangsamt wahrzunehmen oder aber wenn er unregelmäßig ist, müssen Sie die Einnahme des Medikaments einstellen und schnell Ihren Arzt oder die Notaufnahme eines Krankenhauses aufsuchen. Auch bei Schwindelerscheinungen, Ohnmacht oder epileptischen Anfällen können Herzrhythmusstörungen ursächlich sein.

Wer sollte SSRI nicht einnehmen? – Gegenanzeigen

Bei Patienten mit schweren Leber- und Nierenleiden ist Vorsicht geboten. Für Patienten mit Nierenfunktionsstörungen kommt nur Sertralin infrage. Bei Herzrhythmusstörungen oder anderen Herzerkrankungen sollte seitens Ihres Psychiaters und des Kardiologen eine sehr strenge Risikoabwägung erfolgen. Das Risiko für Herzrhythmusstörungen kann auch durch andere Medikamente – und zwar auch durch andere Psychopharmaka – erhöht werden. Kombinationsbehandlungen gehören in die Hand eines Experten.

Wechselwirkungen mit anderen Medikamenten

Bei SSRI ist die Frage der Wechselwirkung mit anderen Medikamenten, vor allem mit anderen Psychopharmaka, von besonderer Wichtigkeit. Bei einer Kombination mit einigen Wirkstoffen besteht die Gefahr schwerwiegender Komplikationen.
Solche – gelegentlich notwendigen – Kombinationsbehandlungen muss ein Facharzt überwachen. Eine Kombination mit MAO-Hemmern verbietet sich.
Nach einer Behandlung mit MAO-Hemmern müssen mindestens zwei Wochen Abstand eingehalten werden, bevor Sie einen SSRI einnehmen dürfen. Umgekehrt müssen nach einer Behandlung mit Fluoxetin mindestens fünf Wochen, nach Paroxetin und Sertralin zwei Wochen und nach einer Therapie mit Citalopram, Escitalopram und Fluvoxamin mindestens eine Woche vergehen, bevor MAO-Hemmer eingesetzt werden dürfen. Dies ergibt sich aus der unterschiedlichen Geschwindigkeit, mit der der Körper normalerweise die verschiedenen Wirkstoffe abbaut.

Absetzerscheinungen von SSRI?

Wie alle Psychopharmaka sollten auch Serotonin-Wiederaufnahmehemmer langsam ausschleichend abgesetzt werden, wenn Arzt und Patient zu dem Schluss gekommen sind, dass die medikamentöse Behandlung beendet werden kann, oder aber wenn aufgrund von mangelnder Wirksamkeit auf ein anderes Medikament umgestellt werden muss. Werden SSRI schlagartig weggelassen, kann es zu unangenehmen Reaktionen kommen. Die Beschwerden, wegen derer sie ursprünglich eingenommen wurden, können plötzlich wieder auftreten, auch verstärkt, also vor allem Depression und Angstgefühle. Daneben schildern Betroffene innere Unruhe, beschreiben Anspannung, fühlen sich „elektrisiert“ und reizbar. Um Entzugserscheinungen im eigentlichen Sinn wie bei süchtig machenden Medikamenten handelt es sich dabei nicht. Fachleute bezeichnen diese Zustände als „Absetzsyndrom“. Es lässt sich durch das ausschleichende Absetzen gut vermeiden.

Unerwünschte Wirkungen der MAO-Hemmer

Keine Maßnahmen erforderlich

- Schwindel, Übelkeit, innere Unruhe und Schlafstörungen können besonders zu Beginn der Therapie auftreten.

Muss beobachtet werden

- Sehr selten sind allergische Hautreaktionen: Rötung und Juckreiz; bei Bläschenbildung sollten Sie Ihren Arzt aufsuchen.

Sofort zum Arzt

- Besonders in der Kombinationsbehandlung mit anderen Antidepressiva kann ein sogenanntes Serotonin-Syndrom auftreten (siehe „Sofort zum Arzt“, S. 306).

- Bei Diätfehlern unter Tranylcypromin kann es zu raschem Blutdruckanstieg mit der Gefahr von Hirnblutungen kommen. Sie merken dies an innerer Unruhe, Herzrasen, Schwitzen, Beklemmungsgefühlen und Angst. Sie sollten Ihren Blutdruck messen und sich sofort um ärztliche Hilfe bemühen.

Wechselwirkungen mit anderen Medikamenten

- Problematisch ist vor allem die Kombination aus Medikamenten dieses Wirkstofftyps mit anderen Antidepressiva. Kombinieren Sie niemals auf eigene Faust Antidepressiva, denn dies kann lebensbedrohlich sein!
- Eine solche Kombinationsbehandlung ist zwar grundsätzlich möglich, sie muss aber vom Facharzt eingeleitet und überwacht werden! Bei einer Umstellung von MAO-Hemmern auf Serotonin-Wiederaufnahmehemmer sind unterschiedlich lange Wartezeiten (bis zu fünf Wochen) einzuhalten. Wenn akute Selbsttötungsgefahr besteht, darf die Therapie nur vom Facharzt und nach besonders eingehender Risikoabwägung eingesetzt werden.
- Wichtig ist auch, dass MAO-Hemmer zwei Wochen vor einer etwaigen Operation abgesetzt werden müssen, weil es ansonsten zu Narkosezwischenfällen kommen kann. Eine Medikation mit MAO-Hemmern läuft nicht „nebenher“. Informieren Sie jeden Arzt oder Zahnarzt vor der Behandlung, wenn Sie Medikamente dieser Art nehmen!

Wer sollte MAO-Hemmer nicht einnehmen? – Gegenanzeigen

Die Einhaltung der Diätvorschrift (thyraminfreie bzw. -arme Diät) ist unabdingbar für die Sicherheit der Behandlung. Betroffene, die sich die Einhaltung einer solchen Diät nicht vorstellen können, sind für eine Behandlung mit diesen Medikamenten nicht geeignet. Dies betrifft auch Schwangere und Patienten mit einer Überfunktion der Schilddrüse. Ältere Patienten, bei denen gelegentlich Verwirrtheitszustände auftreten, können ebenfalls nicht mit diesem Medikament behandelt werden, wie auch Betroffene, bei denen es immer wieder zu sogenannten Blutdruckkrisen kommt, also zu anfallsartig auftretenden Blutdrucksteigerungen.

Unerwünschte Wirkungen von Agomelatin

Im Vergleich zu anderen Antidepressiva sind die Nebenwirkungen bei dieser Substanz unter Studienbedingungen nicht häufiger als bei einer Behandlung mit einem Scheinmedikament (Placebo), insbesondere fehlen sexuelle Funktionsstörungen und Gewichtszunahme.

Muss beobachtet werden

- Häufiger sind Übelkeit, Schwindel, Verschwommensehen, Müdigkeit, Angst und Bauchschmerzen.
- Auch sind Wechselwirkungen mit anderen Medikamenten gering.
- Geachtet werden muss auf die sogenannten Leberwerte, sie müssen vor einer Behandlung bestimmt werden, bei einer Erhöhung scheidet dieses Medikament aus.
- Im Verlauf der Behandlung müssen sie regelmäßig kontrolliert werden, bei einer Erhöhung ist die Behandlung zu beenden. Absetzerscheinungen sind bei Agomelatin nicht bekannt.

Wer sollte Agomelatin nicht einnehmen? – Gegenanzeigen

Betroffene mit Leberschädigungen und Funktionsstörungen der Leber können nicht mit Agomelatin behandelt werden. Auch Erhöhungen der sogenannten Leberwerte ohne bekannte Ursache lassen eine Behandlung mit diesem Medikament nicht zu.

Unerwünschte Wirkungen von Bupropion

Keine Maßnahmen erforderlich

- Schlafstörungen (vor allem zu Beginn der Behandlung)
- Kopfschmerzen
- Appetitminderung
- Übelkeit
- Schwitzen auch ohne körperliche Anstrengung

Muss beobachtet werden

- Blutdrucksteigerung (manchmal erkennbar an einer auffälligen Gesichtsrötung)
- Angst
- Unruhe
- Zittern
- Konzentrationsstörungen
- Beschleunigung des Pulsschlages

Sofort zum Arzt

- Plötzlicher Hautausschlag
- Albträume, Halluzinationen (Fehlwahrnehmungen)
- Muskelzuckungen, unwillkürliche Bewegungen
- Blasenstörungen (Harnverhalt)
- Epileptischer Krampfanfall

Wer sollte Bupropion nicht einnehmen? – Gegenanzeigen

- Bei Patienten mit Leber- oder Nierenfunktionsstörungen sollte die tägliche

Dosis 150 Milligramm nicht übersteigen.

- Patienten, die in der Vorgeschichte schon einmal einen epileptischen Anfall (also auch einen sogenannten Fieberkrampf in der Kindheit) erlitten haben, sollten dieses Medikament nicht einnehmen, bei einem von 1000 Patienten kann es epileptische Anfälle auslösen.
- Vorsicht ist auch bei Betroffenen mit erhöhten Blutdruckwerten geboten, sie sollten während einer Behandlung konsequent ihre Blutdruckwerte selbst kontrollieren und darüber Buch führen.

Unerwünschte Wirkungen von Duloxetin

Keine Maßnahmen erforderlich

- Übelkeit
- Müdigkeit
- Mundtrockenheit
- Schlaflosigkeit
- Verstopfung

Muss beobachtet werden

Treten die folgenden Beschwerden über einen längeren Zeitraum auf, sollten Sie Ihren behandelnden Arzt aufsuchen:

- Hautausschläge
- Lichtempfindlichkeit der Haut
- Sexuelle Funktionsstörungen wie Erektionsstörungen, verzögerter Samenerguss und vermindertes Verlangen
- Beschleunigter Herzschlag und (meist) leichter Blutdruckanstieg
- Unscharfes Sehen

Sofort zum Arzt

- Gelbfärbung der Haut als Ausdruck einer Leberentzündung
- Harnverhalt
- Krampfanfälle
- Versteifung der Muskulatur mit Fieber und starkem Schwitzen
- Wenn bereits bestehende Selbsttötungsgedanken verstärkt werden oder diese erstmals ausgelöst werden.

Wer sollte Duloxetin nicht einnehmen? – Gegenanzeigen

- Vorsicht ist angezeigt bei Patienten mit schweren Leber- oder Nierenleiden, mit einer erhöhten Bereitschaft für epileptische Anfälle oder mit Bluthochdruck.
- Die Kombination mit MAO-Hemmern ist nicht möglich. Nach einer Behandlung mit Duloxetin müssen Sie mindestens fünf Tage warten, bevor Sie nach dem Absetzen dieses Mittels einen MAO-Hemmer einnehmen dürfen. Nach einer Behandlung mit MAO-Hemmern müssen Sie mindestens zwei Wochen warten, bevor Sie Duloxetin einnehmen.

Unerwünschte Wirkungen von Mirtazapin

Keine Maßnahmen erforderlich

- Müdigkeit
- Benommenheit
- Mundtrockenheit
- Appetit- und Gewichtszunahme

Muss beobachtet werden

Treten die folgenden Beschwerden über einen längeren Zeitraum auf, sollten Sie den behandelnden Facharzt aufsuchen:

- Der Blutdruck kann – besonders nach dem Aufstehen – stark absinken, was im Einzelfall zu einem Kollaps führen kann.
- Die Muskulatur kann leichter erregbar sein: Muskelzittern kann die Folge sein.
- Am Anfang der Therapie kann es zu einer vermehrten Wassereinlagerung ins Gewebe kommen: Das Gesicht wirkt dann verquollen oder in den Beinen besteht ein Spannungsgefühl, in die Haut lassen sich „Dellen", die sich langsam wieder glätten, eindrücken.

Sofort zum Arzt

Sehr selten sind epileptische Anfälle und Verlangsamung, Beschleunigung oder Unregelmäßigkeit des Herzschlags möglich.

Wer sollte Mirtazapin nicht einnehmen? – Gegenanzeigen

- Bei Patienten mit Schädigung des weißen Blutbildes sollte auf die Behandlung mit Mirtazapin verzichtet werden.
- Bei schweren Leber- oder Nierenfunktionsstörungen oder einer Neigung zum Harnverhalt sollte ein Facharzt entscheiden, ob mit diesem Wirkstoff behandelt werden kann.

Unerwünschte Wirkungen von Venlafaxin

Keine Maßnahmen erforderlich

- Besonders zu Beginn der Behandlung sind Appetitlosigkeit und Übelkeit häufig.
- Bei höheren Dosierungen innere Unruhe, Schlafstörungen, Kopfschmerzen und Zwangsgähnen.

Muss beobachtet werden

Treten die folgenden Beschwerden über einen längeren Zeitraum auf, sollten Sie den behandelnden Facharzt aufsuchen:

- Sexuelle Funktionsstörungen (bei Männern Hinauszögerung der Ejakulation)
- Blutdruckanstieg und andere Herz-Kreislauf-Probleme

Sofort zum Arzt

Bei rund 4 Prozent aller behandelten Patienten zeigen sich allergische Hautreaktionen; diese können harmlos und vorübergehend sein.
Dennoch sollten Sie sicherheitshalber sofort Ihren Arzt aufsuchen und ihm solche Hautveränderungen zeigen.

Wer sollte Venlafaxin nicht einnehmen? – Gegenanzeigen

- Vorsicht ist angezeigt bei Patienten mit schweren Leber- oder Nierenleiden,
- mit einer erhöhten Bereitschaft für epileptische Anfälle
- oder Bluthochdruck.

Die Kombination mit MAO-Hemmern ist nicht möglich. Bei der Umstellung von oder auf MAO-Hemmer muss ein zeitlicher Sicherheitsabstand von ein bis zwei Wochen eingehalten werden.

Literatur

Piet C. Kuiper, **Seelenfinsternis. Die Depression eines Psychiaters**, S. Fischer Verlag GmbH, 1995

Thomas Müller-Rörich, Kirsten Hass, Françoise Margue u. a., **Schattendasein: Das unverstandene Leiden Depression**, Springer, 2013

Karl Kulitza, **Ich hatte Depressionen. Aus der Einsamkeit zu neuer Lebensfreude**, Ullstein Buchverlage GmbH, 2011

William Styron, **Sturz in die Nacht. Die Geschichte einer Depression**, aus dem Amerikanischen von Willi Winkler, Ullstein Buchverlage GmbH, 2010

Mehr Buch- und auch Filmtipps finden Sie unter www.deutsche-depressionshilfe.de/stiftung/literatur-zu-depression.php

Ratgeber der Stiftung Warentest

Günter Niklewski, Rose Riecke-Niklewski, **Ängste überwinden**, 3. Aufl., 2016

Stiftung Warentest, **Handbuch Medikamente**, 9. Aufl., 2013

Günter Niklewski, Rose Riecke-Niklewski, **Das Anti-Stress-Konzept**, 2013

Adressen

Erste Anlaufstellen sind:

- Krankenkasse oder Krankenversicherung
- über die kassenärztliche Vereinigung www.kbv.de/arztsuche
- der Hausarzt
- ein Psychiater oder Nervenarzt
- ein psychologischer Psychotherapeut (Dipl.-Psych.)
- Kriseninterventionseinrichtungen oder die Ambulanz einer psychiatrischen Abteilung oder eines psychiatrischen Krankenhauses.

Adressen von Kliniken und Depressionsstationen finden Sie auf der Seite der Deutschen Depressionshilfe: **www.deutsche-depressionshilfe.de**

Klinikadressen mit Depressionsstationen:

www.deutsche-depressionshilfe.de/stiftungklinikadressen.php

Telefonnummern:

- Info-Telefon Depression: **0800 33 44 533** (Sprechzeiten finden Sie auf der Seite der deutschen Depressionshilfe)
- Rund um die Uhr: Telefonseelsorge **0800 1110111** und **0800 1110222**

Unter **www.telefonseelsorge.de** finden Sie auch die Adressen der regionalen Stellen und Hinweise auf Beratungsstellen und online-Beratung.

www.depressionsliga.de ist die Seite einer Selbsthilfeorganisation von Betroffenen und deren Angehörigen.

Medikamente im Test

Für Sie bewertet: Über 8 000 Medikamente für 183 Anwendungsgebiete. Dazu fortlaufend aktualisierte Preise und Preisvergleiche: **www.medikamente-im-test.de**

NAKOS

Nationale Kontakt- und Informationsstelle zur Anregung und Unterstützung von Selbsthilfegruppen
Wilmersdorfer Straße 39
10627 Berlin
Tel.: 030 310 189 60
Fax: 030 310 189 70
selbsthilfe@nakos.de
www.nakos.de

Psychotherapie-Informations-Dienst (PID)

Recherchemöglichkeit nach Therapeuten in Ihrer Nähe unter **www.psychotherapiesuche.de**

Stichwortverzeichnis

C

D